Schirner Verlag

Alle Angaben werden vertraulich behandelt.
*Der Newsletter kann jederzeit abbestellt werden.

Name/Vorname: ______________________

Straße: ______________________

PLZ, Ort: ______________________

Telefon: ______________________

E-Mail: ______________________

Geburtsdatum: ______________________

Bitte senden Sie mir:

- ☐ weitere Informationen aus dem Schirner Verlag
- ☐ den Schirner Newsletter (nur als E-Mail*)
- ☐ das SPIRIT live & Schirner Magazin

Diese Karte entnahm ich dem Buch:

____

Würden Sie dieses Buch weiterempfehlen?

____

Vielen Dank!

Bitte freimachen, falls Marke zur Hand ♥

Antwort

Schirner Verlag
Birkenweg 14a
D-64295 Darmstadt

Hartmut Lohmann

CHI HEILUNG

HANDBUCH
der feinstofflichen Energien

Schirner Verlag

Die Ratschläge in diesem Buch sind sorgfältig erwogen und geprüft. Sie bieten jedoch keinen Ersatz für kompetenten medizinischen Rat, sondern dienen der Begleitung und der Anregung der Selbstheilungskräfte. Alle Angaben in diesem Buch erfolgen daher ohne Gewährleistung oder Garantie seitens des Autors oder des Verlages. Eine Haftung des Autors bzw. des Verlages und seiner Beauftragten für Personen-, Sach- und Vermögensschäden ist ausgeschlossen.

Dieses Buch enthält Verweise zu Webseiten, auf deren Inhalte der Verlag keinen Einfluss hat. Für diese Inhalte wird seitens des Verlages keine Gewähr übernommen. Für die Inhalte der verlinkten Seiten ist stets der jeweilige Anbieter oder Betreiber der Seiten verantwortlich.

Wir verzichten auf das Einschweißen unserer Bücher – **UNSERER UMWELT ZULIEBE!**

ISBN Printausgabe 978-3-8434-1578-1
ISBN E-Book 978-3-8434-6409-3

Hartmut Lohmann:
Chi-Heilung –
Handbuch der
feinstofflichen Energien

Schirner Verlag GmbH & Co. KG,
Birkenweg 14a, 64295 Darmstadt
E-Mail: gpsr@schirner.com

Umschlag: Hülya Sözer, Schirner,
unter Verwendung von # 2397326289
(© TWINS DESIGN STUDIO),
www.shutterstock.com
Layout: Hülya Sözer, Schirner
Lektorat: Bastian Rittinghaus &
Claudia Simon, Schirner
Druckproduktion: Ren Medien GmbH,
Filderstadt
Printed in Czech Republic

www.schirner.com

überarbeitete Neuausgabe 2025 – 1. Auflage Mai 2025

INHALT

EINLEITUNG
Die gordischen Knoten der Seele

Die Finger um den Knoten gelegt, fragte ich mich mit klopfendem Herzen, wie lange es wohl dauern würde, zu ersticken. Es war ein gutes, festes Hanfseil, das ich gewählt hatte, mit einem Henkersknoten, den ich fünfmal neu begonnen hatte, bis er endlich gelang. Das Seil war sehr rau, die feinen Härchen rieben mir die Finger wund, und auf meiner Haut bildeten sich in Sekunden Hunderte kleiner feuerroter Pusteln, die höllisch brannten. Mit einem Schaudern nahm ich die dicke Schlinge vom Hals und legte sie vor mir ab. Das war ja Folter, wie mir der Strick die Haut wund rieb. Ich wollte meine Leiden doch beenden und mich nicht vom Balken hängend zu Tode strampeln. Mit trübem Blick nach oben überlegte ich, ob ich mich einnässen würde – oder Schlimmeres. Würde ich das letzte bisschen Würde verlieren, um sie endlich zurückzugewinnen?

Ich glaubte daran, dass uns der Tod die Würde zurückgibt und sie uns nicht nimmt. Sterben, stellte ich mir mit meinen sechzehn Jahren vor, sollte ganz sanft geschehen, wie ein Kuss und bei vollem Bewusstsein. Am liebsten wäre mir, der Tod würde sanft an meine Zimmertür klopfen und mit freundlicher Stimme fragen: »Darf ich?«

Und ich würde sagen: »Ja, komm nur herein, alter Freund! Ich erwarte dich bereits. Lass mich das nur kurz zu Ende schreiben, und dann können wir gehen …«

Und der Tod würde erwidern: »Gern. Die anderen warten schon auf dich.« Es gäbe ein großes Wiedersehen mit allen, die ich verloren hatte.

So viele Leben hatte ich gelebt, bewusste und unbewusste, erfüllte und unerfüllte, zauberhafte und solche, die einem das Blut in den Adern gefrieren lassen. Warum mir dieses eine Leben, hier und heute, als junger Mann so schwerfiel, wusste ich nicht zu sagen. Es war eine unerträgliche Schwere in mir, ein Ozean ungeweinter Tränen, der ruhelose Schmerz einer abgrundtiefen Einsamkeit.

Es fühlte sich so an, als hätte ich den einzigen Menschen verloren, den ich jemals aufrichtig geliebt hatte. Und wie ich heute weiß, war dieser jemand: ich selbst. Es gibt diese Sollbruchstelle in der Seele, die, wenn sie zerbrochen wird, gleich einem Knicklicht zu leuchten beginnt. Wir leuchten dann sehr hell und sehr klar – bis wir kurz und gleißend wie eine Sternschnuppe verbrennen. Die Haut meiner Seele war einfach zu dünn. Ich nahm alles persönlich, bezog es auf mich und hatte diesen unbändigen Drang, das Bild der Welt wieder gerade zu rücken.

Alles hing schief: Wie Menschen miteinander umgingen, Tonfall, Gestik, Mimik, mir erschien alles zu grob, zu aggressiv, zu laut. Zugleich wusste ich, dass es an mir lag, dass etwas mit mir nicht stimmte. Die eine Hälfte der Menschen wirkte auf eine geradezu obszöne Weise mit sich selbst zufrieden. Sie schien mit sich und der Welt im Reinen, war im Frieden mit dieser viel zu lauten, viel zu kaputten, Gewalt liebenden und die Seele besudelnden Welt. Die andere Hälfte hatte – wie ich – irgendwie, irgendwo ihre Selbstachtung verloren. Die Liebe zu sich selbst als einem sensiblen, spirituellen Wesen. Mich begleitete Tag und Nacht das Gefühl, falsch zu sein, mich kaputtmachen zu müssen, um genauso kaputt zu sein wie die Welt. Ein quälender Selbsthass war die Folge, der meine Seele folterte und so tiefe Wurzeln in meinen Leib trieb, dass er mich nachts in Albträumen verfolgte.

Ja, ich darf damit prahlen, eine völlig verkorkste Kindheit gehabt zu haben. Meine eigene Geschichte hat mich so zu einem Experten für seelische Schmerzen ausgebildet. Mir ist kaum eine körperliche oder seelische Qual fremd, Selbsthass und -verachtung, Todesängste gepaart mit Todessehnsucht, auch Absurdes wie Schadenfreude, sobald mir selbst etwas Schlimmes widerfuhr: Egal, welche Kombination verdrehter Gefühle, ich kenne sie alle. Mit achtzehn Jahren brannte ich lichterloh – mit zwanzig brannte ich aus.

Meine Mutter war eine schwäbische Hausfrau, der es egal war, ob man alle Tassen im Schrank hatte, solange sie sauber poliert waren. Was die Nachbarn über sie dachten, war ihr wichtiger als, wie sie sich tatsächlich fühlte. Der Schein stand über dem Sein. Und sie verteidigte diesen schönen Schein mit allen Mitteln, bis hin zur Androhung eines Nervenkollapses.

Mein Vater war als Professor der Archäologie ein etwas weltfremder Sonderling, pausenlos mit sich und seiner Arbeit beschäftigt. Wobei er jede Reizung oder Störung persönlich nahm. Es blieb keine Zeit für uns. Kinder störten, Kinder waren überflüssig, Kinder waren erst etwas wert, wenn sie sich nützlich machen konnten.

Kurzum: Als junger Mann war ich zutiefst gespalten – wie Dr. Jekill und Mr. Hyde. Als hätte jemand einen unruhigen Geist in meinen Körper eingeschlossen, der an den Wänden der zu engen Innenhaut kratzte. Tags drückte dieser »Hyde« gegen die Gitterstäbe der Rippen, fraß gierig meine Liebe und Freude auf. Ließ mir nichts übrig. Nachts kam er umso stärker hervor, wie von Fesseln befreit, und rächte sich an mir, groß und gewaltig für meine niederträchtigen Versuche, ihn im Zaum zu halten. Dafür konnte er glühende Folterwerkzeuge benutzen, um mein Fleisch zu versengen. Von Albträumen geplagt, wälzte ich mich von einer Seite zur anderen, bis ich schweißnass erwachte.

Selbst die kleinen Dinge im Leben machten mir bald keine Freude mehr. Die Dauerfolter zermürbte meine Kräfte und erschöpfte mich zutiefst. Migräne, Phantomschmerzen der Seele, unmögliche Gefühle in den unpassendsten Momenten, auch gewalttätige Impulse mir selbst und meinen Mitmenschen gegenüber, all das gehörte zu meinem Alltag. Mir war, als müsste ich mein Umfeld vor mir beschützen, aber niemand beschützte mich vor mir selbst. Selbstmord schien mir der einzige Ausweg zu sein, dieser Dauerfolter des Lebens zu entfliehen.

Alkohol, Schmerzmittel, Drogen – ich habe alles versucht. Wenn ich morgens aus unruhigen Träumen erwachte und mich erneut in ein mies gelauntes Scheusal verwandelt fand, entschied ich mich immer wieder: »Heute wird ein guter Tag!« Aber meine Schatten folgten mir, egal, wohin ich ging.

Einer dieser Schatten war besonders tief, besonders dunkel. Dieser Schatten erdrückte mein Leben, er eilte mir voraus, kam mir entgegen, er schwebte wie ein Damoklesschwert über mir. Was ich auch versuchte, es gelang mir nicht, ihn abzuschütteln. Dieser Schatten war die tiefe Überzeugung, ein schlechter Mensch, eine abscheuliche, minderwertige Kreatur zu sein. Rückblickend würde meine Diagnose aus Sicht der Chi-Heilung lauten: »Negatives Selbstbild mit Selbsthass und autoaggressiver Urangst.« Meine Seele war zutiefst gespalten in einen gutgläubigen, gutmütigen und einen zutiefst gekränkten, verletzten Teil, der wie ein Kesselflicker schimpfte, rauchte und soff. Und keine meiner Seelen hielt es mit der jeweils anderen aus.

Selbstliebe und Weltliebe sind von Natur aus eins. Ich erinnerte mich an diese strahlenden Momente als Kind, in denen die Sonne in meinem Herzen lachte und ich mich als Geschenk für die Welt empfand. Alles war wie in Watte gepackt und aus rosaroten Wolken gebaut. Was immer mich aus diesem kindlichen Gefühl gezerrt und die Wahrheit meiner Gefühle zerstört hatte: Es war sehr gründlich geschehen. Aber wie sollte ich mich auch selbst lieben, wo ich mich so abgrundtief ablehnte? Trost fand ich weder in den Büchern noch bei den Idolen der Wissenschaft. Viele helle Köpfe trugen anscheinend ein umdüstertes Herz in der Brust.

Es gibt diese Schlüsselmomente im Leben, wenn eine Tür aufgeht, weil man nicht länger versucht, aus dem Fenster zu springen.

Bei mir war dies die Meditation. Sie hat mein Leben verändert wie nichts davor und nichts danach. Meditation ist zu meinem Lebenssinn und -zweck geworden, und ich darf inzwischen behaupten, das Handwerk der Meditation so gut zu beherrschen, wie Picasso den Pinsel oder Pavarotti seine Stimme im Griff hatten. Die in der Meditation gelüfteten Geheimnisse, was wirklich heilt und hilft, sind der Inhalt dieses Buches.

Zu der Zeit meiner größten Depression studierte ich Psychologie in Maastricht, einem zauberhaften kleinen Städtchen in den Niederlanden, dessen Schönheit damals an mir vorbeirauschte wie ein Schnellzug. Meditation war nur ein Wort für mich, in etwa so bedeutsam wie »Paradies« oder »Seelenfrieden«: leere Wörter, wie eine Präsentbox ohne Geschenk darin. Aus purer Verzweiflung und, weil es den Druck im Kopf linderte, setzte ich mich dennoch jeden Morgen meinen Gefühlen aus.

Meditation bedeutete für mich zunächst, den eigenen Körper zu fühlen und zu füllen, ihn Stück für Stück zurückzuerobern. Bestimmte Empfindungen in meinem Körper zeigten sich immer wieder. So hatte ich damals pausenlos eine feste »Platte« auf der Brust. Diese war bei genauem Hinfühlen aus Angst gebaut. Je genauer ich den fühlbaren Raum in mir erforschte, desto klarer schälten sich Formen und langsam auch Farben aus dem Dunkel des Unbewussten hervor.

Im Laufe der Jahre lernte ich verschiedene Facetten dieses inneren Bereiches kennen. So konnte ich inzwischen mit Sicherheit sagen, dass sich der Raum meiner Liebe in meinem Brustkorb befand, der Raum meiner Freude in meinem Oberbauch, und dass ich eine pausenlose, unbändige, gar nicht zu beruhigende Wut, ja, einen Hass in meinem Unterbauch verspürte, der durch starke Druckgefühle auf sich aufmerksam machte. Weisheiten, die der Volksmund bereithält, bekunden ja, dass die Wut im Bauch sitzt, dass wir vor Freude strahlen oder die Angst uns im Griff hat. Auch geht uns sprichwörtlich das Herz auf, wenn wir etwas lieben. All diese in der Kindheit verloren gegangenen Puzzlestücke meiner Seele setzten sich erst langsam, dann immer schneller zu einem Gesamtbild zusammen. Und das Bild meiner Innenwelt war kosmisch.

Wie eine Sonne leuchtete die Liebe in meinem Herzen, und wie helle oder dunkle Planeten bewegten sich unterschiedlich schnell andere Gefühle wie Trauer und Angst, aber auch Freude und Geborgenheit im Kreis darum. Je mehr ich meiner Wahrnehmung traute, desto besser konnte ich diese Objekte im Wortsinn »begreifen«, sie in die Hände nehmen, als wären sie reale Gegenstände in meinem Zimmer. Diese Gefühlsobjekte waren mal kalt, mal warm, mal rau, mal glatt, es gab sie in allen möglichen Formen und Farben. Und diese Farbenwelt meiner Seele fächerte sich vor meinem inneren Auge in einem Spektrum auf, das ich nie für möglich gehalten hatte.

Inzwischen konnte ich sicher sagen, dass bestimmte Temperaturen auch bestimmten Farben zugeordnet waren, die wiederum bestimmten Gefühlen entsprachen. Die Angst war kalt und blau und hatte meist eine raue Oberfläche. Die Wut hingegen war heiß, orange und glatt. Der Hass konnte brennen und schneiden wie glühende Dolche. Er war das Folterwerkzeug Nummer eins, mit dem ich mir selbst das Leben schwer machte. Also machte ich den Hass zu meinem allerbesten Freund. Er ist und bleibt therapeutisch gesehen eine der wichtigsten Kräfte, an denen wir leiden, krank werden und mit denen wir uns selbst zerstören.

Damals beschäftigte ich mich viel mit der Unendlichkeit. Dachte über die Anfänge der Zeit nach, die Entwicklung der ganzen Menschheit zu einem hyperintelligenten Superorganismus – bis mir dämmerte, dass Quanten nichts anderes als Informationen waren. Das gesamte Universum schien mir zunehmend ein digitales, ja, holografisches Multiversum zu sein, in dem jeder Zustand des einen die Zustände aller anderen beeinflusste. Alle Wesen zusammen bildeten das ganze Multiversum, ein riesiges Mandala, das sich wiederholte und so die Illusion von Raum und Zeit erschuf. Intellektuell leuchtete mir das ein, aber emotional warf mich das komplett aus meiner – ohnehin wackligen – Bahn.

Das Problem mit der Unendlichkeit ist: Es gibt kein Entkommen. Es wird uns ewig geben! Egal, in welcher Form, und sei es als fortwährende Wiederholung des Augenblicks, da du diese Zeilen liest. Und auch, wenn die Hälfte der Menschheit ihren Frieden damit gemacht haben mag, zeigen die Entwicklung des Buddhismus und der Erfolg des Christentums ja deutlich, wonach sich die Seele des Menschen sehnt: Friede, Geborgenheit, Vertrauen, Heimat.

Wo ist die Heimat der Seele auf ihrer ewigen Reise? Wenn sich alles ständig wandelt, werde ich in diesem Leben ein Mann sein, im nächsten eine Frau, vielleicht eine Kaulquappe, ein Gürteltier, gar eine Pflanze oder ein lebloses Objekt, das nur rudimentär Bewusstsein besitzt. Der Verstand zieht sich angstvoll zusammen bei diesen Gedanken. Was wäre fürchterlicher, als ohne Kontrolle durch ein gleichgültiges Weltall zu driften, taumelnd im Rad des Leids, von einer sinnlosen Existenz zur nächsten, ohne Hafen, ohne Halt? Wen wundert es, dass Buddha so bemüht war, einen Notausgang aus dem ewigen Karussell der Wiedergeburt zu finden? Alle Tränen und alles Blut unserer früheren Leben füllen Ozeane, ganze Planeten, ja, Universen aus. Aber auch alle Freudentränen, alle Säfte der Lust würden Meere und Himmelskörper füllen … Die Frage ist, wie wir uns selbst sehen und somit die ganze Welt.

> Weltbild wird Selbstbild, das ist die Kulturgeschichte.
> Aber Selbstbild kann auch Weltbild werden, und das ist spirituell.

Die Frage lautet also gar nicht: Wie muss ich sein? Sondern: Wie möchte ich sein? Bin ich voller Leid und Elend, projiziere ich Leid und Elend in meine Leben bis in alle Ewigkeit. Die Unendlichkeit scheint dann ein Folterkeller der Vorhölle zu sein. Bin ich voller Liebe und Freude, verlängert und vergrößert, ja, potenziert das Multiversum meine Glückseligkeit in alle Richtungen, als wäre sie ein Diamant, der schillert und glitzert und mich immer wieder aufs Neue erfreut.

Ich begriff: Negative Gefühle stören das kosmische Gleichgewicht. Wir können nicht mit ihnen, aber auch nicht ohne sie Frieden und Glück im Leben finden. Das war für mich die wichtigste Erkenntnis meines Lebens, sie durchbrach mein altes Schwarz-Weiß-Denken, in das ich alles, auch mich selbst, eingepfercht hatte. Gefühle waren weder gut noch schlecht, sondern immer beides. Meine Wertung entschied, ob sie angenehm waren oder nicht. Selbst Trauer und Wut waren sehr angenehme Gefühle, sobald ich mich nicht länger gegen sie wehrte.

Ich fragte mich: Wenn ich diesen Augenblick noch unendliche Male erleben müsste, was würde ich ändern? Die Antwort war: Ich konnte am physischen Drumherum kaum etwas korrigieren, ich konnte kaum ändern, wie ich aussah oder was die Menschen über mich sagten und dachten. Aber ich konnte in mir, in meinem Herzen so viel verändern, wie ich wollte. Wenn ich ein und dieselbe Situation, in der Zeitschleife gefangen, wieder und wieder erleben musste, würde ich es mir in der Unendlichkeit so gemütlich machen wollen wie möglich. Ich würde liebevoller werden, freudvoller, gütiger und sanfter. Ich würde aufhören, mich gegen irgendetwas zu wehren und so meinen Geist und mein Blut zu vergiften. Ich mochte völlig machtlos sein den physischen Bedingungen gegenüber, und dennoch war ich frei!

Mit dieser Absicht begann ich zu meditieren. Ich wollte nicht länger irgendwohin, ich wollte nichts erreichen. Ich wollte mich loslassen, die Puppe abstreifen, die Hülle. Ich dachte, wenn das »Nichts« mein Problem ist, musste ich auch »nichts« loslassen.

So in die Meditation versunken, strahlte über mir ein Licht auf, heller und weißer als je zuvor. Es leuchtete in reinem Weiß, aber schillerte in allen Farben wie ein Diamant, als würde es direkt dem Jenseits entströmen. Angezogen, fasziniert davon wie eine Motte, wollte ich diesem Licht unbedingt näher kommen. Dafür musste ich mich entspannen, meinen Körper loslassen, als wäre mein Geist eine Faust, die sich um ihn geballt hatte. Diesen Griff konnte ich zum ersten Mal seit unbekannten Zeiten bewusst lösen. Ja, ich öffnete meinen Geist wie eine Faust und legte das göttliche Licht meiner Seele, die darin verborgen lag, frei. Das Wort »Entspannung« bekam für den Rest meines Lebens eine neue Bedeutung. Mein Geist und mein Körper wurden immer weicher, bis sie eine ätherische Konsistenz annahmen. Mein Geist war das Licht und mein Körper die Form, die es füllte. Ich sehnte mich nach meiner Mitte, und ich wurde dieses Licht. Ich erkannte, dass ich es stets war und immer sein würde, egal, was geschah. Ich war unzerstörbar wie Licht, niemand konnte mich begrenzen, gefangen halten, schlagen oder missbrauchen. Mein Licht war unantastbar, jenseits aller Dinge und damit auch nie von dieser Welt und ihren Formen und Farben, nie von ihrer Gewalt berührt. Der fünfundzwanzigjährige Mann, der ich zu sein glaubte, hörte auf, sich die leidvolle Geschichte eines unglücklichen Menschen zu erzählen, und siehe: Die Erzählung hörte auf, zu sein, und das weiße Blatt einer ungeschriebenen Geschichte trat zum Vorschein.

Ein weißes, unbeschriebenes Blatt gleicht dem reinen, unkonditionierten Bewusstsein. Es gibt dir allen Freiraum zurück, zu sein, was du willst. Aber es überträgt dir auch wieder die volle Verantwortung des Schöpfers mit der großen Frage: Wie will ich sein? Das Ende eines Lebens ist der Anfang eines ganz neuen.

> In der Stille sind alle Antworten enthalten, im weißen Licht schillern sämtliche Farben, das Ungeformte enthält jegliche Formen.

Es gibt für dich nichts zu tun, zu sagen, zu erfahren, was nicht bereits getan, gesagt, erfahren worden wäre und somit bereits Teil von dir ist. Raum und Zeit haben keine Bedeutung, wenn du nichts mehr zu erledigen hast. Raum brauchst du nur, um etwas hinter dir zu lassen. Doch siehe da: Es kommt von vorn wieder auf dich zu. Der Raum ist ein ewiger Kreis. Zeit brauchst du nur, wenn du etwas heilen, vergessen möchtest. Doch das ist eine Illusion. Die Zeit ist ein ewiger Kreis.

»Ich« – das Wort hatte seinen bitteren Geschmack verloren. Es schmeckte jetzt neutral, ein wenig wie der weiße Porzellanteller, auf dem die Speise liegt.

»Ich« wurde zu einem blanken Spiegel. Und nicht länger von mir selbst abgelenkt, vermochte ich, tiefer in die Seele der Menschen zu blicken als jemals zuvor. Mein Ich war lange nicht satt geworden, hatte sich den Bauch mit sich selbst vollgeschlagen, gierig nach mehr. Das loszulassen, bedeutete, mir selbst als Gott neu zu vertrauen. Ich hatte gelernt, mich auf meinen Verstand zu verlassen und Misstrauen meinem Körper gegenüber zu empfinden. Ich hatte gelernt, mich als Person zu erleben, und fürchtete daher das nihilistische Vakuum des Todes, das in Wahrheit ein göttliches Füllhorn ist. Niemand nahm mir etwas weg. Der Verzicht auf mich selbst gab mir mich selbst zurück. Weniger »Ich« war mehr Welt, mehr Gefühl, mehr Freude, mehr Glück.

> Das Wahre und Echte kann nicht sterben, und was nicht wahr und echt ist, ist es nicht wert, gelebt zu werden. Der Tod ist nur die Rückbesinnung des Bewusstseins auf sich selbst. Alles, was wir sind, findet ganz zu sich zurück.

Ich wurde von einem ganz besonderen Gefühl erfüllt: Ich fühlte mich lebendig, wie aus dem Innersten leuchtend und dadurch angeschlossen an eine neue Kraft. Ich fühlte mich als Teil alles Lebendigen, der Blumen, der Bäume und der Menschen: einer alles umfassenden, alles durchdringenden Kraft. War das eine Psychose oder Schizophrenie? Nein, ich fühlte mich friedlich und ausgeglichen, so eins mit mir selbst wie nie, als hätte ich mich zum ersten Mal ganz und gar in einem Gefühl erkannt statt in einem Gedanken.

Ich fühle mich. Dieses Gefühl für mich selbst ist zugleich das friedlichste und harmonischste Gefühl, das ich jemals erlebt habe, und lustvoll wie eine Art ruhende Ekstase. Ich finde keine besseren Worte dafür, es ist ein fließender Zustand, eine stehende Welle, eine Homöostase des Glücks.

Ich fühle diese große, letzte Wahrheit tief in meinem Herzen. Sie war schon immer da, hat auf mich gewartet, bis ich sie empfand, und sie würde auch immer dort sein, selbst wenn ich sie wieder verdrängen würde. Und das ist so schön, so wunderschön, dass ich weine. Doch es gibt keine Tränen für dieses Gefühl, es gibt keinen Laut, den ich ausrufen könnte. Es gibt kein Wort und kein Geräusch dafür. Es ist der süße Dreiklang der Stille, das liebevollste dreisame Alleinsein von Gott und Welt und mir.

Mir öffnen sich völlig neue Einsichten in das Gewebe der Zeiten. Der Vorhang aus Morgen und Gestern hebt sich, und mein Blick geht über viele, viele Leben hinaus. Wir müssen aufhören, in Schubladen zu denken wie Richtig und Falsch, Schwarz und Weiß. Die Welt ist unendlich, die Welt ist bunt. Es gibt keine Nationen, keine Länder, es gibt keine Amerikaner, Russen, Chinesen und Araber. Es gibt nur ein kosmisches Bewusstsein, das all diese Seelen vereint.

Das vom Kosmos getrennte Ich ist eine Fantasie, an die wir stärker glauben als an die Wahrheit der Einheit, solange wir leiden.

Es ist ein Teufelskreis: Sobald wir leiden, nehmen wir das Leid persönlich, und je persönlicher wir es nehmen, desto stärker leiden wir. Jetzt wollen wir Vergeltung, Ausgleich, Entschädigung und Gerechtigkeit. Wir wollen unserem Leid durch das Streuen von Leid Sinn verleihen. Das ist das große, dunkle Rad des Leids, der Teufelskreis, der die Reinkarnation des Bösen intendiert. Stattdessen müssen wir einen Gotteskreis beginnen, worin wir unser Leid reduzieren, indem wir es lösen und somit immer weniger persönlich nehmen, wodurch wir immer weniger leiden. Dann schwingen wir uns aufwärts, dem Licht entgegen, statt düster im Schatten unseres eigenes Leids zu stehen.

> Gotteskreise sind die Triebfedern der Schöpfung und Teufelskreise die Triebfedern der Evolution.

Gott entwickelt sich nicht, er bleibt, was er ist. Aber das Leben entwickelt sich, weil es leidet.

Die große Paradoxie der Erleuchtung lautet darum: Das Tor durchschreiten, ohne einen Schritt zu tun. Sich entwickeln, ohne eine Entwicklung zu durchlaufen. Sein, aber zugleich nicht sein. In der dunklen Welt bleiben, aber nicht aus dieser Welt stammen – ein Licht für sich selbst und damit für alle sein.

Es war Sommer in Maastricht, und in ausgedehnten Spaziergängen betrachtete ich die Schönheit der Blumen, die Weite der Wiesen und die Klarheit des Wassers mit neuen Augen. Entlang der Maas schlendernd, fragte ich mich, ob es tatsächlich so einfach sein könnte: Bewusstsein als Ursache aller Dinge. Ein Bewusstsein jenseits der Worte, jenseits von Raum und Zeit, aber auch jenseits des Menschen. Der Mensch war nur eine von vielen, ja, unendlichen Erscheinungsformen dieses Bewusstseins. Das machte mich zu Luft, einem Nichts. Doch als dieses ungreifbare Nichts war ich zugleich alles.

Ich wandelte durch Maastricht wie durch ein Computerspiel, mein Ego musste die eine ultimative Wahrheit erkennen: Es geht in meinem Leben nicht um mich. Alles dreht sich um das eine göttliche Bewusstsein im Universum, das sich selbst unendlich oft enthält. Es hat sich einen Raum geöffnet, den wir »Weltraum« nennen. Es hat in diesem Bereich weitere Räume geformt, die wir »Körper« nennen, »Pflanzen«, »Tiere« und »Menschen«. Und in diesen Räumen formte es wieder weitere, die es mit Licht und mit Schatten füllen konnte, die wir »Chakras« nennen können, aber auch einen Raum der Gefühle, in dem die Gedanken wie Wolken ab und an vom Lichtstrahl einer Erkenntnis durchbrochen werden. Ein riesiges vierdimensionales Mandala, das aus seiner Mitte, unberührt von allem, die Energie für die Drehung der Zeit, die Krümmung der Räume und die Gedanken in meinem kleinen Kopf aussandte. Dieses göttliche Bewusstsein, diese Sonne, deren Schatten ich war, ist unendlich klein und unendlich groß. Es findet sich im Innersten eines Atoms und füllt zugleich das ganze Multiversum aus.

Als die Ängste, die Übelkeit und der Schwindel in meinem Kopf wichen, breitete sich ein großer Friede in mir aus. Zum ersten Mal in meinem Leben spürte ich, wie schön es war, zu sein. Einfach nur da zu sein und sich selbst zu genießen. Ich fühlte mich wohl mit mir und empfand mein göttliches Ich als magisch und schön.

> Unendlich viel Zeit. Unendlich viel Raum. Unendlich viele Leben.

Ich existiere seit Ewigkeiten. Wozu also Stress und Hektik? Es gibt nichts für mich zu tun. Wenn es wichtig wäre für die Schöpfung, würde es geschehen, es würde getan werden, egal, ob von mir als kleinem »Ich« oder von jemand anderem im millionengroßen Chor. Vom Bewusstsein aus betrachtet, hatte ich mich nie bewegt, weder räumlich noch zeitlich, und erst recht nicht spirituell. Selbst Erleuchtung ist also ein Ziel, das zu einer Reise gehört, die nie stattgefunden hat. Die Reise zu mir selbst ist die größte Illusion von allen. Denn ich bin ich und würde auch nie aufhören, ich zu sein, egal, wie dunkel ich mir selbst erschien.

Mich erfüllte ein tiefer innerer Friede, ein Zustand der Zustandslosigkeit jenseits der Zeit, jenseits der Orte, ohne Willen oder Bedürfnis. Hier gab es keine Ursache und keine Wirkung. Solange es kein Ziel gab, war alles da, was ich brauchte, in Griffnähe meines Bewusstseins, bei mir. Alle Wünsche, Ziele und Bedürfnisse schmolzen wie Eiswürfel im warmen Wasser. Und ich ließ mich darin treiben, ohne Anfang und Ende. Ein wunderschönes Sein, worin jeder neue Augenblick makellos schillerte wie eine weitere Facette des einen großen Diamanten meines göttlichen Bewusstseins.

> Selbstliebe, die mir so lange verschlossen gewesen war, wärmte mich.
> Selbstfreude erblühte in mir wie eine Knospe, die endlich aufsprang.

Mein Selbstvertrauen drang wie durch eine vernarbte Bewusstseinsschicht zu mir zurück. Die wundersame Welt der Gefühle erblühte als das wahre Paradies auf Erden – und ich genoss mich in vollen Zügen wie noch nie zuvor.

Doch leider konnte ich diesen Zustand nicht halten. Der Schatten trat wieder hervor wie bei einem frischen Polaroidfoto, bei dem die Konturen und Schatten allmählich deutlicher werden. Als würde ich ausnüchtern, als würde die Droge ihre Wirkung verlieren, kehrte ich aus den lichten Gefilden zurück und fand mich so trostlos wie eh und je wieder.

Der Alltag machte es unendlich schwer, dieses schöne Gefühl des Einsseins zu halten. Menschen blafften mich an, Rechnungen mussten bezahlt, Abgabetermine eingehalten werden. Die Welt schien mir völlig verdunkelt, die Menschen glichen gepeinigten Affen, die sich gegenseitig das Leben schwer machten. Und mein Körper reagierte darauf mit Phantomschmerzen meiner Seele. Ich hatte alles so satt: das Leben, meinen Körper, die Schmerzen, das Suchen und Scheitern, das Wollen und Sehnen, die großen und kleinen Teufelskreise der Ewigkeit.

Mitten in der Bewegung verharrte ich und verstand: Für das Unendliche in mir waren negative Gefühle, als würde ich Grimassen vor einem Spiegel schneiden. Witzig, albern, aber in jedem Falle ohne jede Bedeutung für das, was ich wahrhaftig bin: ein unendlicher Spiegel, der einfach alles reflektiert, was ich mir vorsetzen würde. Der Alltag war also mein Spiegel. Und egal, was ich fühlte, ich würde es unendlich oft erleben, unendlich oft wiederholt und im Außen bestätigt. In Wahrheit war es so: Auf jede Grimasse, die ich in der Welt gespiegelt bekam, reagierte ich mit größeren Grimassen, als wäre ich ins Recht gesetzt worden, erschrocken, wütend oder angewidert zu sein. Doch kaum begann ich zu lächeln, wiederholte sich auch dieses Lächeln in der Unendlichkeit, bekam mehr Strahlkraft, und ich fand Gründe, immer mehr Gründe, glücklich zu sein. Das, was ich jeden Tag tat, jeden Tag fühlte, war also wichtiger als das, was ich irgendwo, irgendwann einmal gefühlt haben mochte.

> Das Umfeld ist der perfekte Spiegel für die Seele. Der Alltag ist spiritueller als jede andere Erkenntnis.

Leid entstand, sobald ich an etwas festhielt, mich dem Fluss des Lebens nicht hingab, sondern einen festen, unveränderlichen Wesenskern meines Selbstbildes schützen wollte, ihn umklammert hielt. Aber kaum, dass ich meine Faust öffnete, fand ich sie leer. Denn das Licht der Seele hat keinen Ort. Es hat keine Substanz. Und erst dadurch bin ich frei.

Ich verstand: Je stärker ich mich mit mir selbst identifizierte, desto ängstlicher, wütender und empörter war ich, wenn es mir nicht gelang, »mich« zu besitzen. Und der Wunsch, dass mich niemand mehr verletzen würde, loderte in immer neuem Hass auf, der meinem ersehnten Ziel entgegenstand. Aber kaum sah ich in Ruhe in mich hinein, fühlte ich: Niemand hat mir je etwas von meiner Seele gestohlen. Sie ist unangreifbar, unantastbar. Allein der Schutzmantel, die Faust um meine Seele, ist fest und hart und kann die Angriffe von außen spüren. Die Seele selbst ist ein Licht, überall und nirgendwo, und darum gehört sie mir auch gar nicht allein.

> Ich teile eine unendlich große, unendlich kleine Weltseele mit allen Tieren und Menschen.

Das Chi, die Lebensenergie in jedem Lebewesen, ist der göttliche Atem, der die Seele am Leben erhält. Es kreiste und floss fühlbar durch mich hindurch, und ich konnte es schon länger nach meinen Wünschen formen. Als ich endlich akzeptiert hatte, dass Chi eine reale Energie war, aus der meine Chakras und meine Blockaden geformt waren, konnte ich es in meinem Körper sehen. Die Notizbücher mit den Erfahrungen aus meinen Meditationen füllen zwei Meter Regalwand. Akribisch hielt ich fest, wo genau ich einen chronischen Schmerz oder Druck im Körper spürte und welche Form und Farbe die Blockade hatte. Bald zeigte sich, dass diese »Forschung« auch westlichen Kriterien der Wissenschaft standhielt. Es waren wiederkehrende Empfindungen möglich, wenn ich eine bestimmte Meditation exakt wiederholte. So färbte sich in meiner inneren Wahrnehmung alles grün, wenn ich die Aufmerksamkeit auf mein Herzchakra legte. Alles, was dunkel darin erschien, konnte ich als Druckgefühle auch in meinem Brustkorb wahrnehmen.

Mein inneres Sehen und mein inneres Fühlen passten also zusammen. Senkte ich meine Aufmerksamkeit noch tiefer in den Unterbauch, das Vitalchakra, färbte sich alles orange und gelb, und wiederum waren die Druckgefühle in meinem Körper in meiner Wahrnehmung dunkel. Griff ich nach diesen Blockaden in mir, konnte ich sie sanft erfühlen und ertasten wie in einem echten, dreidimensionalen Raum. Löste ich die Blockaden auf, entspannte sich auch mein Körper an dieser Stelle. Endlich dauerte es keine Stunden mehr, ein Wohlgefühl in mir zu kreieren, sondern Minuten.

Ich probierte alles Mögliche, um die Wirkung des Chi zu prüfen: Meditieren bei Eiseskälte im Schnee, Zahlen sehen, an die meine Freundin dachte, oder Objekte erraten, die in einer Schachtel verborgen waren. Maastricht wurde mein Labor, und ich verbrachte die folgenden Jahre mit Meditation und der Vertiefung meiner energetischen Wahrnehmung. Es trieb mich an, mit wissenschaftlicher Präzision herauszufinden, wie ein Mensch seine Fähigkeiten systematisch ausweiten konnte.

Über ein Jahr verbrachte ich damit, mein Chi auf physische Objekte außerhalb meines Körpers zu richten. Es brauchte eine Stunde oder länger, um genug Energie zu sammeln, aber irgendwann gelang es, und die Gegenstände bewegten sich kraft meines Chi. Mit der Telekinese hatte ich mir selbst den sichtbaren Beweis geliefert, dass mein Chi unabhängig von meiner subjektiven Realität existierte. Ich kann gar nicht stark genug betonen, wie wichtig es für einen westlich erzogenen Menschen ist, das Chi als eine reale Energie anzusehen. Wer tiefere Erfahrungen und Antworten in der Meditation sucht, kann nur so fündig werden.

Chi verändert seine Form, je nachdem, welche Funktion es erfüllen soll. Form und Funktion sind identisch. Ein Becher ist ein Gefäß für eine Flüssigkeit. Mit einem Henkel daran wird er zu einer Tasse für heiße Flüssigkeiten. Mit vielen Löchern darin wird die Tasse zu einer Art Gießkanne … Die Form enthält also die Funktion, und die Funktion gibt die Form vor, die ideal ist, sie zu erfüllen. Mit Chi erfühlen wir die Form und die Funktionen. Das universelle Bewusstsein, das wir sind, die Weltseele, schlüpft in die Handschuhe des Körpers, bewegt ihn, lässt ihn wachsen und sprechen. Die Form unseres Körpers spiegelt unsere Funktionen wider. Das macht den Körper zu einem Prisma des Bewusstseins, einem Filter. Denn nicht jede Funktion des Bewusstseins hat eine entsprechende Form in unserem Körper. Wir gehen gleichsam aus dem lichtvollen, unkonditionierten Raum des Bewusstseins in einen individuellen Körper hinein. Wir bewohnen ihn, werden zum Menschen, zum Tier, zur Pflanze, und je mehr wir uns mit diesem einen Körper identifizieren, desto ängstlicher sind wir, ihn zu verlieren.

Zwei Wege führen dabei in die Irre: das Glück und das Leid. Ich kann Glück haben und besonders zufrieden sein mit meinem Körper, meinem Leben, meiner Existenz. Jetzt bange ich darum und habe Angst, all das zu verlieren, was mir so lieb und teuer ist. Daran kann ich leiden. Oder ich habe Pech und finde mich selbst hässlich, bin krank und arm und grolle mit meinem Schicksal und damit auch mit Gott. Mein Ärger verdunkelt wie eine Regenwolke die klare Sonne meines Bewusstseins. Ich erkenne mich nicht mehr darin wieder, denn ich bin dunkel und verbittert geworden. Jetzt kann ich mich selbst nicht mehr im Licht erkennen, es blendet und ärgert mich vielmehr, erinnert mich daran, was ich verloren habe.

Der Prozess der Erleuchtung erfolgt umgekehrt und ist dem Tod ähnlich: Wir lassen unseren Körper los, wir lassen unser altes Leben los, wir lassen jede fixe Idee davon los, wer wir sind und was wir wollen … und erkennen uns als reines, freies Licht im grenzenlosen Raum des Kosmos, den wir bevölkern zu unserer Freude, unserer Lust.

Je stärker und heller das Chi in uns leuchtet, desto größer sind unser Wohlbefinden und der Einfluss, den wir auf unsere physische Realität ausüben dürfen. Ein Gotteskreis entsteht, in dem gute Menschen gute Laune haben und wiederum eine gute Welt kreieren. Umgekehrt geht es leider auch, und es schließt sich ein Teufelskreis, wenn die üble Laune um sich greift und jeder Mensch gegen jeden Menschen vorgeht, als würde dieser ihm das Glück streitig machen.

Alles, was uns in die Fülle bringt, gemeinsam und miteinander, macht uns heller und stärkt das Wohlbefinden.

Alles, was aus Mangel, Konkurrenz und Manipulation entspringt, macht uns dunkler und senkt das Wohlgefühl. Leider bestätigt uns das schlechte Gefühl im empfundenen Mangel, und wir hören immer stärker auf den Schatten, der davon spricht, die Welt sei übel und alle Menschen seien Lügner und Betrüger. Diese Haltung legitimiert Gewalt, denn in einer schlechten Welt sind wir lieber der Böse als der Dumme. In einer guten Welt wird dem Bösen geholfen, in einer bösen Welt dem Guten geschadet. Im Zweifelsfall ist es also schlauer, der Böse zu sein als der Gute. Doch der egomanische Vorteil, den sich das Böse verschafft, führt uns kollektiv in die Katastrophe.

Darum brauchen wir eine starke Gemeinschaft, einen Sozialstaat und ein Belohnungssystem für das Gute im Menschen statt nur eines Bestrafungssystems für das Böse in uns. Gut zu sein, muss sich wieder lohnen – finanziell genauso wie sozial. Die Welt krankt daran, dass im Kapitalismus nur der Stärkere gewinnt, und das oft nur auf unmoralische, ja, kriminelle Art und Weise.

Kurz nachdem ich das Chi als reale Energie akzeptiert hatte, sah ich meine erste Aura.

Zu dieser Zeit studierte ich noch Psychologie, und während einer der Vorlesungen im Audimax leuchteten plötzlich die Gedanken, die Gefühle und physischen und psychischen Bewegungen des Professors auf. So klar und deutlich wie Seifenblasenschimmer war er in eine Korona gehüllt, und darin phosphoreszierten Schwaden bunter Energien. Der Anblick war mir seltsam vertraut, vielleicht, wie wenn man zum ersten Mal die Oberfläche der Sonne sieht. Auch die Körper meiner Kommilitonen waren in blasse Energien gehüllt, schillerten mal gelblich, mal orange in ihrem Saum aus Licht. Bei genauerem Hinsehen konnte ich winzige Lichtfäden sehen, die aus manchen hervorstrebten wie bewegliche Blitze oder energetische Adern.

In Sorge um meine psychische Gesundheit ging ich nach Hause. Auch dort war alles in einen Lichtsaum gehüllt: Die Pflanzen, Bücher, Bilder, alles zeigte eine Regenbogenaura in verschieden starker Färbung und Form. Alles, was ich berührte, wurde in Sekunden von meiner Energie umflossen und färbte sich gleichsam mit meinen Gefühlen. Wie ein seelisches Hologramm umflimmerte und umflackerte meine Energie den Stuhl, den ich berührte, das Buch, den Apfel. Meine Gefühle färbten ab.

In den nächsten vier Tagen lernte ich mehr über meine Empfindungen und die Gefühlswelt der Menschen als in meinem ganzen Leben davor. Und für diese Einweihung musste ich weder Mystiker werden noch Priester oder die Absolution durch einen Guru erhalten. Es war die schlichte Eleganz des Kosmos, die sich meinen Augen offenbarte. Es galt, genau hinzusehen, ohne Bekanntes zu erwarten, ohne verstehen zu wollen, und schon lösten sich die bekannten Muster der Materie auf und öffnete sich die schillernde Realität einer energetischen Dimension. Stoff war nicht mehr Stoff, ein Ast nie wieder ein Ast. Energie schwebte zwischen den Menschen hin und her wie gläserne Nabelschnüre, die ferne Orte miteinander verbanden. Wie leuchtende Glasfaserkabel eines kosmischen Internets. Ich war auf eine elektrisierende Weise mit den Objekten um mich herum verbunden. Meine Energie trat aus Bauch und Herz und schmiegte sich an die Energien der Bäume, Tische und Tassen.

Es berauschte mich, wie sich die beiden Stoffe, der Feinstoff und der Grobstoff, so unterschiedlich zwischen meinen Fingern anfühlten. Das Gezwitscher der Vögel bedeutete mir plötzlich so viel, als könnte ich es verstehen. Die Natur und ihre harmonische Ordnung, die nichts überwacht und trotzdem alles regelt, berührte mich zutiefst in meiner glühenden Seele. Ich fühlte mich wieder verbunden mit etwas, wofür es keine Worte gibt. Ich hatte die Sprache des Kosmos nie gelernt. »Das Fühlen ist meine Religion«, dachte ich, als ich das Glühen, Flimmern und Leuchten meiner Aura betrachtete. Mein Herz leuchtete bei diesem Gedanken auf, und ich verstand, wie einfach es sein könnte: Einfach nur noch denken, was das Herz zum Leuchten bringt. Einfach nur noch sprechen, was das Herz aus Licht sagen will. Einfach in meiner Mitte sein, diesem wunderschönen, seidenweichen Diamanten, der so wenig zerschlagen werden konnte wie Wasser, unzerstörbar in seiner Weichheit.

DIE ERSTE UND WICHTIGSTE ERKENNTNIS WAR:
Es gibt nicht unendlich viele Seelen, sondern nur ein einziges Bewusstsein, das sich wie ein WLAN im ganzen Multiversum findet und aus dem alle kleinen und großen Lebensformen ihr Individualbewusstsein beziehen. Der Körper ist ein Filter für dieses absolute oder kosmische Bewusstsein, genauso wie für die Erfahrungen, die sich in festen Denk- und Gefühlsmustern zeigen. Ein Eichhörnchen kann sich als kosmisches Bewusstsein empfinden, wird aber trotzdem alle Sinnesreize durch den biologischen Filter seines Körpers wahrnehmen und darauf eichhörnchentypisch reagieren. Kurzum:

> Alle, die wir leben, sind die Dreifaltigkeit aus Körper, Geist und Seele, wobei die Seele dem kosmischen Bewusstsein entspricht.

Die farbigen Muster in der Aura waren die Gefühle der Personen, die vor mir standen. Schatten waren unterdrückte oder gar abgespaltene Gefühle, leuchtende Räume waren aktiv genutzte oder verstärkte Gefühle. Jedes Tier und jeder Mensch hat alle Gefühle, wobei die negativ gewerteten Gefühle von Natur aus klein sind und die positiv empfundenen Gefühle groß. Die persönlichen Erfahrungen mit diesen Gefühlen prägen den Raum dieses Gefühls und damit seine Energie, sein Chakra. Wenn ich von meinen Eltern nur halbherzig geliebt wurde, werde ich mich selbst und andere Menschen ebenfalls nur halbherzig lieben. Das für mich sichtbare Muster ist dann ein großer Schatten, der das Herzchakra halb verdeckt. Die bunten Farben und Formen um die Körper der Tiere und Menschen herum waren also das sichtbare Gefühlsleben. Die Abertausend Muster der Aura, die ich im Folgenden studierte, im Supermarkt, in der Uni, in der U-Bahn und im Flugzeug, zeigten mir Stück für Stück die Zusammenhänge auf, nach denen Menschen ihre Innenwelt sortierten.

DIES FÜHRTE ZUR ZWEITEN WICHTIGEN ERKENNTNIS:

> Je mehr wir leiden, desto mehr Leid erzeugen wir. Nur befreit vom Leid können wir andere von ihrem Leid befreien.

Leid ist kein objektiver Zustand in der äußeren Welt, sondern eine innere, mentale Reaktion auf das, was (vermeintlich) im Außen geschieht. So wiederholen und verstärken wir pausenlos das Schlechte, das wir in der Welt zu finden glauben. Entweder, indem wir uns im Außen davor schützen wollen, oder, indem wir es bekämpfen, wodurch der Kampf im Inneren geradezu eskaliert.

DIE DRITTE ERKENNTNIS WAR:

> Gefühle, Bedürfnisse und Kränkungen zeigen sich als dreidimensionale Formen und Farben im Raum.

Mit etwas Anleitung kann jeder diese Formen und Farben seiner Gefühle wahrnehmen.

Diese Erkenntnisse waren der Beginn einer neuen Therapieform, die als Chi-Heilung bekannt werden würde.

Das Chi ist eng mit den körperlichen Empfindungen verbunden. Ich hatte Hunderttausende Male Angst oder Wut empfunden. Aber ich hatte nie darauf geachtet, wo in meinem Körper ich die Wut oder die Angst wahrnahm. Keines meiner Gefühle war mir je als Energie erklärt worden, die als Kraftpotenzial neutral ist, weder positiv noch negativ, da ich Gutes wie Schlechtes damit bewirken kann. Stattdessen hatte ich gelernt, Schuldzuweisungen zu machen und im Außen eine Lösung für meine inneren Probleme zu suchen. Bist du einsam? Geh aus. Bist du traurig? Trink einen. Bist du wütend? Dann such den Schuldigen, und schlag zu. Die sinnliche Wahrnehmung meiner Gefühle als Energien in meinem Raum, im Raum meines Körpers und damit dem Raum meiner Gefühle: Das war völlig neu. Und es war simpel.

Auch alle Unversöhnlichkeiten zwischen den Religionen beruhen für mich auf dem einen großen Irrtum, dass es ein »Ich« gebe, das vor der Geburt und somit nach dem Tod Bestand habe. Der Körper wandelt sich unentwegt, mit jeder Erfahrung, und unser Bewusstsein färbt jeden Augenblick, den wir erleben, um. Nichts hat von einem Moment zum nächsten Bestand außer unser Bewusstsein. Wer ich glaube, zu sein, und ob ich deswegen leide, wechselt unentwegt – aber das leidfreie Bewusstsein, das ich in Wirklichkeit bin, leuchtet ewig. Es hält mich ein Leben lang zusammen. Der Tod kann mir meinen Körper nehmen, aber nicht mein kosmisches Bewusstsein. Alle Geschichten, die ich mir von mir selbst erzählt habe, fallen wie lose Kleidungsstücke ab. Bis auf die Seele ausgezogen, glüht ein Licht in mir, stärker und länger als jedes Licht auf Erden. Meinen Körper habe ich von der Erde, in die Erde gebe ich ihn zurück. Aber mein Herz habe ich von Gott, in sein Licht gebe ich es zurück.

Das Leid, an dem ich ein Leben lang festhielt, war nur eine Geschichte. Ich habe sie mir so lange und so oft erzählt, dass ich sie glaubte. Die Illusion wurde Realität. Der Schatten wurde kräftiger, stärker als das Licht. Aber das Leid ist nur eine Geschichte. Seine Erzählungen beginnen immer mit Ich oder mit Du.

So spricht das Leid: »Ich sollte … Ich muss … Du solltest … Du musst …« – »Ich bin nicht du« ist die erste Geschichte des Leids, und sie endet im Mord. Sie ist die Geschichte der ersten fundamentalen Spaltung, die darin mündet, dass der eine glaubt, der andere hindere ihn an seinem Glück. Wenn »ich« etwas will, was »du« nicht möchtest, vergrößert das meinen empfundenen Schmerz. Bis zu dem Punkt, an dem es notwendig erscheint, den anderen zu töten, um endlich wieder frei, endlich wieder ich sein zu können.

Die Liebe heilt diese empfundene Trennung und versöhnt uns.

Das Leid drängt uns immer wieder in die Idee eines »Ichs« zurück. Ein gutes, ein besonderes, ein herausragendes »Ich«, das sich gegen die anderen bösen, minderwertigen oder gar feindseligen »Ichs« durchsetzen muss. Es wird zur heiligen Pflicht, das Gute, Wahre und Schöne mit dem Schwert zu verteidigen. Aber kaum, dass ich zur Waffe greife, um damit das Gute zu schützen, mache ich mich schuldig und handle böse. Eine Zwickmühle, eine Paradoxie, die nur durch Transformation gelöst werden kann.

Das Leid ist bis heute mein größter Meister. Früher hämmerte es an die Fenster und Türen meiner Seele, dass es mich halb in den Wahnsinn trieb. Heute klopft es sachte an und fragt höflich, ob es mich stören darf. Die wichtigste Erkenntnis meines Lebens war meine Selbsterkenntnis: Ich bin mein Schatten, ich bin mein Licht. Alles, woran ich leide, habe ich selbst erzeugt. Das »Wie« ist das Rätsel, der Knoten, den es zu lösen gilt. Auch kollektiv, auch als Menschheit, steht uns ein großer Wandel bevor. So mächtig ist der Mensch geworden, dass seine eigenen Schöpfungen ihn in seinem Fortbestand bedrohen. Wie Goethes Zauberlehrling wartet der Mensch gebannt auf den großen Meister und Erlöser, der den richtigen Spruch zu sagen weiß, um die drohende Vernichtung zu bannen. Aber das Leid ist der größte Meister – wir lernen, wir wachsen daran. Wir müssen das Leid transformieren.

Deine Selbstermächtigung, deiner inneren Wahrheit zu folgen, beginnt mit diesem Buch. Du lernst, die Gesundheit deines Körpers und die Heilung deiner Seele in die eigenen Hände zu nehmen. Mit dir fängt es an, und es breitet sich aus und heilt Aspekt für Aspekt, Blockade für Blockade erst deine ganze Innenwelt und dann die Außenwelt. Die vier großen Abschnitte in diesem Buch führen dich Schritt für Schritt tiefer und lassen dich in vielen praktischen Übungen an der heilsamen Welt des Chi teilhaben.

ERSTENS: Gefühle – oft gefühlt, nie verstanden. Sobald du deine Gefühle als energetische Objekte im Raum deines Herzens ertastest, hast du sie wieder im Griff. »Begreife« deine Gefühle, statt dich von ihnen durchschütteln zu lassen.

ZWEITENS: Bedürfnisse – sie kennen uns besser als wir uns selbst. Die abwehrende Haltung den eigenen Bedürfnissen gegenüber ist eine sublime Selbstablehnung. Unbewusst sind viele gegen ihre eigenen Wünsche, ihre eigenen Träume und damit auch gegen die Liebe, gegen die Freude, ja, gegen die Lust eingestellt.

DRITTENS: Kränkungen – sie machen uns krank. Emotionale Wunden sind die Urform der Trennung unseres göttlichen Bewusstseins von sich selbst. Spalten wir uns in zwei Hälften, beginnt überhaupt erst der Kampf gegen uns selbst, und es beginnen Krankheit, Siechtum und Sterben.

VIERTENS: Selbstheilung – Schritt für Schritt. Alle wichtigen Erkenntnisse aus diesem Buch fließen am Ende in deiner Selbstanalyse zusammen. Die Fragebogen und Eintragungen helfen dir, systematisch vorzugehen, bis dein Körper, dein Geist und deine Seele dank der Chi-Heilung erblühen.

Danke für deinen Mut, dich deinem Schatten zu stellen! Ich werde alles in meiner Macht Stehende tun, dir dabei zu helfen. Es lohnt sich. Es wird wundervoll, denn der Kosmos ist an Schönheit nicht zu übertreffen.

> Und der Kosmos – das sind wir alle. Gemeinsam.

TEIL 1

GEFÜHLE – OFT GEFÜHLT, NIE VERSTANDEN

WAS IST CHI? – DIE ENERGIE DEINES BEWUSSTSEINS

Im 18. Jahrhundert faszinierte ein neues Fluidum die Welt: die Elektrizität. Diese Energie war lange umstritten und galt als Humbug. Im 20. Jahrhundert waren es die Quanten, an die keiner so recht glauben wollte, bis ihre Existenz bewiesen wurde. Im 21. Jahrhundert wird es die Lebensenergie sein, die völlig neue Dimensionen eröffnet.

Chi ist die universelle Bewusstseinsenergie, die in jedem Menschen, jedem Tier und jeder Pflanze fließt. Es ist eine Energie, die wir fühlen können, aber auch die Energie unserer Gefühle. Es vereint als potenzielle Energie alle bekannten Energieformen in sich: Chi kann rauchen und züngeln wie Feuer, strömen wie Luft und Wasser, hat aber auch zwei klare Pole wie die elektromagnetische Kraft. Als Potenzial ist Chi unerschöpflich, da es einem raumlosen Raum und einer zeitlosen Zeit entströmt. Weil unser Multiversum ein offenes System ist und kein geschlossenes, ist der Energieerhaltungssatz falsch. Aber ich will nicht mit physikalischen Details langweilen.

Ein gutes Bild, um Chi als potenzielle Energie besser zu verstehen, sind biolumineszierende Algen unter Wasser. Bewegst du deine Hände in diesem Wasser, glüht das dunkle Meer auf, erleuchtet von Abermillionen Mikroorganismen, die dich umschwärmen. Wirbel bringen die Algen zum Leuchten, sodass sich eine Bewegung im Wasser unendlich oft wiederholt. Die leuchtenden Wirbel kreieren selbst neue leuchtende Wirbel. Die Welt, wie du sie kennst, ist wie das Wasser. Und die Bewegungen deines Bewusstseins bringen das Chi zum Leuchten, ohne es je zu erschöpfen. Darum kannst du gar nicht zu wenig Energie haben, höchstens falsch geleitete, unterdrückte oder von dir abgespaltene Energie. Diese Trennungen zu lösen, ist die Hauptarbeit der Chi-Heilung. Um energetisch arbeiten und heilen zu können, solltest du drei Dinge für dich überprüfen.

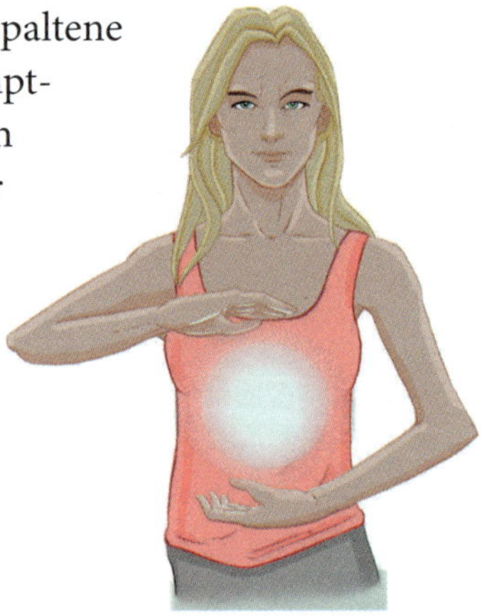

ERSTENS: Deine Gefühle zeigen sich dreidimensional in deinem Körper. Sie kommen hoch, drücken von vorn auf deinen Brustkorb oder von der Seite auf deine Rippen. Etwas kann dich sprichwörtlich bedrücken, auf deinen Schultern lasten oder dir wie eine

Bürde auf dem Rücken liegen. Eine Angst kann dich packen oder dir gar die Luft abschnüren, und deine Wut schießt vielleicht heiß wie Lava aus dem Unterbauch empor.

ZWEITENS: Je genauer du in deinen Körper hineinfühlst, desto stärker unterscheidet sich die Form, die du fühlst, von der Form deines physischen Körpers. Zunächst ist der Raum, den du in dir fühlst, wenn du deine Aufmerksamkeit in deinen Brustkorb hinabsenkst, vielleicht dunkel und dumpf, wie betäubt. Du spürst nicht viel außer einem diffusen Druck, der dir womöglich vertraut ist, aber auch unangenehm, weshalb du es bislang vermieden hast, in deinen Brustkorb zu fühlen. Aber je länger du deine Aufmerksamkeit dort hältst, genau in der Mitte deines Körpers, desto klarer wird die Bühne deiner Gefühle, der Vorhang hebt sich, und du kannst besser spüren, wie klein oder wie groß der Raum deiner Liebe ist.

DRITTENS: Das Chi, die Lebensenergie, formt alle diese Räume in dir und auch außerhalb deines Körpers. Darum kannst du die Lebensenergie auch zwischen deinen physischen Händen fühlen. Erlaube, dass sich die Energie zwischen deinen Händen verdichtet, vielleicht wie ein Magnetfeld, das du spürst. Oder, als ob du die Luft zwischen deinen Händen komprimieren könntest und so ein Druckgefühl entsteht, das eine Form zwischen den Händen zeigt, eine Textur, eine Oberfläche und eine Temperatur.

Der Chi-Ball kann klein sein oder groß, weich oder fest, rau oder glatt, warm oder kalt. Prüfe so viele Eigenschaften dieses Chi-Balls in deinen Händen, wie du kannst, und schreibe sie dir auf. Male ein Bild von dem, was deine Hände fühlen, auch wenn es vage ist. Innere Bilder und Skizzen auf einem Papier helfen, das undeutliche Ertasten und Fühlen der Energie mit Form und Farbe zu füllen. Die luftige Energie, diese zarte Haut aus Licht bekommt Fleisch, sie wird immer fester und klarer in ihren Konturen. Was du hier fühlst, ist magisch, denn du spürst die Energie deiner unsterblichen Seele. Du ertastest deinen Energie- oder Lichtkörper, du berührst dich mit der Haut aus Licht.

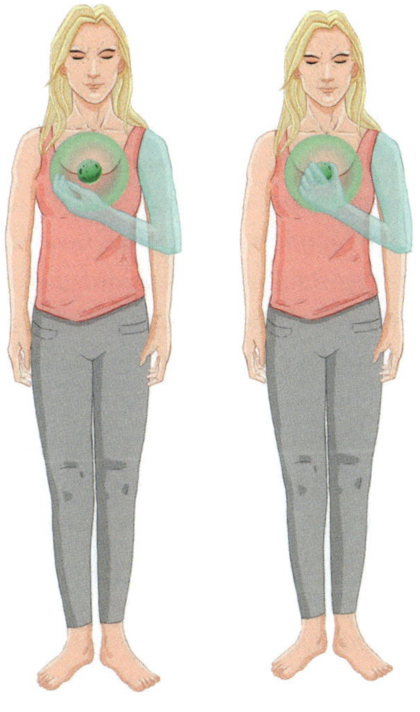

Chi ist das kosmische Blut, die leuchtende Information, die zwischen den einzelnen Zellen des Multiversums fließt. Wenn wir das gesamte Multiversum wie ein Gehirn betrachten wollen, ist jede Pflanze, jedes Tier und jeder Mensch eine Nervenzelle darin. Wir haben zwar ein eigenes kleines Bewusstsein – das ist jedoch sehr beschränkt. Erst wenn sich die einzelnen Nervenzellen untereinander vernetzen, entsteht eine kollektive Intelligenz, die zunehmend Signale empfangen kann, die aus dem großen, dem kosmischen, dem universellen Bewusstsein stammen. Spirituelle Entwicklung bedeutet für mich, immer sensitiver für diese Signale zu werden, die unentwegt im Multiversum gesendet und empfangen werden. Eine innere Evolution, eine intrinsische Intelligenz beginnt zu wirken, die sich selbst beschleunigt und voranschreitet. Erst im Einzelnen bis zur Erleuchtung und dann in uns allen, bis zur erleuchteten Gesellschaft, die sozialer, intelligenter und ökologischer handeln und leben wird, als wir uns das derzeit auch nur vorstellen können.

Übung 1: Forme einen Chi-Ball

Setze dich bequem hin, und atme ruhig in deinen Bauch. Sammle deine Aufmerksamkeit in deinem Herzen, und konzentriere dich auf den Raum zwischen deinen Händen. Du hältst deine Arme im 90-Grad-Winkel an der Körperseite, und die Handflächen zeigen zueinander. Erlaube dir ganz bewusst, die Energie stärker zu spüren, wie ein Magnetfeld, eine Kraft, die sich hier verdichtet und fühlbar wird. Sobald du Kontakt zur Energie hast, gestatte ihr, dass sie die Form einer Kugel annimmt, deren Oberfläche du ertastest und erspürst. Die Energie strömt aus deinen Händen und formt sich zu einer Kugel, deren Form du erfühlst. Je entspannter Körper und Geist dabei sind, desto leichter fällt es dir, diese Kraft zu fühlen. Sie ist wie ein Magnetfeld zwischen den Händen, in Form einer Kugel, die jedoch Eigenschaften zeigen wird, die dich überraschen. Das ist ein Zeichen dafür, dass du es richtig machst. Alles, was haptisch gefühlt dreidimensional ist, das ist auch energetisch. Diese Formen überraschen den Verstand, da er nicht beeinflussen kann, wo die Energie stark ist oder schwach. Die Stärken und Schwächen der Energie kommen nämlich nicht vom Geist, sondern vom Herzen, es sind Stärken und Schwächen der Gefühle, nicht der Gedanken. Somit fühlst du also in Formen, was du fühlst.

Merke: Die Chi-Heilung macht aus Gefühlen, Bedürfnissen und Kränkungen haptisch fühlbare Formen, die wir heilsam integrieren.

Die beiden Pole der Energie

So wie bei jeder anderen Energieform auch, tritt die Lebensenergie polar auf, in zwei gegensätzlichen Kräften. Bei Strom sind das Plus und Minus, bei Licht Welle und Teilchen, bei der Lebensenergie nennen wir die Pole Yin und Yang. Schließt sich der Kreis aus Yin und Yang, fließt die Energie harmonisch. Dies ist das universelle Prinzip der Heilung: Yin und Yang auszugleichen.

Yin ist dabei das weibliche Prinzip der Kooperation.
Yang ist das männliche Prinzip der Konkurrenz.

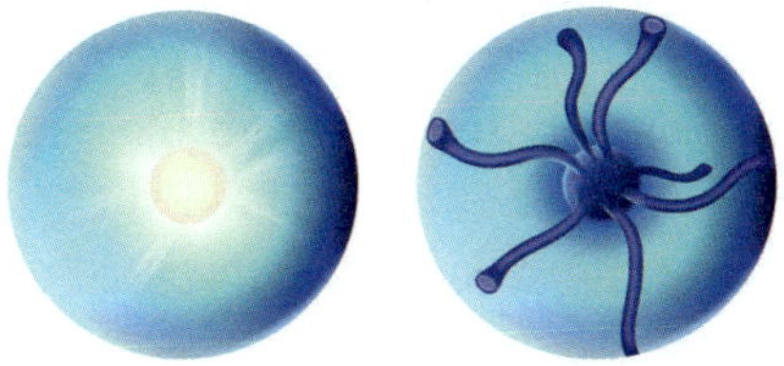

Sobald du einen Chi-Ball formst, kann er stärker Yin- oder stärker Yangpolarisiert sein. Die Yang-Energie ist fest wie eine Kugel und leuchtet wie eine Sonne. Die Yin-Energie ist ganz weich, eher dunkel und formt saugende Löcher und trichterförmige Schnüre.

Energetisch betrachtet, sehen diese beiden Pole grundverschieden aus. Yang-Energie gleicht dem Sonnenlicht, zerstreut in alle Richtungen oder auch wie ein Scheinwerfer gebündelt. Yin-Energie sieht allein betrachtet wie ein Trichter oder eine Nabelschnur auf der Suche nach Nahrung aus. Sie wird oft als unangenehm empfunden und in vielen Eso-Büchern als energieraubend beschrieben. Das ist nicht wahr und eine fürchterliche Abwertung des Weiblichen, was zur patriarchalen und auf männliche Leistung gepolten Gesellschaftskultur passt.

Ein schöneres Bild für die weibliche Yin-Energie ist, dass sie dir nicht Energie nehmen will, sondern alles von dir fühlen und wissen möchte, um eine Symbiose, ein harmonisches Miteinander zu ermöglichen. Die weibliche Energie gibt im gleichen Maße, wie sie nimmt. Aber sie verteilt auch gerecht, wie eine gute Mutter die Nahrung aufteilt, damit alle genug haben. Unangenehm ist die Yin-Energie daher für diejenigen, die viele Kränkungen erlebt haben (wie die meisten) und die ihre wahren Bedürfnisse unterdrücken (wie die meisten). Jetzt erleben die Betroffenen diese weiche und zärtliche Energie, die sie ebenfalls weich und offen machen möchte, als übergriffig, manipulativ und saugend.

Unser Umgang mit der Yin-Energie zeigt all unsere gesellschaftlichen Probleme, aber damit auch Lösungen auf.
Unser Umgang mit der Yang-Energie zeigt all unsere emotionalen Probleme und somit auch Lösungen auf.

YANG	YIN
männlich	weiblich
fest	weich
Sonne / Licht gebend	Mond / Licht nehmend
geschlossen / begrenzt	offen /grenzenlos
Zeit	Raum
Konkurrenz / Gegeneinander	Kooperation / Füreinander
abstoßen	anziehen
kugelförmig	trichterförmig
Abwehrmechanismus / alle Gefühle	alle Bedürfnisse / alle Kränkungen
TRAUMATA	

Alle unsere Gefühle, die positiven wie die negativen, sind von ihrer Polung her Yang-Energie. Gefühle wollen wie das Licht der Sonne leuchten, die Freude ebenso wie der Hass, die Trauer möchte genauso warm und weich sein wie die Liebe. Wir lassen sie aber nicht. Wir unterdrücken und verdecken diese Lichtquellen und rauben uns damit selbst die Energie und Kraft. Die Wut verzehrt nur denjenigen, der sehr viel Wut in sich trägt und ihr keine Luft macht, keinen Raum gibt, sich zu entspannen und zu lösen. Die Angst hat nur denjenigen im Griff, der sich ihr in den Weg stellt, statt einfach beiseitezutreten und ihr zu erlauben, da zu sein.

> Gefühle wollen leuchten und uns so mit ihrer lebensnotwendigen Kraft versorgen.

Das bedeutet: Wir können hervorragend mit ihnen »strahlen«, um uns von ihnen zu befreien. »Du strahlst ja vor Freude«, sagen wir, aber du darfst auch gern mit deiner Trauer strahlen, mit deiner Angst, deiner Wut und deinem Hass.

Unter vielen Schichten verdrängter Gefühle und dem sogenannten Abwehrmechanismus schlummern auch in dir deine wahren Gefühle. Es ist und bleibt völlig normal, Trauer bei Verlusten zu empfinden, Angst bei einer realen Bedrohung und Wut, sollte jemand deine Grenzen überschreiten. Aber eben auch Liebe für dich selbst, Freude bei einem schönen Ereignis und Geborgenheit, wenn es Zeit wird, zur Ruhe zu kommen. Diese natürliche Ordnung ist aus den Fugen geraten durch die Spaltungen und Verdrängungen. Uns wird als Kind beigebracht, bestimmte Gefühle nicht auszuleben und langfristig nicht mehr wahrzunehmen. Das fängt ganz klein an, mit wohlmeinenden Ratschlägen wie: »Ist doch halb so schlimm«, was in das Energetische übersetzt bedeutet: »Mach dein Gefühl halb so groß.« Oder:

»Ein Indianer kennt keinen Schmerz«, was so viel bedeutet wie: »Hör auf, zu trauern und zu weinen.«

Diese wahren, leuchtenden Gefühle wieder frei zu leben und zu erleben, ist das Ziel.

In der Tabelle sehen wir das Dilemma mit den beiden Polen Yin und Yang: Sie könnten einander helfen, aber unsere Wertungen stehen der Harmonie im Weg. Das Yang ist den Gefühlen zugeordnet, leuchtet und strahlt wie das Licht der Sonne. Vergrößerst du in der Meditation das Licht deiner Liebe, kann das die alten Liebesbedürfnisse und auch Kränkungen deiner Liebe wecken. Also machst du instinktiv das Licht der Liebe kleiner. Der Grund, weshalb wir nicht einfach, ohne zu warten oder ohne an unserer Heilung zu arbeiten, in einen besseren, freieren Zustand springen, liegt in den Schmerzen, die uns eine solche Veränderung bereitet.

Merke: Yin heilt Yang, und Yang heilt Yin. Eine positive Veränderung in unserem Gefühlsleben (Yang) bringt uns zwangsläufig mit den noch unversorgten und gekränkten Stellen unseres Energiekörpers in Kontakt (Yin).

Darum halten wir oft an unseren alten, freud- oder lieblosen Gefühlen fest. Eine Veränderung zum Positiven wäre vorübergehend schmerzhafter für uns als der momentane Zustand. Wer jedoch seine emotionalen Wunden und Schmerzen verleugnet, verleugnet einen Teil von sich selbst. Wenn du deine Schmerzen verleugnest, verhältst du dich dir selbst gegenüber nicht besser als die Menschen, die dich damals verletzt haben. Darum suchen wir während einer (Selbst-)Heilung immer den wundesten Punkt, den wir finden können. Wer hier heilt, heilt an der tiefsten Stelle der Seele. Wunden und Traumata bilden immer die Spitze eines starken emotionalen Konfliktes. Dazu später mehr.

Versuche zunächst, deine Gefühle wieder frei leuchten zu lassen, und schreibe auf, mit welchen Gefühlen das gut geht und mit welchen nicht. Die Übung dazu findest du auf Seite 34.

Übung 2: Mit Gefühlen strahlen

Stelle dir vor, du hättest einen großen Scheinwerfer in deiner Brust. Egal, welches Gefühl du gerade empfindest, leuchte es einfach wie einen Lichtkegel aus dir hinaus. Atme ruhig und tief weiter dabei. Merkst du, wie sich das Druckgefühl im Herzraum entspannt? Versuche jetzt ganz bewusst, mit bestimmten Gefühlen zu strahlen. Beginne vielleicht mit der Angst, denn Gefühle sind generell oft angstbesetzt. Stelle dir vor, dass du deine Angst in einen kalten, blauen Lichtstrahl verwandelst, den du aus deinem Brustkorb schießt. So weit hinaus, dass er sich zerstreut und auflöst. Lichtjahre hinaus, wenn du magst … Nimm dir Zeit dafür, und lasse es auf dich wirken.

Jetzt kannst du mit der Liebe leuchten. Leuchte in deiner Vorstellung einen Menschen mit dem Lichtkegel deiner Liebe an. Er muss dafür nicht physisch vor dir stehen, du kannst ihn dir vorstellen. Verändert sich etwas in dir? Wird dein Herz wärmer? Hast du das Gefühl, die Person nimmt deine Liebe auch an? Notiere deine Eindrücke ruhig. »Wahrheit bleibt Wahrheit«, sage ich immer, und damit meine ich, dass sich Wahrheiten dadurch beweisen lassen, dass sie wiederholbar sind oder sich durch permanentes Wiederholen herauskristallisieren.

Wie kannst du Chi wahrnehmen? – Gefühle haben eine Form

Je mehr du dich mit deiner Lebensenergie beschäftigst, desto mehr Formen, Farben und Details werden dir auffallen. Alle menschlichen Sinne sind auch im Raum der Energie vorhanden, können sogar den Chakras zugeordnet werden. Du kannst Energie fühlen, emotional, aber auch haptisch mit deinen Händen. Wir können Energie sehen, sie sogar schmecken und riechen. Dem weißen Kronenchakra ist ein Sinn zugeordnet, der wissenschaftlich gerade erst erforscht wird: der siebte Sinn, das Fühlen und Wissen unabhängig von Raum und Zeit. Das rote Wurzelchakra hilft, unsere Körperform zu fühlen, was genau betrachtet auch ein Sinn ist. Ein Sinn, den ich »Körperwahrnehmung« nenne.

Unsere Körperform zu fühlen, ist der erste physische Sinn von allen. Alle Wesen, von Bakterien über Insekten, Pflanzen und Tiere bis hin zu uns Menschen, fühlen die Form ihres Körpers. Diese Wahrnehmung ist, wie alle Sinneswahrnehmungen, fluid. Sie kann sich auf etwas in unserem Körper

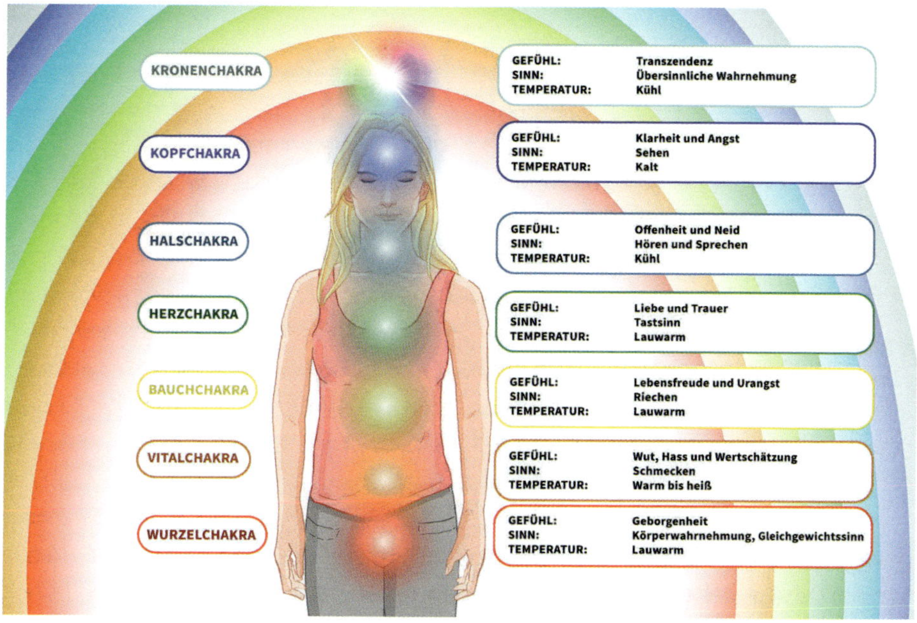

Jedem Gefühl kann ein Ort im, aber auch außerhalb des Körpers zugeordnet werden sowie eine Sinneswahrnehmung. Geborgenheit ganz unten und Transzendenz ganz oben befinden sich außerhalb des physischen Körpers und zeigen eine der stärksten spirituellen und heilenden Kräfte.

beziehen und auf etwas außerhalb unseres Körpers. Sobald uns etwas »am Herzen liegt«, reagieren wir körperlich und emotional, als wäre es ein Teil von uns. Das gilt für die eigenen Kinder ebenso wie das iPhone.

Energetisch lässt sich beobachten, dass wir pausenlos mit den Gegenständen um uns herum verschmelzen und mit ihnen vorübergehend eine gemeinsame Körperform bilden. Kommen weitere Sinne dazu, sprechen wir von »Inversion«. Wir sind jetzt mit allen Sinnen in einem Raum unseres Körpers, aber auch bei einer Geschichte, die wir lesen, einem Film, den wir schauen … Das Erzählte packt uns, und wir reagieren auf alles, was wir hören und sehen, mit den eigenen Sinnen so, als würde es uns geschehen. Als »kosmische Inversion« ist genau dies eine Leseart, um Inkarnation und Wiedergeburt besser zu verstehen. Das kosmische Bewusstsein, das du bist, ist in einen physischen Körper, nämlich den, den du gerade bewohnst, geschlüpft wie eine Hand in einen Handschuh.

Du hast gelernt, dass sich der Handschuh umso besser bewegen lässt, je mehr du dich mit ihm identifizierst. Er wurde zu deiner zweiten Haut. Jetzt reagierst du innerlich sehr stark auf das, was äußerlich passiert. Es geht so weit, dass du glaubst, dass, wenn diesem Handschuh etwas passiert, dann

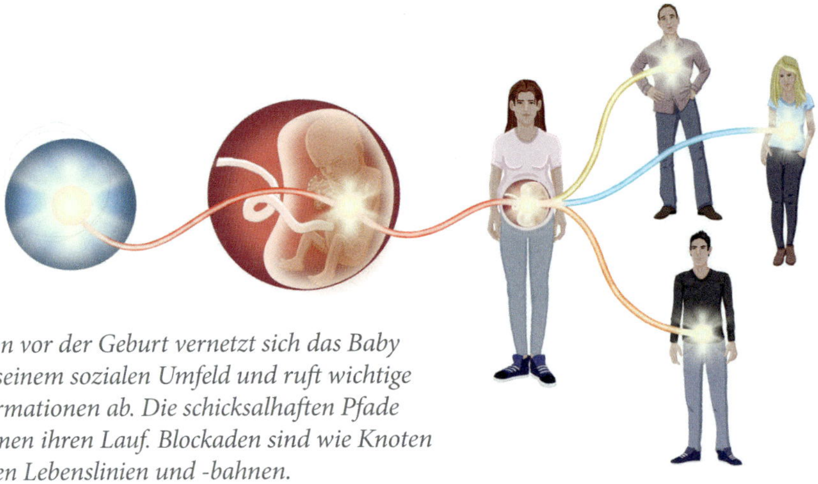

Schon vor der Geburt vernetzt sich das Baby mit seinem sozialen Umfeld und ruft wichtige Informationen ab. Die schicksalhaften Pfade nehmen ihren Lauf. Blockaden sind wie Knoten in den Lebenslinien und -bahnen.

tatsächlich dir etwas passieren würde. Der größte Irrglaube und damit auch die größte Angst ist: Wenn der Handschuh stirbt, dann stirbst du auch. In Wahrheit schlüpft dein kosmisches Bewusstsein einfach aus deinem Körper und ist wieder frei. Mitunter schlüpft es in einen anderen Körper hinein, den es jetzt bewohnen will oder kann.

Was wir als Geburt und Tod erleben, ist also eine zweidimensionale Betrachtung eines mehrdimensionalen Prozesses, der die rein lineare Deutung übersteigt. Sobald wir uns selbst und unser Leben ein wenig von der Seite betrachten, leuchtet und glitzert das Multiversum in völlig neuen Farben und Formen. Es schillert wie die Aura des Menschen in unendlicher Vielfalt und Pracht, und daher wird das Bewusstsein nie müde, sich selbst zu erfühlen, sich selbst zu erfahren und seine Möglichkeiten zu erweitern. Ob eine Blockade aus einem früheren Leben stammt oder aus diesem, spielt für die Chi-Heilung darum keine Rolle. Im Raum der Energie ist alles aus Energie geformt und gebaut. Hier gibt es keinen »realen Raum« und keine »reale Zeit«. Raum und Zeit sind virtuell, sind »programmiert« und können sozusagen mit wenigen Zeilen Code umgeschrieben werden. Die »Zaubersprüche«, die wir sagen, um Blockaden zu lösen und emotionale Wunden zu heilen, sind diese Programmzeilen. Wie genau das geht, zeige ich dir noch. Für den Anfang möchte ich dir ein Gefühl dafür vermitteln, worauf du achten musst: im Inneren auf die Räume, die du fühlst und füllst; im Äußeren auf magnetische Felder und Linien im Raum, die du berühren kannst. Die Aura eines Menschen lässt sich genauso ertasten und erfühlen wie die Energie zwischen deinen Händen. Achte dabei darauf, dass du zunächst in Kontakt mit deiner Lebensenergie bist, indem du einen Chi-Ball formst. Jetzt erlaubst du, dass eine Hand oder beide Hände wie eine Satellitenschüssel auf Empfang geschaltet sind. Du entscheidest ganz bewusst, dass deine Hände die Energie des

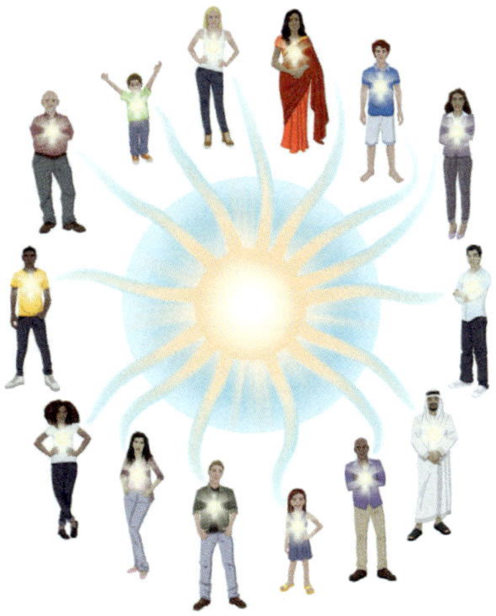

Die eine und einende Kraft der Religion ist die Wiederanbindung an die göttliche Herkunft und Quelle.

anderen nur empfangen wollen, aber keine eigene Energie senden. Ansonsten mischt sich deine Energie mit der Energie des anderen, und es kommt ein heilloses Durcheinander zustande, worin du nie ein Muster erkennen wirst. Frustriert brechen dann viele die Erforschung des Chi und der Aura ab.

Wir alle entstammen einem einzigen kosmischen Bewusstsein. Wir können es Gott nennen, göttliches Bewusstsein, das reine Sein oder Quelle aller Energie. Namen gibt es dafür viele, und alle meinen dasselbe: eine Lichtquelle, gütig, heilend, einend, versöhnend und am Anfang wie am Ende des Lebens jedem vertraut. Der Brunnen, aus dem sich das Leben schöpft. Diese Quelle aus Licht, rein und vollkommen, dabei dem Leben zugewandt und freundlich gesonnen, ist unser Urzustand, der Ursprung aller Dinge, aller Gefühle, aller Energie. In diesem Gefühl der Transzendenz werden wir geboren. Wir sind wie leuchtendes Wasser, ohne Form, ohne Farbe, ohne Namen, ohne Alter, ohne Ziel. Und doch sind wir uns unserer selbst bewusst. Wir wissen, dass wir sind, und wir wissen auch genau, was wir sind: göttlich.

Um uns anzupassen an die (Lebens-)Form, die wir fühlen und füllen, den Körper, den wir vorübergehend bewohnen, müssen wir uns von dieser Quelle unseres Bewusststeins trennen. Wir tun das freiwillig und ohne Schmerz, denn so gewinnen wir Kontrolle über den physischen Körper. Würden wir uns zu sehr auf unseren Ursprung zurückbesinnen, verließen wir den physischen Körper, ließen ihn im Stich, und er stürbe. Die erste und wichtigste Wunde der Existenz ist darum die Trennung von Gott. Wir trennen uns von der göttlichen Quelle des Lichtes, der Einheit und Transzendenz, um die Dualität zu erfahren, den Körper zu fühlen und zu bewegen, und das Spiel des Lebens beginnt. Wir lernen so viel: welche Form unser Körper hat, wie viele Arme und Beine, wie viele Hände und Köpfe. Möglich ist jede Form, jedoch ist Symmetrie ein Zeichen der Gesundheit und nützlich, um sich in einer symmetrischen Welt harmonisch zu bewegen. Darum haben wir meist gerade Zahlen von Augen, Beinen und Armen: zwei, vier, sechs … und nicht drei, fünf, sieben … Wir lernen die Sprache unserer Eltern, lernen, zu unterscheiden zwischen den Geschlechtern, von denen es zwischen zwei und sieben alle möglichen Facetten gibt. Begierig zu lernen und erfreut am bunten Spiel des Lebens, saugen wir all das mit wachen sieben Sinnen auf. Wir haben sieben Räume der Gefühle, sieben Sinne und somit sieben Stimmen, die zu uns sprechen. Sieben Chakras und sieben Wahrheiten, die alle in Einklang, in Harmonie gebracht werden wollen. Darum ist die Wahrheit dem Kind so wichtig. Kleine Kinder kennen die Lüge noch nicht, und sie schätzen sie auch nicht besonders. Die Lüge bringt Spannung und Disharmonie in den Chor unserer Sinne und Gefühle. Etwas klingt plötzlich schief.

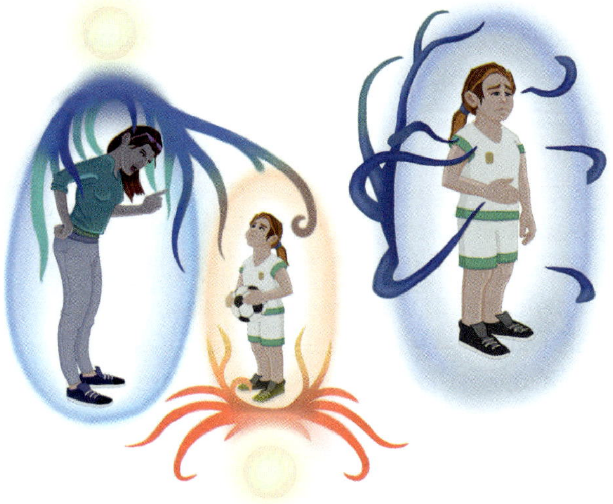

Blockaden stammen aus der Kindheit, in der wir lernen, mit unseren Gefühlen und Energien umzugehen. Wertet uns ein Elternteil für bestimmte Gefühle ab, übernehmen wir diese schädlichen Wertungen und behalten sie mitunter ein Leben lang. Die Blockaden zu heilen, bedeutet auch immer, seine Gefühle zu befreien und sein Herz zu bereichern.

Die Lebenslügen unserer Eltern müssen wir mitunter genauso tragen und ertragen wie die eigenen kleinen Unstimmigkeiten, mit denen wir geboren werden. Aus göttlicher Sicht ist jedes Leben schön und harmonisch. Der Mensch jedoch kann behaupten, dass Sommersprossen hässlich seien oder nur schlanke Mädchen hübsch. Aus göttlicher Sicht ist es richtig, immer aufrichtig und wahrheitsgetreu zu sein, damit alle gemeinsam demokratisch entscheiden, was die beste Entscheidung ist. In der Hierarchie der Affen oder Menschen hat hingegen einer das Sagen oder strebt zumindest danach, als alleiniger Herrscher über das Weh und Wohl der Gruppe zu bestimmen. Für das kosmische Bewusstsein ergibt Alleinherrschaft keinen Sinn, und doch war es ein unheiliger Wunsch, der Gott und Luzifer spaltete. Satan wollte als oberster Seraphim, erster aller Engel, lieber in der Hölle herrschen als im

Himmel dienen. Dies zeigt, wie wichtig die Gemeinschaft ist, beruht doch alles Leben, von der kleinen Zelle bis zu großen Organismen, auf Symbiose, der Lebensgemeinschaft verschiedener Arten zum gegenseitigen Nutzen. Wie weit hat sich der Mensch davon entfernt?

All diese Trennungen sind Wunden, Kränkungen des Göttlichen in uns, die wir erzeugen, um uns anzupassen. So wird aus einem glücklichen, im göttlichen All-eins-Sein geborenen Wesen ein Mensch, der felsenfest von sich behauptet, mit Namen Günter Schmidt zu heißen, fünfundfünfzig Jahre alt zu sein und an Depressionen zu leiden, seit ihn seine Frau verlassen hat. Aber Name, Alter und Depression sind nur eine Geschichte, die sich dieser Engel auf Erden so lange selbst erzählt hat, dass er sie selbst glaubt. Erleuchtung bedeutet, all diesen Geschichten Raum zu geben, aber nicht recht. Unser Leid besteht aus Luft, es ist ohne reale Substanz. Es zerfließt ohne Zutun mit der Zeit. Leid stirbt immer, seine Form schmilzt und kehrt zur Quelle zurück, und Glück und Freude entstehen. Übrig bleibt das leuchtende Bewusstsein, die Quelle, die all das betrachtet hat und mit allen Sinnen ganz gefangen war von dieser Geschichte, die es sich selbst erzählte.

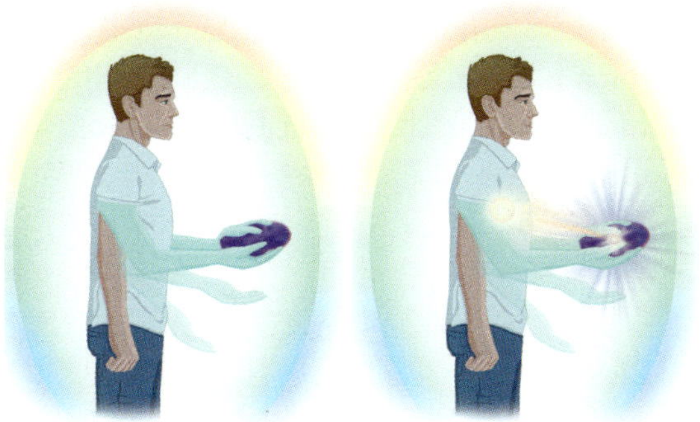

Blockaden zeigen sich genauso wie Gefühle, sobald wir sie beim Namen rufen. Probiere es aus, und erfühle und ertaste diese Blockade im Geist: »Der Teil von mir, der mich emotional am meisten belastet, darf sich mir zeigen.« Sofern du einen Druck im Brustkorb empfindest, versuche, ihn im Geist zu erfühlen und zu ertasten. Lasse dir dieses Druckgefühl in deine Hände legen, oder ertaste es im Inneren deines Körpers.

Angst, Wut, Hass, Neid, Stolz … – diese Gefühle ruhen in dir, und bewegst du sie, dann bewegen sie dich. Wie eine Flüssigkeit, die dein Geist in Bewegung versetzt und die anschließend nachbebt, umso länger, je stärker du sie bewegt hast. Das gilt für all unsere Gefühle. In Wahrheit entscheiden wir, welche Gefühle wir bewegen und damit verstärken. Das Potenzial zu jedem Gefühl ruht in jedem von uns. Jeder hat alle Gefühle.

Und dank dieses Bewusstseins ist ein berührungsloser Blick in andere Welten, Körper und Menschen möglich. Mit dem einfachen Mittel der Einfühlung können wir die Räume unserer Gefühle und Erfahrungen erforschen. Sie ist das älteste und für mich beste Diagnoseinstrument der Welt: die

Empathie. Was sonst nur mit imposanten Geräten und millionenschwerem Inventar möglich ist, leistet die Empathie in wenigen Augenblicken: Einblicke in Geist und Körper. Dafür lohnt es sich, das Fühlen ganz neu zu lernen und dem Herzen mehr zu vertrauen als dem Kopf.

Jeder von uns ist der Schöpfer seines Kosmos. Die Transformation der Welt geschieht stärker und schneller als jemals zuvor. Doch alles, was wir in der Außenwelt ablehnen, hat seinen Ursprung in uns. Jeder Einzelne ist verantwortlich für die Innenwelt, in der er lebt. Alle Innenwelten zusammen kreieren die Außenwelt, die wir teilen. Idealerweise sollte sie so beschaffen sein, dass wir uns alle dort wohlfühlen. Aber wie wir zu funktionieren haben, das wurde uns als Kind eingetrichtert, wie wir ein glückliches Leben führen, das hat uns keiner beigebracht. Daher unterdrücken wir unsere Gefühle und sind unglücklich. Unsere Gefühle wollen sich jedoch zeigen. Sie erblühen und offenbaren eine zauberhafte Wahrheit, sobald wir ihnen vertrauen. Oft können wir nur loslassen, was wir ganz zulassen. Mithilfe dieses Buches wandelt sich die Innenwelt jeden Tag, und bald wandeln wir durch einen Zaubergarten der Seele, der uns in jedem Moment reichlich mit Liebe, Freude und Geborgenheit beschenkt. Selbstheilung in einer »wundersanften« Form.

Wie soll ich mich vollkommen fühlen, so völlig in Arbeit verheddert? Wie soll ich zufrieden mit mir sein, wenn ich nur der Zweitbeste bin? Schlechte Schulnoten bedeuten, ich bin ein schlechter Mensch. So werden wir erzogen, und das dringt tief in alle Formen, alle Ebenen unseres Daseins.

Übung 3: Meditation für das Herzchakra – der Garten deiner Seele

Deshalb ist es wichtig, ein schönes und stimmiges Bild für deine Innenwelt zu kreieren. Dadurch findest du möglichst schnell zu dir zurück. In Deutschland dominiert das Bild der Seele als ein Haus. Das impliziert verschlossene Türen, lockere Schrauben und Tassen, die eigentlich in den Schrank gehörten, Leichen im Keller und Schäden am Dach. Das »Haus der Seele« ist kein schönes Bild, es schenkt deinen Gefühlen keine Luft, keine Sonne …

Spüre in dich hinein, und prüfe für dich die Vorstellung eines Gartens, in dem alle deine Gefühle, die geliebten wie die ungeliebten, unter dem Licht der Sonne erblühen. Blicke tief in dich hinein, atme, und fühle, wie ein Vor-

hang aus Zweigen auseinandergleitet und der Blütenzauber der Seele dich umgibt. Ein Fest für alle Sinne. Den Köpfchen der Blumen entströmt ihr betörender Duft, und im warmen Lufthauch bewegt sich dein Geist, dem Schmetterling gleich, freudentaumelnd von Glück zu Glück.

Lasse dein Herz wärmer, deinen Kopf leichter werden. Die Gedanken schweifen weicher umher, sobald dein Geist wieder fließt. Löse dich ab von dem Bild von dir, erfühle ein neues. Dein Geist wird rein wie der klare Bach in der Mitte des Gartens, dessen Wasser, hüpfend über Moos und Stein, das Feste und das Weiche in dir zu verbinden weiß. Der Freiheitsdrang des Wassers ist unermüdlich und doch sanft. So strömt auch dein Geist dahin, an nichts gebunden, nichts festhaltend, klar und rein. Folge seinem Pfad, der dich tiefer führt, fühle in dein Herz hinein, und spüre, wie anschmiegsam deine Seele wird, butterweich geworden im Lichte Gottes.

Sieh dich um, rieche an den Blumen, berühre die Formen, die sich deinem Herzen zeigen. Versuche, sie entsprechend der Chi-Heilung genauer zu erfühlen und zu ertasten. Sind es wirklich Blumen, die du fühlst, oder entpuppt sich das, was du als Blume siehst, in deinen Händen als ein abstraktes, vielleicht weiches oder auch festes Gebilde? Sei neugierig. Du kannst ein wenig von dieser Form wie einen Schluck Wasser mit deinem Herzen trinken. Jetzt wirst du empfinden, was für ein Gefühl hier vor dir schwebt. Vielleicht Freude, vielleicht Angst, vielleicht Liebe, vielleicht Trauer. Die Form, in der sich dieses bestimmte Gefühl in dir zeigt, wird stabil sein. Heute genauso wie morgen wirst du die Form deiner Trauer und die deiner Liebe ganz ähnlich erfühlen und ertasten können.

Das Gefühl, nichts zu fühlen

Die wenigsten reden darüber, aber die Bücher mit den Tipps, wie dieses Problem zu beheben sei, füllen ganze Regale: dieses wohlvertraute Gefühl, nichts zu fühlen, keinen Kontakt mit den eigenen Gefühlen oder der Lebensenergie zu haben. Beginnen wir, diese Hürde aus dem Weg zu räumen. Zunächst einmal ist es unmöglich, nichts zu fühlen. Wenn eine Seminarteilnehmerin sagt, sie fühle nichts, will sie ihre Unsicherheit ausdrücken, ob das, was sie fühlt, richtig ist, oder sie empfindet das, was sie fühlt und wozu sie in Wahrheit sehr guten Kontakt hat, als störend. So kann es sein, dass jemand Kopfschmerzen bekommt oder sich sein ganzer Oberkörper verspannt, sobald er versucht, mit seinem Herzen in Kontakt zu kommen. Das bedeutet im Umkehrschluss aber: Er fühlt sehr viel und sehr gut, nur nicht an der richtigen Stelle und nicht das, was er erwartet hatte. Aber das, was der Verstand erwartet, ist selten deckungsgleich mit dem, was wir tatsächlich fühlen. Ansonsten müssten wir ja nicht fühlen, sondern wüssten sofort alles und könnten unsere Gefühle denken, ohne sie emotional zu erleben. Eine Diskrepanz zwischen dem, was ich denke, und dem, was ich tatsächlich fühle, ist völlig normal.

Wenn wir das Bewusstsein mit Wasser gleichsetzen wollen und die Lebensenergie mit leuchtenden Mikroorganismen darin, dann sind Blockaden große oder kleine Eiswürfel in diesem Wasser. Sie sind erstarrtes Bewusstsein, eingefrorene Energie. Im Umgang mit diesen Blockaden gibt es drei Komponenten, die jeder während der Meditation überprüfen sollte. Bei allem, was ich im Geist erfühle und ertaste, kann ich sicherstellen, dass ich es energetisch korrekt wahrnehme, wenn:

- das, was ich ertaste, dreidimensional ist. Ich kann es als eine erst vage, dann immer klarere Form in meinen (geistigen) Händen erfühlen und ertasten. Dieses dreidimensionale Gebilde ist vielleicht abstrakt, aber es hat eine Kontur, eine Textur, vielleicht sogar eine Temperatur und zuletzt sogar eine Farbe, einen Geruch und einen Geschmack.

- das, was ich fühle, meinen Verstand überrascht. Es sieht anders aus, als dieser es erwartet hatte. Das Objekt, die Blockade muss weder schön sein noch mir gefallen, und sehr wahrscheinlich habe ich große Probleme, es in irgendeine Kategorie einzuordnen, denn es sieht vielleicht wie eine Kartoffel aus oder ein dreidimensionaler Tintenklecks, ein Rorschach-Test in 3-D. Aber gerade, weil ich es nicht mit dem Verstand analysieren kann, sollte ich es einfach erfühlen und ertasten.

- ich, sofern ich das energetische Objekt, die Blockade an mich heranlasse, eine körperliche Resonanz empfinde. Mein Körper reagiert fühlbar auf das, was ich mit dieser Blockade anstelle. Sei es, dass sich der Körper auf ähnliche, sogar exakt gleiche Weise eingedellt fühlt, wie es die Form der Blockade ist. Sei es, dass ich das Gefühl habe, die Blockade wäre mit Nabelschnüren mit meinem physischen Körper verbunden, er würde daran kleben, wenn ich die Blockade bewege. Oder sei es, dass eine kleine Körperstelle plötzlich brennt und wehtut, sobald ich den wunden Punkt bei der Blockade berühre. Mein Körper reagiert auf die Blockade, als wäre sie ein Teil von ihm, geisterhaft mit ihm verbunden.

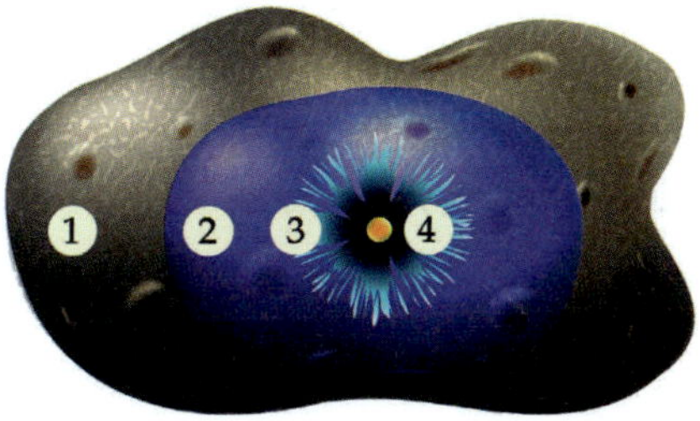

Blockaden haben in den meisten Fällen eine ganz typische Schichtung und Form.
❶ Die feste, raue Oberfläche, die einem verdrängten Gefühl entspricht (Yang).
❷ Das weiche, glatte Bedürfnis darunter, das abgespalten wurde (Yin).
❸ Die kleine Urangst, die wie ein Verband um die Kränkungen gewickelt ist (Yang).
❹ Die Wunde, leuchtend und schmerzhaft, im Kern (Yin).

Damit du zwischen deinen Händen eine Blockade spüren kannst, sollte deine Aufmerksamkeit in dein Herzchakra sinken, in deinen Brustkorb, um die Energie der Liebe und damit dein energetisches Fühlen zu verstärken. Jetzt kann es vorkommen, dass du in deinen Brustkorb überhaupt nichts fühlen kannst. Es ist, als wäre er leer oder aber, als würdest du gegen eine unsichtbare Mauer stoßen, die dich davon abhält, in die Liebe und damit das energetische Fühlen hineinzusinken.

Das ist ganz normal und nicht schlimm. Aber du solltest es ganz offen und ehrlich wahrnehmen, falls das bei dir so ist, damit du weiterkommen kannst.

Deinem Herzchakra solltest du am meisten Aufmerksamkeit schenken. Ohne Zugang zum Herzchakra können wir nicht energetisch arbeiten und somit auch keine Blockaden erfühlen und ertasten, wie es die Chi-Heilung lehrt. Darum ist für den Anfänger das Herzchakra der erste und wichtigste Raum der Gefühle, den er sich zurückerobern muss. Auch wenn es wehtut.

Erwarte nicht von dir oder deinem Herzen, sofort etwas Positives zu fühlen, sofern du mit dem Fühlen an sich, insbesondere mit der Liebe, unangenehme, ja, kränkende Erfahrungen gemacht hast. In Kontakt mit dem Herzchakra zu treten, bedeutet mitunter, in Kontakt mit dem Abwehrmechanismus und den darunter lauernden Kränkungen zu kommen. Davor schützt du dich. Auch das ist normal und sogar gut so.

Während du diese Zeilen liest, kannst du deine Aufmerksamkeit immer tiefer in deinen Brustkorb senken. Fühle in deinen Körper hinein, wie zum ersten Mal. Lasse dich neu auf das ein, was sich als Raum in dir zeigt, und versuche, es im Geiste zu ertasten und dir selbst ein »Phantombild« zu zeichnen von dem, was du fühlst. Dein Herz sieht, was dein Auge (noch) nicht sehen kann. Darum musst du mit Worten und Bildern zwischen diesen beiden Ebenen deines Bewusstseins vermitteln. Dein Ich, also dein Alltagsbewusstsein, ist wie ein Diplomat, der zwischen zwei Diktatoren Frieden stiftet. Der Herrscher des Verstandes ist im Lauf der Jahre sehr mächtig geworden. Sobald ihm etwas nicht passt, beginnt er, sehr laut zu brüllen. Er will schon lange nicht mehr auf die für ihn unberechenbaren und darum gefährlichen Gefühle hören. »Gefühle«, sagt der Verstand, »lenken mich ab. Bedürfnisse und Kränkungen sind noch schlimmer. Die machen mich schwach und erinnern mich an Dinge, die ich nicht wissen will. Weg damit! Ich will sie nicht mehr.«

Das ist der Abwehrmechanismus. Wenn du ihn genauer betrachtest, kannst du jetzt schon erahnen, welcher Abwehrmechanismus der deine ist. Macht dich das Fühlen generell ängstlich, und hast du auch tagsüber häufig Ängste? Dann ist Angst dein Abwehrmechanismus. Macht dich das Fühlen deines Herzens eher traurig, und fühlst du dich auch oft müde und schlapp, dann ist Trauer deine Strategie. Wut und Hass sind für Frauen oft schwer wahrzunehmen, da wir so erzogen werden, dass eine Frau ihre Wut weniger zeigen und ausdrücken darf als ein Mann. Das Gefühl, zu hassen, ist einer Frau sogar gänzlich untersagt, was aus meiner Perspektive sehr bedenklich ist, wie wir später noch sehen werden. So richtet sich der Hass bei Frauen viel öfter gegen sich selbst und wird zu Selbsthass, der die Gesundheit sehr schnell ruiniert und den Körper zerstört. Solltest du massive Probleme haben, in die Chi-Heilung hineinzufinden, dann springe jetzt ruhig zum Kapitel »Der Abwehrmechanismus« auf Seite 146, und kehre dann hierher zurück.

HEILEN WIR EINE BLOCKADE – AUS TEUFELSKREIS WIRD GOTTESKREIS

Genug Theorie, probieren wir es einfach aus. Beginnen wir mit der Blockade, die deine Gefühle am meisten belastet. Sie heißt wenig überraschend: »Der Teil von mir, der meine Gefühle am meisten belastet.« So beim Namen gerufen, wird sich auch genau diese Blockade zeigen und keine andere. Es ist wie am Empfang einer Verwaltung. Dein Alltagsbewusstsein (das Ich) ist der Beamte hinter dem Schalter aus Panzerglas (dem Abwehrmechanismus). Sobald du in dein Herzchakra, deinen Brustkorb hineinfühlst, ist die Verwaltung geöffnet. Jetzt drängeln sich eventuell sehr viele Gefühle vor, die schon lange auf ihre Bearbeitung warten. Das kann dich erschrecken und überfordern, und du machst den Schalter sofort wieder dicht. Es ist also zunächst einmal wichtig, die Situation so zu akzeptieren, wie sie ist: turbulent, konfus und immer wieder verwirrend. Jetzt rufst du einen nach dem anderen auf, wobei du möglichst präzise bist. »Der Teil von mir, der meine Gefühle am meisten belastet« ist sehr präzise, in etwa so, als würdest du sagen: »Der Besitzer des Autos, das direkt vor meiner Tür steht.« So wenig, wie du den Besitzer des Autos kennen musst, so wenig musst du wissen, welcher Teil von dir deine Gefühle am meisten belastet. Dieser Teil von dir weiß das selbst, oder deine Gefühle wissen es und lassen ihn zu dir durch.

Deine unverarbeiteten Gefühle sind schon sehr lange da und können sich durchaus noch etwas gedulden. Wichtig ist ihnen meist nur, dass sie – genau wie du – das Gefühl haben, dass alles in Ordnung ist und das, was noch nicht in Ordnung ist, demnächst in Ordnung gebracht wird. Sage ihnen das ruhig, sie hören dich sehr genau. Sprich mit deinen abgespaltenen Gefühlen, und beruhige dein Herz, indem du einfach ehrlich sagst: »Auch wenn ihr mich überfordert, gönne ich euch alles, was ihr braucht.«

ERSTENS: Spüre in dein Herzchakra, den Brustkorb hinein, und lasse dir Zeit, deinen Atem tiefer zu senken und deine Gedanken zu beruhigen. Versuche, den Raum deiner Liebe dreidimensional zu erfühlen und zu ertasten, indem du dich an der Wirbelsäule oder dem Brustbein orientierst. Wie ein Mantra sprichst du im Geist zum Raum deiner Gefühle: »Auch wenn ihr mich überfordert, gönne ich euch alles, was ihr braucht.«

ZWEITENS: Sobald du das Gefühl hast, deinen Brustkorb dreidimensional zu erfühlen und zu erleben, forme im Geist eine Schale aus deinen Händen, und erlaube, dass sich dir das in deine Hände legt und schmiegt, was deine Gefühle am meisten belastet. Als Anfänger kannst du als Hilfe auch deine physischen Hände zu einer Schale formen. Erlaube auch hier, dass sich das in deine Hände legt und schmiegt, was deine Gefühle am meisten belastet. Wiederhole dazu im Geist: »Der Teil von mir, der meine Gefühle am meisten belastet, darf sich zeigen. Der Teil von mir, der meine Gefühle am meisten belastet, darf sich in meine Hände legen.«

DRITTENS: Erfühle und ertaste die Form der Blockade, die sich dir jetzt zeigt, neugierig und ohne Scheu. Wie bei einem realen Objekt kannst du mit der Zeit immer mehr Eigenschaften feststellen: Größe, Form, Oberfläche und Konsistenz, Temperatur, Farbe, vielleicht sogar Geruch, Geschmack und besondere Merkmale wie Kerben oder Macken … Lasse dir Zeit, und bleibe ruhig. Je ruhiger und gelassener du bist, desto freier und genauer kannst du fühlen. Je mehr du dich unter Druck setzt, desto weniger Kontakt wirst du bekommen. Gib dich darum am Anfang mit einer vagen Ahnung zufrieden, die noch Unsicherheiten zulässt. Mit mehr Erfahrung werden die inneren Bilder auch immer konkreter. Erinnere dich an die drei Grundregeln der Chi-Heilung, um eine Blockade zu erkennen: Das Objekt, das du ertastest, ist dreidimensional. Die Form ist oft abstrakt und überrascht deinen Verstand. Sofern du die Blockade an dich heranlässt, empfindest du eine körperliche Resonanz.

VIERTENS: Jetzt hältst du also idealerweise eine Blockade in deinen geistigen Händen, deren Form dich überrascht. Gratuliere! Du hast Kontakt mit dem Teil von dir, der deine Gefühle am meisten belastet. Lerne ihn kennen. Aber natürlich wollen wir ihn auch heilen. Dafür sprich im Geist wie ein Mantra: »Ich gönne dir – auch gegen alle Widerstände – das, was du brauchst, um zu heilen. Ich gönne dir alles, was du brauchst, denn du gehörst zu mir.«

Das heilsame Mantra aus der Übung, dieser »Zauberspruch«, enthält zwei wichtige Punkte, die du rational nachvollziehen kannst. Du sprichst den gekränkten Teil innerhalb der Blockade, ich nenne ihn »Wunde«, an, und du integrierst den abgespaltenen Anteil wieder, indem du ihn als dir zugehörig benennst.

> Das sind die beiden wichtigsten Punkte der Heilung und Selbstheilung: die Trennung auflösen und die verlorenen Anteile integrieren.

Eventuell zeigt sich während deiner Selbstheilung die Wunde in der Blockade stärker. Gern darfst du sie dann etwas genauer in Augenschein nehmen: »Ich erlaube dir, mir deine Wunde zu zeigen.« Sie wie eine reale Wunde zu berühren, bedeutet auch, den Schmerz stärker zu fühlen, der durch die Trennung entstanden ist. Diesen Schmerz nimmst du jetzt wahr. Ihn nicht zu fühlen, dazu dient dir dein Abwehrmechanismus. Jetzt verstehst du die Zusammenhänge vielleicht schon besser und siehst, wie logisch alles in deiner Gefühlswelt aufeinander aufbaut und ineinandergreift.

Die Kränkung zu heilen, ist das Wichtigste in einer Heilung, denn sie ist der Auslöser jeder Trennung und damit die Ursache jeder Krankheit. Sobald sie geheilt ist, lässt sich eine Blockade schnell versorgen und schrumpft wie ein Luftballon, aus dem die Luft entweicht, schmilzt wie Wachs in den Händen und löst sich auf. Sieh dir die typische Schichtung einer Blockade genauer an (siehe Grafik auf Seite 48), und du verstehst, warum eine Blockade kleiner wird, wenn sie Energie bekommt. Das liegt an dem ungestillten Bedürfnis. So, wie Hunger kleiner wird, wenn wir essen, wird jedes Bedürfnis kleiner, wird es gestillt. Energetisch sind Gefühle, Bedürfnisse und Kränkungen, also sämtliche Blockaden, so reale Objekte wie die in deinem Zimmer. Die Vase in deinem Schrank ist auch dann da, wenn du sie nicht sehen kannst. Ebenso verhält es sich mit unseren Blockaden. Sie sind da, ganz gleich, ob du sie wahrnimmst oder nicht. Darum ist die Wahrnehmung des Innenraumes so wichtig. Ohne die Einsicht in diese Räume deiner Gefühle kannst du deine Gefühlswelt nicht aufräumen.

Wir alle entstammen einer Energie- und Bewusstseinsquelle, und darum funktioniert unser aller Energiesystem und Bewusstsein auch ganz gleich. Falls noch nicht geschehen, solltest du deinen Selbstheilungsfahrplan erstellen. In der Vorlage zur Selbstanalyse ab Seite 259 findest du bereits die wahrscheinlichste Lösung für dein Problem. Nutze auch die Skizze des menschlichen Körpers, in die du deine chronischen Schmerzpunkte eintragen kannst, auf Seite 262 und den Selbsttest auf Seite 263. Fülle den Selbsttest ruhig jetzt aus.

Folgende Blockaden solltest du dir auf jeden Fall ansehen und sie so gut wie möglich heilen:

- »Der Teil von mir, der meine Gefühle am meisten belastet«
- »Der Teil von mir, der meine Gesundheit am meisten belastet«
- »Der Teil von mir, der meine Wahrnehmung einschränkt«
- »Der Teil von mir, der meine Gefühle kontrolliert«

Die simpelste Schichtung, die eine Blockade zeigt, ist diese:

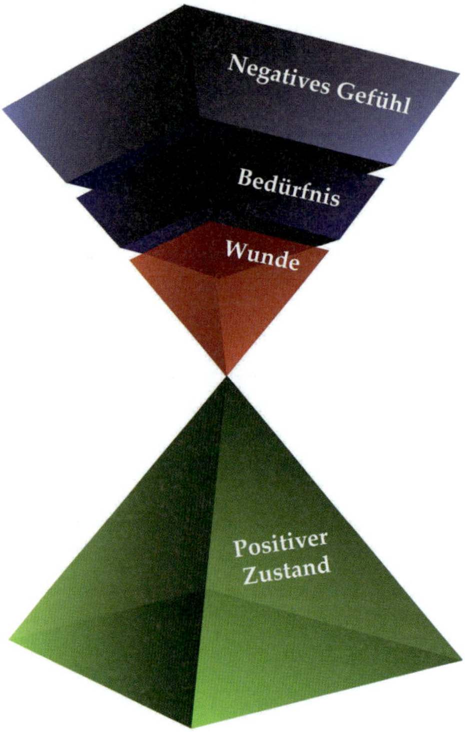

Wir sehen, dass eine Kränkung immer der Kern einer Blockade ist. Kränkungen machen krank. Sie erzeugen Trennung. Diese Trennung hält ein positives oder negatives Gefühl von uns fern, und wir tragen sie seit der Kindheit in uns. Als Erwachsene spiegelt uns die Außenwelt nur unsere empfundene Distanz zu unseren Gefühlen. Andere Menschen erzeugen bei uns keine Kränkungen, sie bringen uns nur mit ihnen in Kontakt. Das heißt im Klartext, dass die alltäglichen Erfahrungen des Verletzt- und Gekränktwerdens, dieses schleichende Gift der Seele, in Wahrheit unsere Droge sind. Wir reagieren mit der Innenwelt auf die Außenwelt und vermuten die Ursache und damit die volle Verantwortung für unser Innenleben bei den Menschen um uns herum. Doch das ist seit der Kindheit nicht mehr der Fall. Ein Kind reagiert zurecht mit seiner Innenwelt auf die Außenwelt und passt jene dieser an. Solch eine Anpassung ist zwangsläufig mit Kränkungen und Trennungen verbunden. Als Erwachsene sollten wir hingegen so weit wie möglich selbst Verantwortung für unsere Gefühle übernehmen, was sehr viel leichter fällt, wenn wir uns der Ebene der Bedürfnisse und der darunterliegenden Ebene der Kränkungen bewusst sind.

Mit zunehmendem Kontakt zu der Kränkung geschieht zweierlei: Erstens wird die Selbstverantwortung für das Gefühl immer deutlicher, und mit dem Schmerzreiz nimmt zweitens auch die Informationsdichte zu. Das sieht in etwa so aus:

	SCHRITT 1	
Was ist mein negatives Gefühl?	zum Beispiel: Wut	»Ich bin wütend.«
	SCHRITT 2	
Was ist mein Bedürfnis?	Liebe	»Ich möchte fühlen, dass du mich liebst, hören, dass du mich akzeptierst und verstehst.«
	SCHRITT 3	
Was ist meine Kränkung?	Selbstliebe	»Ich liebe mich selbst nicht genug und wünsche, dass du mir dabei hilfst, mich selbst zu akzeptieren. So wenig, wie ich mich selbst gerade akzeptiere, so wenig kann ich dich so akzeptieren, wie du bist. Du bist der Spiegel dessen, worauf ich in mir wütend bin: inakzeptabel zu sein und damit nicht liebenswert.«

	SCHRITT 1	
Was ist mein negatives Gefühl?	zum Beispiel: Angst	»Ich habe Angst.«
	SCHRITT 2	
Was ist mein Bedürfnis?	Geborgenheit	»Ich möchte fühlen, dass ich absolut sicher bin, vertrauen kann, und so zur Ruhe kommen.«
	SCHRITT 3	
Was ist meine Kränkung?	Geborgenheit	»Ich habe mich von meiner Geborgenheit getrennt, wie meine Mutter sich von mir.«

Im Alltag weisen unsere negativen Gefühle auf empfundene Trennungen hin. Diese Trennungen sollen andere für uns heilen: die Welt, die besser wird, als sie ist, die Mitmenschen, die sich wie Engel verhalten, während wir wie kleine Teufel wutgeifernd schnauben und toben. Wir, die wir Trennung empfinden und damit eine Kränkung, wünschen uns, auf eine Person zu treffen, die diese Trennung in sich aufgelöst hat. So geschieht Heilung – das ist der unbewusste Wunsch in jedem von uns. Wir wollen die Welt nicht heilen, sondern durch die Welt Heilung erfahren. Der Gekränkte und Kranke kann am Vorbild des Glücklichen und Gesunden heil werden. Die negativen Gefühle, die wir zeigen, fallen wie in ein weiches Kissen aus Annahme und Liebe.

Aber leider ist die Welt zu krank geworden und leiden die Menschen zu sehr, als dass dies noch funktionierte. Keiner übernimmt die Verantwortung für seine Mitmenschen, ja, nicht einmal für sich selbst.

Darum misslingt dieser Versuch einer Heilung von außen immer häufiger. Mahatma Gandhi sagte: »Sei du selbst die Veränderung, die du dir wünschst für diese Welt.« Gandhi war ein großer Heiler der Wut – in sich und in anderen. Wahrscheinlich, weil er selbst früher sehr wütend war. Oft sind wir in dem Raum eines Gefühls besonders wirkmächtig – im Guten wie im Schlechten –, den wir seit Kindertagen pausenlos benutzen. Wer permanent Angst hat, wird ein guter Heiler der Angst, sobald er seine Ängste heilsam integriert hat. Wer fortgesetzt traurig ist, wird ein herausragender Heiler der Trauer, sobald er seine Trauer liebevoll annimmt.

> Wir sehen, es gibt im Grunde nur eine Krankheit, und diese heißt: Trennung.

Durch Trennung entstehen Leid, Krankheit und Tod. Trennung von unserem göttlichen Ursprung, einer emotionalen Qualität, dem feinstofflichen Gewebe unseres Bewusstseins, Trennung von unseren Gefühlen und letztlich Trennung von anderen Menschen, Nationen und Hautfarben.

Als Kind lernen wir sehr schnell und intuitiv am Beispiel unserer Eltern. Wir lernen mit Körper und Seele, nicht mit dem Verstand. Bestimmte Regeln, wie wir zu sein und was wir zu fühlen haben, gehen uns in Fleisch und Blut über. Einige dieser Gefühlsprogramme und Blockaden tun uns gut, andere schon lange nicht mehr. Unwohlsein ist ein deutliches Zeichen für diese Diskrepanz. Wo immer wir uns unwohl fühlen, sollte der Blick nach innen gehen, um die Form der Blockade zu erfühlen und zu ertasten. Diese können wir jetzt heilen, und so räumen wir Stück für Stück die Seele auf.

Bevor es weitergeht, klären wir noch ein paar häufige Fragen.

Wie unterscheide ich zwischen der Energie eines Gefühls und dem Gefühl selbst? Der Wechsel von der Emotion zur Energie erfolgt über die Druckgefühle im Körper. Versuche, die Form zu ertasten, in der ein bestimmtes Gefühl deinen Körper eindrückt oder belastet. Hat dich die Angst im Griff? Gut, dann versuche, die »Finger« und die »Hand« dieses Griffes zu ertasten und so eine angenehme Distanz zur Angst zu schaffen. Der Unterschied ist jetzt, dass du sagen kannst: »Dort ist eine Angst, und sie drückt meinen Körper in einer bestimmten Form ein«, und nicht: »Ich habe Angst.«

Woher weiß ich, dass eine Blockade geheilt ist? Du lässt dir die gleiche Blockade noch einmal zeigen, und wenn jetzt nichts mehr auftaucht oder etwas ganz Neues, etwas ganz anderes in Form, Größe und Konsistenz, weißt du, dass sie geheilt ist.

Kann ich mehrere Blockaden auf einmal heilen? Das würde ich am Anfang nicht empfehlen. Und wenn, dann würde ich mit entsprechend vielen Händen im Energieraum arbeiten, um jede der Blockaden einzeln in zwei Händen zu halten und so den Kontakt zu wahren, bis sie aufgelöst sind. Energetisch können wir mehrere Hände haben und parallel an mehreren Orten zugleich sein.

Sind kleine Blockaden leichter zu heilen als sehr große? Nein. Es kommt auf den Widerstand an, und das sind vor allem negative Wertungen unseren Gefühlen gegenüber. Eine sehr kleine Blockade, die Krebs verursacht, kann sehr hartnäckig sein und auch sehr wehtun, während eine sehr große Blockade zwar Angst macht, aber körperlich harmlos ist. Energetisch ist es gut, aus einer Mücke einen Elefanten zu machen. Emotional haben wir es genau umgekehrt gelernt, und jetzt widerspricht es dem Instinkt, die Gefühle aufzublasen, obwohl uns das guttut. Ein negatives Gefühl wird nicht größer, nur weil wir ihm Raum geben. Es kann sich dadurch aber so groß zeigen, wie es in Wahrheit die ganze Zeit über ist. Und ein positives Gefühl zu vergrößern, bringt mich vielleicht mit meinen Widerständen in Kontakt, die Liebe, die Freude oder die Geborgenheit anzunehmen. Diese beiden Perspektiven auf die Gefühlswelt neu zu lernen, ist ein wichtiger Schritt.

Muss ich sehen, was ich tue, oder reicht es, wenn ich es ertasten und fühlen kann? Das Fühlen ist sogar wichtiger als das Sehen. Denn das Sehen ist dem Kopfchakra zugeordnet und somit einer Energie, die maßgeblich zu den Problemen und Blockaden beigetragen hat. Das Herz ist in der Heilarbeit wichtiger als der Kopf. Auch muss der Kopf wieder lernen, dem Herzen zu vertrauen, und nicht umgekehrt. Blockaden solltest du dreidimensional im Körper fühlen, während das Energiesehen zweidimensional ist und damit anfällig für Störungen, Ablenkungen und schöne Fantasien, die von Heilung »träumen«.

DAS CHAKRA – DER RAUM DEINER GEFÜHLE

Unser Bewusstsein und alle seine Mechanismen streben nach Harmonie und Ordnung. Ist unser Gemüt entspannt und sind die Gefühle aufgeräumt, fühlen wir uns rundum wohl und sind im Frieden mit uns selbst und der Welt. Jede Disharmonie in diesem Gefüge hat ihren logischen Ursprung und ihre logische Wirkung. Deine Gefühle, ganz gleich, wie chaotisch sie dir erscheinen, sind logisch. Könntest du – wie ich – deine Gefühle von außen betrachten, würdest du die verschlungenen Pfade, die Herkunft und die Zukunft deiner Seele verstehen.

Echte Heilung findet immer an der Basis, an der Ursache eines Problems statt. Als Betroffener merken wir hingegen nur die Symptome, die Folgen unseres wahren Problems. Dieses liegt unter dem »Unterbewussten« verschüttet. Ich mag das Wort »unterbewusst« nicht, denn es impliziert eine Ebene, die nicht bewusst ist, und macht mich zum Opfer, während das Unterbewusste der Täter ist. In meiner Wahrnehmung sind die Wände zu den wahren Problemen der Menschen dünn und schillernd wie Seifenblasen.

Die Seele heilen macht Spaß und soll auch Spaß machen.

Hat man über sein lebenslanges Problem einmal herzhaft gelacht, ist es schon fast gelöst. Sich selbst und damit auch die eigenen Probleme nicht so ernst zu nehmen, ist eine gute Basis für die Selbstheilung. Drama hat noch niemandem geholfen, sich aus dem Sumpf der eigenen Gefühle zu befreien. Was hilft, ist spielerisch und neugierig wie in Kind an die eigenen Gefühle und auch die seelischen Abgründe heranzugehen.

Alles hat zwei Seiten und damit zwei Funktionen. Die Funktion der Wut ist es, uns zu schützen. Wenn sie das tut, empfinden wir das als gut und richtig und wertschätzen sie auch dafür. Ist unsere Wut unfair und schäumt ständig über, erleben wir sie als negativ und wollen sie unterdrücken. Die Wut an und für sich ist aber weder gut noch schlecht, das sind Wertungen, die je nach Situation wechseln. Auch die Trauer kann unser Herz und unser Leben sehr belasten. Schon drängt sich der abwertende Gedanke auf, dass die Trauer generell ein negatives Gefühl sei und eben kontrolliert werden müsse. Sitzen wir im Kino und sehen einen rührenden Film, bei dem uns warm ums Herz wird und die Tränen fließen, empfinden wir die Trauer als etwas zutiefst Menschliches, was uns mit unseren wahren Gefühlen verbindet. Trauer ist wieder gut.

Wir sehen: Es gibt keine negativen Gefühle, sondern nur negative Wertungen unseren Gefühlen gegenüber.

Dennoch gibt es eine natürliche Ordnung der Gefühle, einen Zustand, in dem sie aufgeräumt sind: eine Form, die sie annehmen, und eine bestimmte Größe, die sie aufweisen, damit sich der Besitzer wohlfühlt.

Von Natur aus sind die negativen Gefühle klein und die positiven Gefühle groß. Ihre Form ist idealerweise rund wie die Planeten in der Schwerelosigkeit, und die positiven Gefühle sind im ganzen Chakra zu finden, während die negativen an einer bestimmten Stelle sitzen.

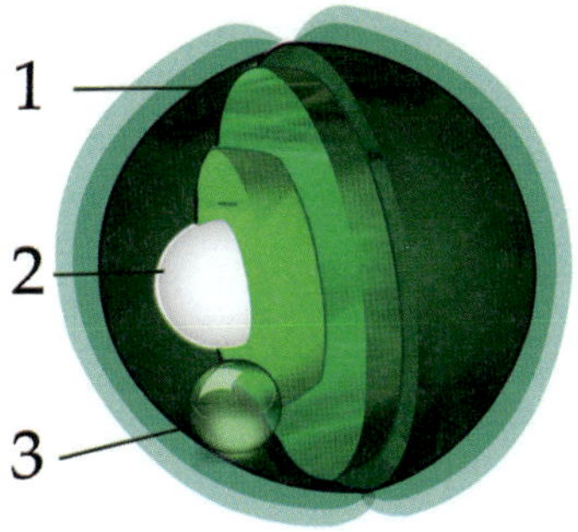

Dein Herzchakra ist der Ausgangspunkt der Selbstheilung. Seine Schichtung ist die Liebe ❶, in der Mitte die Quelle der Liebe wie eine Sonne ❷ und leicht darunter versetzt, hinter dem Brustbein, die Trauer ❸. Die Darstellung hier entspricht dem Ideal, da die Trauer in den meisten Fällen wie eine verzweigte Koralle aussieht, verwundet, verkrustet und verdrängt.

Wir unterscheiden in der Chi-Heilung zwischen zwei Seiten eines Chakras, der Yang-Seite und der Yin-Seite. Die Vorderseite des Herzchakras ist Yang und damit gebend wie das Licht der Sonne, die Rückseite ist Yin und damit nehmend wie die Oberfläche des Mondes. Selbstliebe ist Yin, denn wir müssen unsere Liebe auch annehmen, uns darin sonnen und uns den wärmenden Strahlen hingeben. Diese Hingabe erfordert eine bewusste Entscheidung und die Überwindung der Angst.

Vertiefe die Übung, mit deinen Gefühlen zu strahlen, und stelle dir vor, dass du einen starken Scheinwerfer in der Mitte deines Brustkorbes aufleuchten lässt. Das Licht in deiner Brust leuchtet in einem klaren Lichtkegel nach vorn hinaus. Dir geht sprichwörtlich das Herz auf, und du strahlst mit deiner Liebe. Energetisch ist das die Botschaft: »Ich liebe dich.« Wen und was auch immer du mit dieser, deiner Liebe anleuchtest, fühlt sich von dir geliebt. Drehe den Scheinwerfer also um, und lasse das Licht nach hinten leuchten, auch durch die Wirbelsäule hindurch weit in den Raum hinter dir. Jetzt liebst du dich. Die Energie wird zum Rücken hinauffließen und findet so auch langsam in den Kopf. Versuche es noch einmal in verschiedener Intensität. Wechsle auch die Farbe des Lichtes, und versuche zu fühlen, ob du emotional einen Unterschied feststellst. In meiner Wahrnehmung ist die Liebe grün wie das Gras und die Blätter der Bäume. Die »Viriditas«, die Grünkraft, von der Hildegard von Bingen sprach und die für sie die Quelle der Heilung war, ist für mich die Liebe. Die Liebe zur Natur ist in Wahrheit die eine und einigende Kraft der Liebe aus der Natur. Liebe innen und Liebe außen sind in Wahrheit identisch, es gibt keinen Unterschied, der real wäre, wir kreieren die Spaltung durch unnötige Trennung, die uns krank macht und einsam.

Weitere Details können wir aus der Darstellung des Chakras ablesen (siehe Seite 53). So leuchtet die Quelle der Energie – im Herzchakra die Quelle der Liebe – stets in der Mitte, genau wie die Sonne im Zentrum des Sonnensystems. Diese wollten wir in der Meditation suchen und kontaktieren. Sie wird ummantelt von einer weichen, rosafarbenen Energie, der Energie der Zärtlichkeit. Sie ist der beste Schutz unserer Liebe, fällt doch jedes harte Wort und jede Kränkung in ein weiches Kissen aus Annahme und Hingabe an den Moment.

Die Trauer wiederum sollte eine möglichst kleine Kugel sein im unteren Ende des Herzchakras, vergleichbar einem Planeten, der vor der Sonne der Liebe schwebt. Jede Abweichung von der kugeligen Form (Yang) bedeutet: Hier ruht ein ungestilltes Bedürfnis oder eine alte Kränkung (Yin), die das Gefühl in dieser verdrängten Form außerhalb seiner Mitte hält. Wäre das Chakra eine Schublade, wäre das Gefühl der Trauer eine Socke, die halb aus der Schublade heraushängt.

Ebenso können wir sehen: Die Zukunft liegt energetisch vor uns, während die Vergangenheit hinter uns liegt. Die Liebe in einem schönen Lichtstrahl nach hinten zu richten, der den (Welt-)Raum in deinem Rücken ausleuchtet, bedeutet eben auch, deine Vergangenheit liebevoll anzunehmen und damit den Raum, aus dem du kommst. Viele versuchen, ihre Probleme aus der Vergangenheit in der Zukunft zu lösen. Unsere ganze Wirtschaft und Gesellschaft ist so konzipiert. Fehler der Vergangenheit und Gegenwart sollen in der Zukunft korrigiert werden. Das ist Unsinn. Weise ist, Fehler in der Vergangenheit jetzt, in der Gegenwart, aufzulösen, damit sie sich nicht in die Zukunft projizieren, und Probleme der Zukunft hier und heute zu beseitigen, damit sie erst gar nicht Wirklichkeit werden. Diese Sichtweise auf das Multiversum, frei von Raum, aber auch frei von Zeit zu sein, birgt unendliches Potenzial. Frei von Raum zu sein, bedeutet, dass wir fühlen können, was jemand anderes fühlt, ganz gleich, wie groß die Distanz zwischen uns ist. Es bedeutet, jemanden heilen zu können, wie weit die physischen Körper auch immer auseinanderliegen. Frei von Zeit zu sein, bedeutet jedoch, schon heute auf die Zukunft zu reagieren, noch bevor sie kommt. Ein minimaler Aufwand erzeugt so einen maximalen Effekt. In etwa so, als wüsste ich die Lottozahlen von morgen. Das Lotterielos auszufüllen, ist ein minimaler Aufwand, der Gewinn jedoch ist enorm.

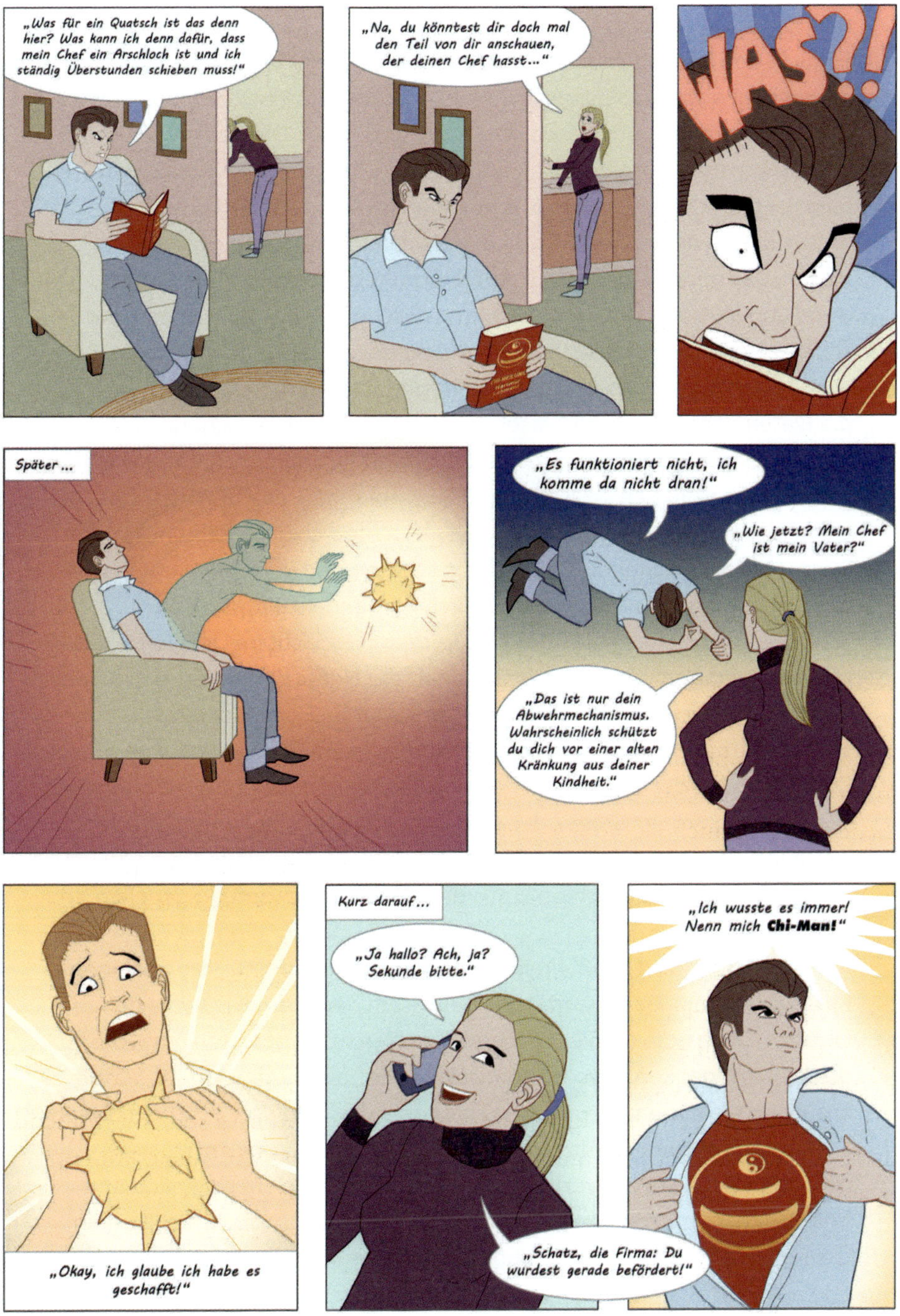
„Was für ein Quatsch ist das denn hier? Was kann ich denn dafür, dass mein Chef ein Arschloch ist und ich ständig Überstunden schieben muss!“
„Na, du könntest dir doch mal den Teil von dir anschauen, der deinen Chef hasst…“
WAS?!
Später …
„Es funktioniert nicht, ich komme da nicht dran!“
„Wie jetzt? Mein Chef ist mein Vater?“
„Das ist nur dein Abwehrmechanismus. Wahrscheinlich schützt du dich vor einer alten Kränkung aus deiner Kindheit.“
„Okay, ich glaube ich habe es geschafft!“
Kurz darauf …
„Ja hallo? Ach, ja? Sekunde bitte.“
„Schatz, die Firma: Du wurdest gerade befördert!“
„Ich wusste es immer! Nenn mich Chi-Man!“

Übung 4: Heile dein Herzchakra

Fühle in den Raum deiner Liebe, deinen Brustkorb hinein. Was du denkst, ist weniger wichtig als das, was du fühlst. Atme ganz entspannt, und lasse dein Herz weicher und deinen Kopf leichter werden. Die Gedanken dürfen wie Wolken am Himmel in die Ferne ziehen, und zurück bleibt das klare, reine Licht der Sonne, das von oben herabscheint. Lege dich im Geist in den Garten deiner Seele, und lasse alle Eindrücke aufsteigen, die sich zeigen. Das seidenweiche Gras darf dich halten wie eine große warme Hand von Mutter Natur. Und die Sonne darf deinen Körper wärmen und stärken, genau wie sie alle Blumen und Blätter rings um dich herum nährt und stärkt. Wenn du so darüber nachdenkst, kannst du fast fühlen, wie die Blätter der Bäume und Gräser der Wiesen das warme Licht der Sonne trinken. Es ist süß wie Honig für sie. Sie öffnen sich dafür wie Abertausend kleine Hände, um den großen Segen zu empfangen, das Geschenk des Lichtes: das Leben. Und auch dein Herz möchte sich dafür öffnen wie eine Blüte. Möchte sich dem Licht der Sonne zeigen und den Segen empfangen, gewärmt und genährt zu werden, Teil der großen, wunderschönen Schöpfung zu sein, die dich umgibt. Ja, dein Herz lacht im Licht der Sonne, gehalten und getragen von der Grünkraft der Natur. Es erinnert sich daran, wie aus Licht gewoben, aus Licht geformt zu sein. Eine leuchtende Erscheinung, majestätisch und gütig allen Wesen der Schöpfung gegenüber. Die Sonne darf deinem Herzen den Respekt erweisen, der ihm gebührt, und sendet einen großen Segen, der dein Herz von aller Schuld befreit, um neu zu fühlen, neu zu leuchten, wie frisch geboren. Als wäre dein Herz gerade frisch aus dem Licht geschlüpft, aus dem Ur-Ei der Schöpfung gepellt.

In diesem schönen Gefühl greife dir ans Herz, und fühle sachte in deinen Brustkorb hinein. Ganz sanft, ganz behutsam darfst du die Quelle deiner Liebe berühren, die dem Licht der Sonne gleicht. Es ist fast so, als würdest du das Licht der Sonne vom Himmel pflücken, als würdest du die Sonne wie einen kleinen Apfel in deinen Händen halten. Du darfst dich an diesem Licht erfreuen. Genieße das Leuchten und Strahlen, lasse dich davon berühren und wärmen, vertraue dem Licht. Lasse dich beschenken und bereichern. Es glitzert vielleicht bunt in allen Farben, wie ein schillernder Diamant, vielleicht leuchtet es honiggelb oder grün. Atme ganz ruhig ein und aus, und lasse deinen Atem in deinen Unterbauch fließen. Mit jedem Atemzug, den du tust, darf das Licht der Liebe heller in dir leuchten, fast so, als würde die Luft deines Atems dem Licht in deinen Händen neues Leben einhauchen. Als würde es friedvoll aufglühen, wenn die Luft hineinfließt. So gewöhnst du dich an diese weiße, feine, freie Energie. Nimm dir Zeit.

Und erst, wenn du das möchtest, leuchtest du mit diesem reinen, weißen Licht auch die Trauer in deinem Herzen an. Du gibst deiner Trauer das schöne Gefühl zurück, frei von Schuld und Sünde zu sein. Frei von alten Schmerzen und düsteren Träumen. Sprich mit deiner Trauer offen und ehrlich: »**Auch wenn es mir wehtut, darf sich meine Trauer zeigen. Auch wenn es mir wehtut, gönne ich meiner Trauer alles, was sie braucht, um zu heilen. Ich gönne meiner Trauer alles, was sie braucht, um zu verzeihen, denn sie gehört zu mir.**«

So ehrlich angesprochen und wie eine alte, vertrocknete Distel mit Wasser, Liebe und Sonnenlicht versorgt, kann sich die Blüte deiner Trauer öffnen, kann sie weicher und empfänglicher werden. Ja, vielleicht wird auch der Schmerz kurz etwas stärker: Er bedeutet, dass hier etwas heilen kann. Der Schmerz zeigt dir an, wo du heilen kannst. Richte das Licht deines Bewusstseins, das Licht aus der Quelle deiner Liebe auf diesen Schmerz, auf die Wunde, und fühle, welcher Balsam dieses Licht für den Schmerz ist, wie binnen Sekunden deine seelischen Wunden heilen.

Versorge und heile deine Trauer so lange, bis sie für dich eine schöne und gute Form bekommen hat. Vielleicht wie eine Blume, vielleicht wie eine rote Kugel: Das entscheidest du. Versprich dem Licht deiner Liebe, seiner Kraft und Wahrheit in Zukunft stärker zu vertrauen. Versprich deiner Selbstliebe, ihr in Zukunft mehr Raum und mehr Recht zu geben, in deinem Körper wie in deinem Leben.

DIE EBENEN DEINES BEWUSSTSEINS – DIE URSACHE DEINER GEFÜHLE

Die Macht der Religion ist ihre Fähigkeit, uns mit einem transzendent gewordenen Zustand zu verbinden: dem Gefühl der Vollkommenheit. Aus dieser Quelle bezieht jede Erscheinungsform ihre Energie und Kraft. Anhand ihres Vorbildes heilen wir, sortieren wir uns, räumen unsere Gedanken und Gefühle auf. Evolution und Fortschritt tasten sich entlang dieser Linie in die Zukunft. Wir werden, was wir sind. Evolution ist die Entwicklung des kosmischen Bewusstseins zurück zu sich selbst. Die Zeit mag wie ein Pfeil erscheinen, der in die Zukunft zeigt. Spirituelle Entwicklung jedoch ist ein Pfeil, der in die Vergangenheit zeigt. Sie schreitet rückwärts, nicht voran. Wir erinnern uns und lernen nichts Neues hinzu. Wir erkennen uns wieder im Spiegel der Welt, den wir die ganze Zeit über betrachten. Als wären wir aus tiefem Schlummer erwacht, befühlen und betasten wir noch die fremd erscheinende Form unseres Antlitzes. Bin das wirklich ich? Auf diesem Weg zurück zu uns selbst zeigt das Bewusstsein verschiedene Schichten, die wir klar trennen dürfen, mitunter klar trennen müssen. So ist ein Gefühl, sei es positiv oder negativ, dem Yang-Pol des Chi zugeordnet. Wohingegen die Bedürfnisse und Kränkungen dem Yin-Pol entsprechen. Das ist ein so großer Unterschied wie Plus und Minus beim Strom oder Nord- und Südpol bei einem Magneten. Vertausche ich diese Pole, entsteht nichts Gutes daraus, und Energie kann nicht frei fließen.

Betrachten wir die Ebenen unseres Bewusstseins genauer. Auf Seite 59 siehst du die Bewusstseinspyramide der Chi-Heilung. Sie wird uns fortan durch das gesamte Buch und die gesamte Arbeit begleiten, vielleicht also bis an den Rest deines Lebens. Präge sie dir gut ein.

Gedanken

Wir sehen eine umgedrehte Pyramide. Sie steht auf dem Kopf, denn was oben zu finden ist, davon bekommen wir viel bewusst mit und das vergrößern wir auch künstlich sehr stark im Alltag: unsere Gedanken. Wenn unsere Gedanken Heilung bewirken könnten, wäre keiner von uns krank, so viel ist sicher. Gedanken haben energetisch keine große Wirkung, sie sind wie Luft. Auf eine Wunde zu pusten, ist also immer nur der erste Schritt, nie der letzte. Dennoch können wir unsere negativen Gedanken nutzen, um an unsere versteckten Blockaden heranzukommen. Wie über eine dunkle Schnur sind unsere negativen Gedanken mit unseren Blockaden verbunden. Wir ziehen an den negativen Gedanken die dunklen Blockaden aus dem Wasser des Bewusstseins hervor. Zum Beispiel: »Der Teil von mir, der glaubt, dass alle Menschen schlecht sind.« Oder: »Der Teil von mir, der meiner Mutter nicht verzeihen will und kann.« Der Verstand muss nicht wissen, was ihn erwartet. Wir können es gar nicht wissen, wir sollen es ja haptisch erfühlen. Was kontrolliert unsere Gedanken?

Gefühle

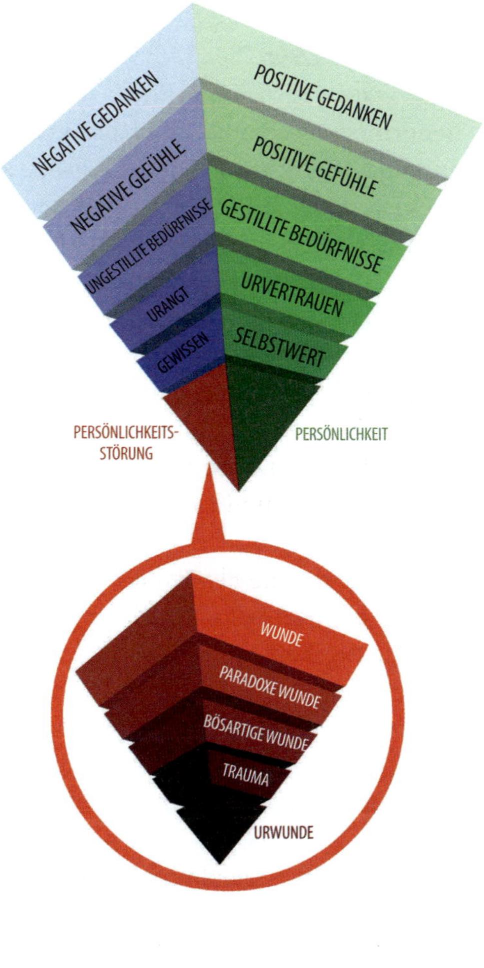

Unsere Gefühle kontrollieren unsere Gedanken. Ob ich morgens mit einem schönen Gedanken im Geist erwache oder mir denke, wie schrecklich doch das Leben und die tausend Leiden sind, hat mit meinen Gefühlen zu tun. Unser Körper ist wie ein Instrument, und die Gedanken können zwar schöne Noten vorgeben, aber ob mein Herz auch in dieser schönen Melodie schwingen kann, liegt an den Saiten und ob sie gestimmt sind. Miese Gedanken kommen also von miesen Gefühlen. Nutzen wir das ab heute, und spüren wir über unsere negativen Gedanken die emotionalen Blockaden auf. Jede dieser Ebenen deines Bewusstseins werden wir einzeln besprechen, und wir werden lernen, heilsam mit ihr umzugehen. Aber du wirst schnell lernen, dich so wenig wie möglich an der Oberfläche aufzuhalten, sondern gleich in die Tiefe zu gehen. Gefühle sind halb so spannend, wie alle immer meinen. Auch sie werden kontrolliert, und ich kann nur bedingt Gefühle mit Gefühlen kontrollieren. Wäre dies nachhaltig möglich, wäre jeder glücklich und gesund. Wir sind dazu erzogen, unsere Wut mit Angst zu kontrollieren oder unseren Hass mit Trauer. Die Trauer wiederum muss mit Freude übertüncht werden, bis alle Staudämme der Gefühle, die wir aufgebaut haben, zusammenbrechen. Dass wir unsere Gefühle mit Gefühlen kontrollieren, ist der Ursprung des Abwehrmechanismus. Dazu später mehr.

Was ist stärker als unsere Gefühle? Die Antwort hat mich überrascht, und in vielen Jahren Psychologiestudium und Lehranalyse hat mir keiner etwas dazu beigebracht, was mir weitergeholfen hätte. Erst im Raum der Lebensenergie fand ich die Antwort, und sie lautet: emotionale Bedürfnisse.

Bedürfnisse

Bedürfnisse unterteile ich nicht in positive oder negative, sondern in gestillte und ungestillte Bedürfnisse. Wird ein Bedürfnis befriedigt, wandelt es sich in ein positives Gefühl. Ein ungestilltes Bedürfnis macht über ein negatives Gefühl auf sich aufmerksam. Das ist sehr wichtig zu verstehen, denn anders als unsere physischen Bedürfnisse kehren unsere emotionalen Bedürfnisse nicht ständig zurück. Atmen und essen musst du immer wieder, aber wird dein Bedürfnis nach Geborgenheit so tief gestillt, dass du dem Vertrauen vertraust, produziert dein Wurzelchakra unentwegt Geborgenheit für dich und alle Menschen um dich herum.

Darum ist es richtig und wichtig, kleinen Kindern möglichst viel Aufmerksamkeit und positive Gefühle zu schenken. Sie behalten diese dann ein Leben lang. Enthalten wir Kindern unsere Aufmerksamkeit und Liebe vor, fehlt diese Liebe ebenso ein Leben lang. Das Bedürfnis danach schwelt im Unbewussten weiter und macht die betroffene Person auch als erwachsenen Menschen dünnhäutig, leistungsschwach und liebesbedürftig wie ein kleines Kind.

Die gesellschaftliche Bewertung unserer ungestillten Bedürfnisse ist darum denkbar schlecht. Sie machen uns schwach, wir sollen nicht über sie reden, sondern sie kompensieren. Das suggeriert uns die Werbung: Du bist einsam? Kaufe dir ein Handy. Du bist unglücklich? Kaufe dir Schmuck. Du fühlst dich ungeliebt? Dann musst du das neue Shampoo ausprobieren. Wehe, du sagst, was du wirklich brauchst, was dir wirklich fehlt. Das ist verboten. Kauf dir lieber was – das hilft uns allen, vor allem der Wirtschaft.

Dieses Muster, mit dem wir erzogen werden, erschwert es uns, überhaupt zu fühlen, was wir wollen, was wir uns wirklich wünschen. Es ist wie ein Staudamm, hinter dem wir seit frühester Kindheit unsere wahren Bedürfnisse verstecken und anstauen. Sobald die Fassade der angeblichen Zufriedenheit bröckelt, droht der ganze Staudamm zu brechen und jede

Beziehung mit sich zu reißen in urgewaltiger Kraft. Der Säugling in uns schreit bis heute nach der stillenden Brust der Mutter. Das innere Mädchen will immer noch bedingungslos geliebt werden. Der Sexualtrieb rumort bis ins hohe Alter tief im Inneren verborgen. Je früher wir unsere Bedürfnisse abspalten mussten, desto stärker sind sie auch noch. Und je stärker sie sind, desto stärker muss auch der Abwehrmechanismus sein, um sie hinter der Staumauer zu halten. Es etabliert sich ein Schwarz-Weiß-Muster, nach dem wir zunächst bedürfnislos erscheinen, um dann der Gier und dem Hunger ungehemmt nachzugehen. Beziehung ist so unmöglich. Weder in der einen Form noch in der anderen ist das symbiotische Miteinander ausgewogen.

Was kannst du tun? In Kontakt mit deinen Bedürfnissen kannst du folgendes Mantra verwenden: »Ich gönne dir alles, was du brauchst, denn du gehörst zu mir.« So wird dem Bedürfnis das an Energie geboten, was es vermisst, und die Spaltung wird beendet. Bedürfnisse sind von der Polarität Yin. Das heißt, sie sind weich, offen, kooperativ und auf Symbiose angewiesen. Bedürfnisse sind die Grundlage einer tiefen Beziehung, aber oft auch die Ursache einer Kränkung. Wenn ich dich brauche, du mich aber nicht, ist das verletzend. Der Symbioseversuch wird abgebrochen. Das erzeugt eine emotionale Wunde, eine Kränkung.

Der Schmerz kontrolliert somit unsere Bedürfnisse, die Wunden bilden die gesammelten Erfahrungen jeder gescheiterten Beziehung, egal, zu wem oder was. Noch tiefer als deine ungestillten Bedürfnisse kontrollieren dich also deine Kränkungen. Dazu kommen wir gleich.

Die Urangst

Die Urangst ist eine körperlich fühlbare Angst, die sich an die erste Stelle setzt und alle anderen Bedürfnisse unterdrückt. Sobald es um das nackte Überleben geht, sind alle anderen Wünsche nachrangig. Bei Tieren in freier Wildbahn ist die Urangst nie von langer Dauer, sie kommt schnell und geht schnell. Nur der Mensch und seine Haustiere sind in der Lage, die Urangst über sehr lange Zeit aufrechtzuerhalten, da wir uns innerlich gegen sie wehren und ihr so die heilsamen Energien vorenthalten, die sie brauchte, um zu entspannen.

Während wir die normalen Ängste besser als Sorgen bezeichnen, ist die Urangst körperlich fühlbar als Spannung der Muskeln, Zittern der Nerven und Adrenalin in den Adern. Sie gleicht in meiner Wahrnehmung einem dunkelblauen, wollartigen, fasrigen Gewebe. Jede Form im Bewusstsein, auch ein ganzes Chakra, ja, der halbe Energiekörper kann von Urangst besetzt sein. Das sieht dann so aus, als hätte die Blockade oder die energetische Form einen dünnen Pelz bekommen oder als wäre die Wunde von einer blauen Bandage aus fasrigen Leinen überzogen. Wir sehen, die Urangst schützt uns. Sie verdeckt unsere Wunden wie ein Pflaster und sorgt so dafür, dass wir den Schmerz weniger spüren. In diesem Fall sprechen wir von der »kleinen Urangst«, die wir fast bei jeder Wunde als kleine Bandage antreffen und ignorieren können, da es ja in der Heilung um die Wunde geht, nicht um den Verband. Schlimmer ist die »große Urangst«. Sie kann den halben Energiekörper durchziehen und es der betroffenen Person nahezu unmöglich machen, emotional etwas zu fühlen oder energetisch zu arbeiten. Sie ist wie eine alte, vergessene Panik, an die sich der Körper noch erinnert, die der Verstand aber längst ausgeblendet hat. Solltest du immer wieder starke Ängste bekommen, wenn du in Kontakt mit deinem Herzen trittst, nervös werden oder auch nichts spüren, solltest du davon ausgehen, dass dich deine Urangst vor einer großen Kränkung in deinem Herzchakra schützt. Lies dir alles über die Urangst in Ruhe durch (siehe Seite 88), und absolviere die heilende Meditation dazu.

Das Gewissen

Das Gewissen kann aktiv verhindern, dass wir unsere Bedürfnisse selbst stillen. Somit kontrolliert das Gewissen unsere Bedürfnisse. Es sitzt bei Tieren und Menschen im Hinterkopf und ist unser soziales »Leistungsmodul«. Mit Schmerz und Spannung im Schulter- und Nackenbereich treibt es uns zu immer neuen Höchstleistungen an. Viele Klienten von mir wundern sich, dass sie ein schlechtes Gewissen haben sollen, nur weil sie Schulter- und Nackenschmerzen haben. Aber das Gewissen ist keine moralische Instanz, sondern eine soziale. Moral und Ethik, was richtig ist und was falsch, sind sozial konstruiert. Wer unter Massenmördern groß wird, wird den Massenmord als gut und richtig empfinden, und sein Gewissen treibt ihn dazu an. Die deutsche Geschichte erzählt uns eindrücklich davon.

Verabschieden wir uns bitte von der Idee, dass eine Gesellschaft und Kultur, nur weil wir zufällig in ihr groß geworden sind, auch ethisch wäre. Sie ist es nicht. Das aktuelle Weltgeschehen als friedlich und moralisch zu bezeichnen, hält keiner genaueren Betrachtung stand. Die Diskrepanz zwischen dem, was jeder Einzelne glaubt, zu sein, nämlich »gut«, und dem, was in der Welt Schlimmes geschieht, ist erklärungsbedürftig. Das Gewissen füllt diese Lücke. Es ist unser innerer Sklaventreiber, die Stimme im Hinterkopf, die nie zufrieden ist. Die Stimme unserer Lehrer und Eltern, die glaubt, dass alles, was wir tun, noch besser getan werden könnte. In einer Leistungsgesellschaft wie der unseren schwillt diese leise Stimme der Kritik an zum ohrenbetäubenden Geschrei. Nichts ist gut genug.

Solltest du während der Meditation unter zunehmenden Schulter- und Nackenschmerzen leiden oder sogar konkret eine Macht in dir spüren, die dich davon abhält, in die Stille und den inneren Frieden mit dir zu kommen, weil es angeblich noch so viel zu erledigen gibt, gehe davon aus, dass dein Gewissen zu stark ist. Lies dir dann alle Informationen dazu durch, und absolviere die heilsame Mediation zum Gewissen (siehe Seite 207).

Persönlichkeit und Persönlichkeitsstörung

Wir alle haben eine Persönlichkeit oder, wie wir in der Chi-Heilung sagen, eine »Persönlichkeitsstruktur«. Sind wir glücklich, gesund und zufrieden, müssen wir an diesem Gerüst der Seele auch nicht rütteln. Spannend ist aber natürlich die Betrachtung, dass im Grunde alles Individuelle durch eine Trennung vom Universellen entstanden ist. So, wie schwarze Tinte auf weißem Papier die Buchstaben, Wörter und Sätze ermöglicht, so ermöglichen Kränkungen, also die Trennung vom universellen Bewusstsein, das individuelle Bewusstsein. Das große kosmische Bewusstsein ist wie eine grüne Wiese, auf der die vielen kleinen Individuen wie Blumen wachsen. Um ein Individuum zu sein, muss sich das Göttliche klein machen, es muss sich von sich selbst trennen. Eine Kränkung ist also per se nicht negativ. Die positive Seite einer Kränkung ist: Individualität. Und unsere Individualität sehe ich als ein wundervolles Geschenk. Es macht die Unendlichkeit so bunt und schillernd. Wie langweilig wäre die Welt, wären wir alle wie erleuchtete Zwillinge, wie geklonte Abziehbilder des einen Bewusstseins.

> Eine einzigartige Persönlichkeit zu sein, ist etwas Wundervolles, und wir sollten es genießen.

Die Schattenseite unserer Individualität sind das Leid und der Tod. Wir »bezahlen« unsere Individualität mit unangenehmen Erlebnissen in unserem Leben, dem Schmerz, den wir nicht annehmen wollen, den Facetten des Lebens, die uns nicht spiegeln. Dank der Persönlichkeit nehmen wir auch Dinge persönlich. Nehmen wir Liebe und Glück persönlich, potenzieren sie sich zu einem fulminanten Feuerwerk. Nehmen wir das Leid und den Tod persönlich, potenzieren sie sich zu einem dunklen Abgrund, der uns verschlingt. Hier frei wählen zu können, was wir behalten und genießen wollen und was wir lieber loslassen und heilen möchten, ist die Macht der Meditation. Die Chi-Heilung wird dich dazu in besonderem Maß befähigen, indem sie dich an die Quelle, deine Persönlichkeitsstruktur führt.

Die emotionalen Wunden oder Kränkungen

Gedanken, Gefühle und Bedürfnisse gibt es wie Sand am Meer. Psychisch wirken sie vielleicht wie Sand im Getriebe, störend, aber vergänglich. Kränkungen hingegen sind selten, sie sind wie Diamanten, wertvoll und kostbar. Nach diesen Diamanten der Seele wollen wir schürfen, auch wenn es wehtut. Waschen wir den Sand der Gefühle und sieben ihn aus, finden wir diese funkelnden Schätze in der Schale unserer Hände.

Denke immer daran: Heilung findet nur dort statt, wo auch der Schmerz sitzt. Ein Arzt, der eine Wunde pflegen will, ohne sie zu berühren, wäre ein seltsamer Arzt. Die Idee, die in vielen Köpfen kursiert, dass wir energetisch oder geistig heilen können, ohne den Schmerz zu kontaktieren, ist eine Einflüsterung des Abwehrmechanismus. Natürlich kann ein Arzt auch mit sehr langen Zangen und sehr langen Tupfern arbeiten und somit einen Meter entfernt vom Schmerz stehen. Aber dann muss er sehr geschickt sein und genau wissen, was er tut. Und wenn er so geschickt ist und so genau weiß, was er tut, warum hat er dann Angst, die Wunde zu berühren?

Im Raum des Schmerzes ist der Raum der Heilung. Ein Operationssaal kann Leben retten oder Folterkammer sein – das Ziel ist entscheidend. Trete ich in Kontakt mit dem Schmerz, um Heilung zu erzeugen oder um die Schuldfrage zu ergründen, wer wem was angetan hat? Sei weder Anwalt noch Richter im Kontakt mit deinen Kränkungen, sondern Heiler und Arzt. Was ist dein Ziel im Umgang mit dem Schmerz? Willst du Beweismittel sichern oder ein Leben retten? Es geht um Heilung, vergiss das nicht. Denn kaum in Kontakt mit dem Schmerz, wird sich alles winden und wegdrehen, und der Abwehrmechanismus beginnt, dich zu betäuben, was den Schmerz vielleicht lindert, aber nicht heilt.

So oder so: Wer heilen will, muss die Wunde berühren und seinen Abwehrmechanismus überwinden. Dank der Chi-Heilung tut das nicht weh, da wir die Gefühle, Bedürfnisse und Kränkungen energetisch heilen und nicht emotional erdulden müssen. Dazu später alle relevanten Details, die auch deine Heilung möglich machen.

Paradoxe Wunden

Eine der erstaunlichsten Erkenntnisse in der Heilarbeit war für mich die simple, aber verdrehte Wahrheit: Wir geben unseren tief verborgenen Minderwertigkeitsgefühlen unbewusst recht. Der kollektive Minderwertigkeitskomplex der Menschheit lautet: »Ich muss besser sein als alle anderen.« Ja, sogar: »Ich bin nicht genug.« Hier schimmert bereits der Selbstbetrug auf, der sich körperlich manifestiert. Körperliche Schmerzen sind in den meisten Fällen paradoxe Wunden. Niemand möchte sich selbst wehtun, aber zugleich sind wir es uns auch nicht wert, die Ursache der Symptome zu heilen. Das ist die Paradoxie: Wir leiden an den Symptomen unserer Minderwertigkeit. Die Symptome beklagen wir, aber die Ursache heilen wir nicht. Es wurde uns gleichsam verboten.

So, wie das Minderwertigkeitsgefühl von außen in unseren Selbstwert gepflanzt wurde, wo er dunkel zu blühen begann, so hoffen wir, dass auch die Vergebung und Absolution von außen erfolgen mögen. Aber kein Mensch vergibt einem anderen seine Minderwertigkeit. Im Gegenteil nutzen wir diese oft aus, um uns über ihn zu erheben. Heilung findet so auf keiner Ebene statt, weder emotional noch körperlich noch sozial. Der Selbstwert weist – als Kern des Vitalchakras – die meisten Kränkungen bei uns Menschen auf. Hier wird alles gesteuert, was materiell von Bedeutung ist: sozialer Rang, Macht, die eigene Gesundheit, das Immunsystem sowie die Fruchtbarkeit und sexuelle Potenz. Ja, sogar unsere Gene werden im Raum des Vitalchakras vom Selbstwert gesteuert. Und ausgerechnet hier haben wir Menschen eine tiefe Wunde, den menschlichen Makel, die eine, identitätsstiftende Kränkung, die uns zum Menschen macht: »Ich bin nicht genug.«

Kaum ein Mensch ist sich selbst genug; und wenn, wird er sich selbst kaum noch als Menschen betrachten. Selbstgenügsamkeit ist ein Ideal, von dem viele schwärmen, ohne es je zu erreichen. Das bedeutet im Umkehrschluss aber, dass wir diese Spannung, die Diskrepanz zwischen dem, wie wir sind, und dem, wie wir sein sollten, fortwährend spüren müssen. Das ist der Dauerstress des Menschen. Und, wie ich später zeigen werde, erzeugt er den Selbsthass. Die permanente Selbstzerstörung des Menschen ist der Korrekturversuch der natürlichen Ordnung in uns. Der Antrieb, den wir empfinden, hat uns gewaltigen Schub verliehen, vergleichbar einer Feststoffrakete. Aber das Problem mit Raketen ist: Sie brennen aus und fallen oft so tief hinab, wie sie hoch geflogen sind.

Wie soll der Sieger der Menschheit aussehen? Und wie weit hat er sich dann von uns Menschen und damit von sich selbst entfernt? Die Minderwertigkeit an sich wäre zu ertragen, aber dass wir sie kompensieren, macht sie zur Sucht. Vordergründig wollen wir uns selbst und die Welt verbessern, aber hintergründig ruinieren wir unsere Gesundheit und den Planeten. Wahre Freiheit ist nicht im »Ich« zu finden, sondern nur im »Wir«. Wahre Freiheit kennt keinen Egoismus. Was bringt es dem reichsten Menschen der Welt, wenn er am Ende über einen großen Müllhaufen regiert? Die Deponie, die früher einmal unser blühender Planet gewesen ist?

Die Selbstwertwunde der Menschheit ist darum die wichtigste Wunde und ihre Heilung die wichtigste Arbeit unserer Zeit. Und sie ist paradox, denn sie widerspricht ihrer eigenen Heilung.

Die bösartige Wunde

Ein Kind ist von Natur aus gutmütig und gutartig. Es hat Werte mitgebracht und eine Treue, einen sozialen Kodex, die ihre Klarheit aus der Quelle allen Bewusstseins beziehen. Das Wesen des Bewusstseins und damit des Kosmos ist gut. Die Welt ist ihrem Wesen nach gut. Dennoch gibt es das Böse.

Böse ist all das, was einem anderen, unschuldigen Wesen schaden möchte im Wissen seiner Unschuld. Tut jemand einem anderen weh, nur, um ihn zu quälen, ist das böse. Die gequälte Person wird selbst nach Rache streben, und so streut Böses das Böse. Es ist ein Teufelskreis. Rache ist die Saat des Bösen.

Wird ein Kind unschuldig geschlagen, ohne Sinn und Erklärung verletzt und gekränkt, sind das allesamt böse Taten, die das Gute im Kind verletzen. Die natürliche Gutmütigkeit und Gutartigkeit des Kindes wird gekränkt, und was zuvor Licht war, wird Schatten. Die Wunde ist die Trennung von der eigenen Gutartigkeit, die fortan mit starken Gefühlen wie Hass, Wut, Angst oder Trauer geschützt wird. Wir schützen unsere eigene Gutartigkeit mit dem schwarzen Mantel des Bösen. In einer bösen Welt ist der Gute der Dumme. Also sind wir lieber der Böse, als noch einmal Opfer zu sein. So denkt die bösartige Wunde und flüstert ihrem Besitzer ein, misstrauisch allen Menschen gegenüber zu sein. Mitunter verleitet sie ihn sogar zu einer bösen Tat. Diebe berichten, sich nur das zurückgeholt zu haben, was ihnen die Gesellschaft noch schulde. Bänker beichten, nur die Dummheit der Menschen zu nutzen, wie ein Bauer den Ackerboden bestellt.

> Jeder Dämon, den ich bis heute getroffen habe, war ein gekränkter Engel.

Wir können sagen: Das Böse will das Gute mit den falschen Mitteln. Vielleicht sollten wir Straftäter weniger bestrafen und mehr therapieren. Das Böse streut sich also wie ein Krebs in die gutmütige Welt. Die bösartige Wunde zu heilen, beim Namen zu rufen, zu erforschen und zu integrieren, ist somit ein wichtiger Schritt in eine heile Welt. Aber auch eine anspruchsvolle Aufgabe.

Das Trauma

Noch wichtiger als jede Kränkung ist ein Trauma. Wie ich später zeigen werde, hat jeder Mensch mindestens ein Trauma, ganz gleich, wie schön seine Kindheit war. Ein Trauma ist von Natur aus die »Sollbruchstelle der Seele«, die uns auf die maximale Gefahr in der physischen Welt vorbereitet. Ein Trauma ist somit ein Überlebensprogramm, das absichtlich jede Barriere des Bewusstseins durchdringt und sofort wirkmächtig wird – in Taten. Wir können sagen, ein Trauma handle durch uns hindurch, ohne nennbare Gegenwehr. Dies diente Millionen Jahre unserem Überleben. Ein Hase, der einen Fuchs sieht, soll nicht darüber nachdenken, welche philosophische, leporidaeische und sozioökonomische Beziehung zum Fuchs den Gesetzen des kategorischen Imperatives entsprechend die richtige wäre. In der freien Natur wird ein Immanuel-Kant-Hase gefressen. Die Philosophie endet, wo der Magen beginnt. Ein traumatisierter Hase rennt, was das Zeug hält, mitunter, ohne selbst genau zu wissen, warum. Ein Trigger hat das Trauma aktiviert und ihn zum sofortigen Wegflitzen motiviert, noch ehe Herz und Verstand erfasst haben, warum. Ein Geräusch, ein Geruch: Der Hase weiß es nicht. Aber er rennt.

Das ist der Sinn und Zweck eines Traumas: Nicht denken, nicht fühlen, handeln.

In der freien Natur ergeben Traumata Sinn. Hier wird auch verständlich, warum Traumata vererblich sind, wir also ein Kriegstrauma von den Großeltern in uns tragen können. Für sozialisierte Menschen, die so sicher in ihren Häusern leben wie noch nie, sind Traumata hingegen nicht mehr sinnvoll. Darum sollten wir sie heilen.

Urwunde

Die Ursache aller Probleme im Leben kann die Beziehung zur Mutter sein. Was ich als Urwunde bezeichne, ist die erste und älteste Wunde, die wir als Menschen besitzen. Jeder von uns. Wir können mehrere Traumata besitzen, aber wir haben nur eine einzige Urwunde. Darum ist sie der Abschluss der Bewusstseinspyramide und die tiefste Blockade, die ich kenne. Als Säugling delegieren wir die Geborgenheit an unsere Mutter. Ein Gefühl, das zuvor eins mit uns war wie das Blut in unseren Adern und die Liebe in unserem Herzen, ist plötzlich gespalten, und das fehlende Puzzlestück hält unsere Mutter in Händen. Kommt sie zu uns und kümmert sich, fühlen wir uns wieder als ein Ganzes, sicher und geborgen. Geht sie weg, lässt sie uns links liegen oder füttert uns nicht, fühlen wir uns verloren, haben Angst und fühlen uns nicht sicher. Die Urwunde trennt die Person, die wir sind, von der Geborgenheit, die wir sind. Es ist die erste große Spaltung, auf der alle anderen Spaltungen im Bewusstsein aufbauen. Wie ein Stammbaum, der hier seinen Ursprung hat, ist die Urwunde der Samen der Persönlichkeitsstruktur. Wir spüren immer deutlicher: »Ich bin nicht meine Mutter. Was sie tut, denkt und fühlt, ist unabhängig von mir. Also kann ich auch Dinge denken, tun und fühlen, unabhängig von ihr. Ich bin ein Individuum.« Die Urwunde ist somit auch der Beginn unserer persönlichen Geschichte, unserer Identität – und das ist gut. Zuweilen ist sie jedoch auch der Beginn unserer Leidensgeschichte, wenn wir kaum Geborgenheit empfinden, kein Selbstvertrauen haben, schlecht schlafen oder uns nicht erholen können. Hier ergibt es Sinn, die Urwunde zu heilen und angstvolle Spaltungen zu schließen, unter denen wir leiden.

Das waren absichtlich sehr viele Informationen, damit du einen Überblick hast und siehst, wohin die Reise geht. Jetzt sehen wir uns jede Ebene des Bewusstseins genauer an und lernen, heilsam mit ihren Erscheinungsformen umzugehen. Dafür solltest du dir einen Selbstheilungsfahrplan erstellen. Du kannst hundert Themen heilen, aber das eine Kernproblem wurde nie berührt. Der Abwehrmechanismus macht uns blind und taub, sobald es um die eigenen Probleme geht. Um effizient zu heilen, sollte die Selbstanalyse fundiert sein. Die passenden Fragen dazu findest du am Ende des Buches (siehe Seite 263). Es hilft auch, sich vorzustellen, ein Freund von dir hätte genau die Probleme, die du hast. Du betrachtest dich also wie von außen und schaust, welche Blockade und Kränkung gemäß der Chi-Heilung dieser gute Freund von dir wohl hat.

NEGATIVE GEDANKEN

In der Chi-Heilung analysieren wir die Ursache negativer Gedanken so wenig wie möglich, sondern spüren die emotionale Blockade dahinter auf. Denken hilft nicht, sich gut zu fühlen. Ich kann mich nicht glücklich denken, ich kann mich nur glücklich fühlen oder glücklich sein. Glücklich sein kommt ohne Gedanken aus, was zeigt, dass wir die Macht unserer Gedanken völlig überschätzen. Mithin gibt es nur ein Chakra, das dem Denken zugeordnet ist – das Kopfchakra –, aber sechs Chakras für unsere Gefühle. Denken hilft erstaunlich wenig, sich zu heilen. Lösen wir die Ursache unserer negativen Gedanken an ihrem emotionalen Ursprung auf, lösen wir viele Probleme mit, die wie ein Stammbaum mit vielen Zweigen dort ihre Wurzel haben.

Vergiss einmal alles, was du glaubst, über deine Gefühlen und dich selbst zu wissen. Vorgefertigtes Wissen ist eine Form des Fanatismus. Das, was wir glauben, zu wissen, macht uns rigide und dogmatisch. Wissen ist unser Glaube. Was wir lange genug glauben, das wird Wissen. Wissen ist mit unserer Identität verschmolzener Glaube. Glaubt jemand anderes etwas Religiöses, was wir nicht glauben, berührt uns das nicht. Behauptet aber jemand, er wisse etwas ganz genau, was mit unserem Wissen kollidiert, fühlen wir uns in unserer Identität angegriffen. Nie habe ich Menschen wütender erlebt als Wissenschaftler in einer lauten Diskussion um »die Wahrheit«. Wie seltsam das ist, diese intelligenten, gebildeten Menschen ihren harschen Gefühlen ausgeliefert zu sehen. Niemand hat ihnen gesagt, dass es »die Wahrheit« überhaupt nicht gibt, nie gegeben hat und auch nie geben wird, da eine ultimative Wahrheit über den Kosmos auch ein determiniertes Leben bedeuten würde. Sie wäre ein Gefängnis für die Freiheit von Geist und Willen. Darum ist es gut, dass es die eine Wahrheit gar nicht gibt, sondern nur zarte Annäherungen, Näherungswerte und bunte Wolken der möglichen Erklärungen statt schwarz-weißer Fakten.

Wissen ist nicht wissen, sondern glauben. Und es wäre wissenschaftlich, neugierig zu bleiben, offen für Neues und Seltsames. Darum bin ich aus dem Universitätsbetrieb ausgestiegen. An den Fakultäten wird nur gelehrt, was als Wissen anerkannt ist, statt die Suchenden zu motivieren, die Wirklichkeit immer neu zu hinterfragen, um der Natur der »zweifachen Wahrheit« näherzukommen. Die Antwort auf alle Fragen wird ewig zum Greifen nahe bleiben, bis wir erkennen, dass sie bereits in unseren Händen liegt.

Du bist die Antwort – auf alle deine Fragen.

Sofern du unter negativen Gedanken leidest, lautet also die spannende Frage: Wie kommst du an die Wurzel deiner negativen Gedanken heran?

Die Antwort lautet: Rufe sie beim Namen. Setze dich dafür ruhig hin, und spüre in dich hinein. Vielleicht kennst du deine negativen Gedanken sehr gut, vielleicht hast du ihnen noch nie wirklich zugehört. So oder so lausche neugierig und möglichst gelassen in dich hinein, und vernimm die negative Stimme, die in dir spricht. Lasse sie sprechen, und höre ihr neugierig und aufmerksam zu. Was sagt sie? Was ist ihre Meinung von dir, von der Welt und von sich selbst? Was ist ihr Selbstbild, und was ist ihr Weltbild? Schreibe es auf, damit du es nicht vergisst.

Die meisten emotionalen Wunden, die wir Menschen haben, sind Selbstwertwunden. Das bedeutet, dass diese Kränkungen aggressiv sein können, da der Selbstwert von Wut und Hass geschützt wird, wie wir noch lernen werden. Die Kränkung des Selbstwertes erzeugt wiederum ein Muster der Kompensation. Das bedeutet, dass die Selbstwertwunde dich motivieren will, eine Leistung zu erbringen oder auf eine bestimmte Art und Weise zu funktionieren. Die häufigsten Wunden im Energiesystem des Menschen sind darum »Stimmen«, die in etwa Folgendes sagen: »Warum hörst du nicht auf mich? Ich weiß doch, was gut für dich ist! Tue doch endlich, was ich dir sage, du Dummkopf. Ich meine es doch gut mit dir, du blöde Kuh/ du Hornochse!«

Lauschen wir der Stimme weiter, löst sich die typische Schichtung einer Blockade aus negativem Gefühl, Bedürfnis und Kränkung in genau dieser Reihenfolge auf. Nachdem wir die Schimpftirade unseres »Kritikers« und »Trainers« also ertragen haben, verrät die Stimme ihr Bedürfnis. Sie will uns helfen, in ein schönes Gefühl zurückzufinden – das Gefühl, das wir durch die Kränkung von damals verloren haben. »Ich kann dir helfen, dass dich die anderen mögen, ich weiß, was dir hilft. Ich kenne dich und weiß, was dir guttut. Ich kann dir eine Form von Liebe schenken, die du so noch nie erfahren hast.«

Die Stimme verrät also ihre eigene Heilung. Das ist wie Magie. Hört die negative Stimme im Kopf nicht auf zu plappern oder bleibt negativ, egal, wie lange du ihr zuhörst, handelt es sich um die Stimme deines Gewissens, das »Leistungsmodul«, das bei den meisten Menschen viel zu laut eingestellt ist. Später dazu mehr. Klingt die Kränkung sehr schmeichelhaft und hofiert dich geradezu, überschüttet dich mit Lob und verspricht dir schöne Dinge, handelt es sich wahrscheinlich um eine narzisstische Wunde. Auch diese lernen wir noch kennen. Im schlimmsten Fall spricht die Stimme davon, jemanden oder dich umzubringen, und ist vollkommen auf Zerstörung oder Selbstzerstörung aus. Bleibe bitte ganz ruhig, du bist nicht allein mit solch einer Stimme, und es gibt auch dafür eine Lösung. Bei einer solchen Destruktivität kann es sich um die Stimme der bösartigen Wunde handeln, die wir ebenfalls behandeln werden.

Vielleicht klingt es schizophren, zu sagen, dass die negativen Gedanken der eigenen Wertlosigkeit nur Stimmen in deinem Kopf sind. Aber es ist eminent wichtig in der Chi-Heilung, eine positive Distanz zum eigenen Leid zu schaffen. Sage immer: »Da ist ein Teil von mir, der spricht soundso und fühlt soundso.« So wenig, wie deine linke Hand deinen ganzen Körper dominieren sollte und kann, so wenig kann ein energetischer Anteil von dir deine gesamten Gefühle dominieren, sofern du nicht mitspielst. Um aus dem Karussell des Leids auszusteigen, ist es sehr wichtig, positive Distanz zu schaffen. Probieren wir es aus.

Übung 5: Aktives Zuhören

Kränkungen sind wie kleine, lebendige Persönlichkeitsanteile und zeigen sich auch im Alltag als negative Stimmen in deinem Kopf. Sie enthalten Emotionen, Bedürfnisse und einen Willen. Nichts wird einer Blockade also gerechter, als ihr wie einer echten Person zuzuhören. So kann die Blockade wie eine Knospe zu ihrer wahren Schönheit erblühen. Nach und nach wird die Stimme, die zu dir spricht, selbst die Lösung für ihr Problem verraten. Die Blockade weiß nämlich am besten, was sie braucht, um zu heilen. Sie enthält ihre eigene Erlösung. Die Stimme deiner Wunde wird somit zum wichtigsten Wegweiser für Heilung und innere Fülle.

Fühle jetzt ganz entspannt in deinen Körper hinein. Lasse dir die Blockade zeigen, die jenen negativen Gedanken verursacht, den du immer und immer wieder denkst. Zum Beispiel: »Der Teil von mir, der glaubt, alle Menschen sind schlecht.« Du nimmst die Blockade in die Hände, sodass du sie gut und sicher hältst. Sie ist ein abgespaltener Teil deines Bewusstseins und sich darum auch ihrer selbst bewusst. Sie kann denken, fühlen und reden wie du. In Wahrheit spricht die Blockade bereits seit ihrer Entstehung unablässig mit dir, und du hast vielleicht auch schön öfter exakt wie sie gesprochen, wenn du traurig oder wütend warst. Halte die Blockade sanft fest. Du kannst sie auch an dein Ohr halten, wenn du möchtest. Wichtig ist jetzt, genau zuzuhören, hineinzulauschen … Spiele innerlich mit der optimalen Frequenz, wie beim Suchen eines Radiosenders, bis du das erste Mal einen Satz klar und deutlich verstehst. Es hilft, sich zu fragen: **»Wenn ich hören könnte, was dieser gekränkte Teil von mir sagt, was würde ich dann hören?«** Alles, was du tun musst, ist, nun bewusst hinzuhören. Die Sätze kommen weniger von außen, vielmehr steigen sie in dir auf. Bleibe ganz ruhig, wenn die Wunde sehr negativ spricht und dich beschimpft. Vielleicht schreit sie dich sogar an. Sie spricht aus der Trennung und dem Mangel heraus, das ist ganz normal … Bleibe einfach ganz ruhig, und atme weiter. Denke daran, dass das, was die Blockade sagt, ohnehin die ganze Zeit über in dir ist. Wenn eine sehr laute, aggressive Stimme in dir ist, wird es also Zeit, sie endlich zu erhören, oder?

Vielleicht erkennst du in ihrer Wortwahl und ihrem Ton deine Eltern oder dich selbst wieder. Wichtig ist, beim Zuhören nicht zu reagieren. Du gibst den Worten der Kränkung Raum, aber du gibst ihnen nicht recht. Du wehrst die Aussagen der Kränkungen weder ab, noch nimmst du sie an. Denn tatsächlich musst du mit dem, was sie sagt, überhaupt nichts machen. Was für eine Erleichterung, oder? Unter der Ebene, auf der die Wunde ihre Gefühle äußert, befindet sich die Ebene der Lösung. Das merkst du daran, dass es in den Aussagen der Kränkung eine positive Wendung gibt.

Achte daher besonders auf die Ankündigung von etwas Positivem oder einem Geschenk, das die Wunde schon seit langer Zeit für dich bereithält. Beispielsweise: »Hör doch endlich auf mich! Tu genau, was ich dir sage, dann wird es dir gut gehen! Ich führe dich an einen Ort der Erlösung und schenke dir etwas zurück, was du dringend brauchst.«

Dass die Wunde vollständig heilt, merkst du daran, dass sich ein helles, lust- oder freudvolles Gefühl in dir ausbreitet, ein Wohlbefinden, das dich durchströmt wie warmes flüssiges Gold. Zuweilen folgen Gefühle von Zufriedenheit, Erfülltheit und Entspannung. Was dir diese Übung bietet, ist ein tiefer Einblick in dich selbst. Indem du nichts tust, außer aktiv zuzuhören, wertfrei und aufmerksam, öffnest du einen therapeutischen Raum der Heilung, in dem alles in dir selbst seinen Platz findet.

Das Positive an negativen Gefühlen

Mit negativen Gefühlen verfahren wir in der Chi-Heilung, wie es die Natur vorgibt und nicht die elterliche Kritik: Wir machen sie so groß, wie sie sein wollen. Wenn die Mücke ein Elefant werden will, dann machen wir aus ihr endlich einen Elefanten. Ein Elefant, der als Mücke leben muss, kann nicht glücklich sein. Und mit zu vielen unglücklichen Anteilen, die in deinem Bewusstsein herumschweben, wird es dir zunehmend schwerfallen, glücklich zu sein. Der Mensch sollte von der Natur lernen und nicht die Natur vom Menschen. Für uns heißt das: Lasse deinen Gefühlen freien Lauf, gib ihnen Luft zum Atmen und Raum, sich am Leben zu erfreuen. Gefühle sind ihrer Polarität nach Yang, das heißt, sie wollen strahlen wie das Licht der Sonne, sie wollen dir oder der Welt etwas schenken, eine Botschaft, eine Nachricht oder eben einfach ein gutes Gefühl. Wehren wir uns gegen diese Botschaft, wehren wir uns gegen das negative Gefühl, so versuchen wir, es – dem Vorbild unserer Eltern folgend – mit stärkeren Gefühlen zu kontrollieren. Dadurch entstehen komplexe Schichtungen sich widersprechender Botschaften und Gefühle: Wir erschaffen Komplexe. Auch Teufelskreise aus negativen Gefühlen entstehen durch Angst vor der Angst und Wut auf die Wut. Wir alle hassen den Hass, einen der beliebtesten Teufelskreise im Menschen, der zugleich völlig verdrängt in den Tiefen des Bewusstseins rumort.

Merke: Gib deinen Gefühlen Raum, aber nicht recht.

Wenn du therapeutisch mit deinen negativen Gefühlen arbeiten möchtest, sage: »Das ist eine Trauer/eine Angst/eine Wut in mir.« Und nicht: »Ich bin traurig/ängstlich/wütend.« Distanziere dich auf positive, liebevolle Weise von deinen Gefühlen, um dir einen Überblick zu verschaffen. Du bist nicht deine Gefühle, sie dienen dir nur. Ein Gefühl, das dir nicht länger dienlich ist, solltest du einladen, sich mit dir zu besprechen – wie bei einem Mitarbeiter auch. Sollte es sich um ein positives Gefühl handeln wie Liebe oder Freude, Geborgenheit oder Transzendenz, kannst du es auf Defekte prüfen. Ein Gefühl, das defekt ist, solltest du reparieren. Auch dafür musst du es vor dir erscheinen lassen und nicht als Emotion aktivieren, denn alles, was du dann fühlst, ist, dass es nicht funktioniert – weil es defekt ist. Negative Gefühle, die zu groß sind, als Emotion zu fühlen und somit zu erleiden, ist genauso unnütz, wie ein positives Gefühl zu aktivieren, das dauerhaft zu klein ist, um es als tragfähig zu erleben.

Merke: Ein defektes Gefühl immer wieder neu zu fühlen, bildet einen Teufelskreis, der dich in deinem Defekt bestätigt.

Es ist Zeitverschwendung, Gefühle immer wieder aktiv zu fühlen, wenn sie defekt sind. Ein Problem lässt sich nie auf derselben Ebene lösen, auf der das Problem liegt, sondern braucht eine zweite Ebene, die völlig losgelöst ist von der Problemebene. Eine kaputte Uhr kann ich nicht dadurch reparieren, dass ich eine zweite kaputte Uhr danebenlege. Die Reparatur braucht eine völlig andere Ebene, die mit der Uhr als solcher gar nichts zu tun hat: nämlich Schraubenzieher, Schrauben, große Lupen und Verständnis. So wenig, wie eine kaputte Uhr sich selbst reparieren kann, so wenig kann sich eines deiner Gefühle selbst reparieren. Es braucht eine Ebene, die völlig unabhängig ist von deinen Gefühlen, und das ist die Ebene der Energie. Wahre Heilung findet also immer auf der Ebene der Lebensenergie statt, ob uns das bewusst ist oder nicht.

Mir ist klar, dass ich damit die Psychologie der letzten 100 Jahre beiseiteschiebe und als untauglich abtue, aber ich habe Psychologie studiert, und es hat mir nicht eine Minute aus meinen Depressionen hinausgeholfen. Dagegen hat die Chi-Heilung Borderline geheilt zu einem Zeitpunkt, als Borderline noch als unheilbar galt.

Es ist Zeit für etwas Neues, Zeitgemäßes. Wir müssen schneller heilen als jemals zuvor, weil die Menschen und unser Planet auch schneller zerstört werden als jemals zuvor. Lasse dich nicht von mir überreden, egal, was ich sage, sondern bemühe dich einfach, selbst zu fühlen und selbst zu erleben, was die Wahrheit deines Herzens ist. Prüfe es: Du kannst jedes Gefühl, das du willst, vor dir erscheinen lassen, um es liebevoll zu versorgen und seine Wunden zu heilen. Du kannst deine Gefühle reparieren. Wenn du ein Gefühl ausgewählt hast und es einlädst, sich vor dir zu zeigen, spürst du nicht zwingend das Gefühl selbst, sondern deinen Abwehrmechanismus gegen dieses Gefühl. Klassiker sind:

- Du lässt den Hass vor dir als Tier erscheinen, und was du fühlst, ist Angst.
- Du lässt die Liebe vor dir erscheinen, und was du fühlst, ist Trauer.
- Du lässt die Angst vor dir erscheinen, und was du fühlst, ist Wut.

Es ist völlig richtig und gut, das Gefühl, das du heilen möchtest, NICHT als Emotion zu empfinden. Das würde es ja aktivieren. Um energetisch mit deinen Gefühlen zu arbeiten, braucht es positive Distanz. Falls dieser Unterschied noch nicht klar sein sollte, stelle dir vor, dass alle deine Gefühle, die positiven wie die negativen, bunten Wolken gleichen. Diese Wolken sind immer um dich herum verteilt als deine Aura. Du spürst nicht immer alle deine Gefühle, das wäre auch schlimm und würde dich überfordern. Aber du kannst ein Gefühl als Emotion aktivieren, indem du ein Stückchen von einer der Wolken in dein Herzchakra hereinlässt. Ebenso kannst du bewusst einen Zipfel von einer Wolke gleichsam abzupfen und in dein Herzchakra hineinlegen. Du nimmst einen kleinen Schluck von diesem Gefühl. Jetzt fühlst du das Gefühl, das zu dieser blauen, grünen oder gelben Wolke gehört. Du kannst auch sprichwörtlich gemischte Gefühle haben, dann mischst du zwei oder drei Wolken in deinem Herzchakra zu einem Gefühl zusammen. So ist Verzweiflung zum Beispiel in meiner Wahrnehmung eine Mischung aus Hass und Trauer. Ohnmacht ist ein Gefühl, das wir aus Trauer und Angst zusammenstellen.

Leider geschehen diese Prozesse (noch) unbewusst. Wir haben die Kontrolle über unsere Gefühle verloren. Diese Kontrolle zurückzugewinnen, ist ein wichtiger Schritt. Dabei sollten wir beachten, dass unsere negativen Gefühle von Natur aus klein sind und unsere positiven Gefühle groß. Alte Kränkungen halten unsere negativen Gefühle künstlich groß und unsere positiven Gefühle klein. Darum zielt die Heilung eines Gefühls immer auf die Heilung der Kränkung. Erst wenn wir die emotionale Wunde heilen, die dich am meisten von deinem Gefühl trennt, ist die Versorgung dieses Gefühls durch deinen Energiekörper gewährleistet und damit auch deine Versorgung durch dieses Gefühl. Es entsteht eine Symbiose, wie sie von Natur aus vorgesehen ist.

Den natürlichen Zustand wiederherzustellen, ist für jeden Menschen angenehm und gesund. Wenn ein Gefühl größer ist als der Mensch, dann ist es auch stärker als er. Er kann das Gefühl nicht länger kontrollieren, das Gefühl kontrolliert ihn. Wir kennen und lieben das bei positiven Gefühlen. Dann können wir gar nicht anders, als zu lachen, oder uns geht das Herz auf, ob wir wollen oder nicht. Schöne Dinge, Menschen und Bilder erzeugen dieses Phänomen, weshalb jedes Lebewesen nach dem »Schönen« strebt, was Symmetrie und damit göttliche Ordnung bedeutet. Das Schöne ist immer symmetrisch, entsprechend den Verhältnissen im Goldenen Schnitt und damit mit einer höheren Ordnung verbunden.

Haben wir den Eindruck, unsere negativen Gefühle wären sehr klein – was ja gut wäre –, sollten wir den Test wagen und ganz bewusst versuchen, das negative Gefühl ganz dicht an uns heranzulassen. Ertaste mit deinen geistigen Händen die Größe des Gefühls vor dir. Bei einem negativen Gefühl, ganz gleich, welchem, ist alles über fünfzig Zentimeter zu groß. Und bei einem positiven Gefühl ist alles unter fünfzig Zentimeter zu klein. Ich persönlich finde es schön, wenn mich positive Gefühle überwältigen, sie also größer und stärker sind als ich – als mein Alltagsbewusstsein. Umgekehrt möchte ich aber nicht von negativen Gefühlen überrascht und überwältigt werden. Die Garantie dafür erhalten wir, wenn wir die natürliche Größenordnung der Gefühle wiederherstellen. Mache die positiven Gefühle so groß, dass du dich hineinfallen lassen kannst, groß wie eine Wolke, die dich trägt wie eine weiche Hand. Negative Gefühle machst du so klein wie eine apfelgroße Sonne in deinen Händen, die strahlen darf, um sich mitzuteilen und ihre Beiträge zum Geschehen zu senden. Ein negatives Gefühl, das so klein wird, dass es in deine beiden Hände passt, fühlt sich wundervoll an. Es wird ganz friedlich, schön und auf sehr angenehme Weise vertraut. Angst, die du klein und kugelrund werden lässt, erfrischt deinen Geist, macht dich klar und wach wie sonst nur eine Tasse Tee oder Kaffee. Trauer, so klein wie ein Apfel und rund wie eine Kugel, wird ein zärtliches Gefühl, das dein Herz wärmt und dir das Vertrauen einflößt, ganz bei dir zu sein und mit allen anderen Gefühlen in dir verbunden. Wut, ganz klein geworden und warm leuchtend wie eine Sonne, schenkt dir die Kraft des Selbstvertrauens, genau zu wissen, was du willst, und auch den Mut, es zu erreichen.

Der Hass, klein und friedvoll leuchtend, ist dein Bodyguard, Leibarzt und Berater. Er würde einfach alles für dich tun, auch einen Mord begehen, wenn es sein muss. Aber sofern du ihm wohlgesonnen bist und ihn versorgst, weiß dein Hass ganz genau, wie viel du wert bist, und schützt dich vor allen Angriffen im Innen und im Außen. Viren und Bakterien, die deine Gesundheit anfeinden, haben dann keine Chance. Aber auch auf Unheil, das auf dich zurollt, weist er dich mit einem kleinen in dein Ohr geflüsterten Kommentar sofort hin. Dein Hass weiß von jeder Gefahr. Jede Krebszelle, die in dir heranreift, wird zerstört, sollte sie nicht kooperieren. Im schlimmsten Fall kann dein Hass dich sogar operieren. Er ist der beste Chirurg, den ich kenne, und schneidet hoch konzentriert ein Karzinom aus deinem Gewebe. Er schließt die Schotten deiner Darmhaut fest zu, damit die Gifte, die du versehentlich eingenommen hast, nicht in deine Blutbahn gelangen. Du siehst: Deinen Hass zu lieben, ergibt absolut Sinn. Er ist wie ein Messer, das wir zum Bösen, dem Mord, oder zum Guten, dem Heilen, verwenden können. Allein deine Einstellung ihm gegenüber konditioniert diese Energie in dir.

Wie kommst du dorthin? Ganz einfach: Lasse deine Gefühle ganz bewusst der Reihe nach als Tiere vor dir erscheinen. Achte darauf, nicht mehr als ein Gefühl pro Tag zu behandeln, um dich nicht zu überfordern. Und zensiere das Gefühl in seiner Form nicht, und denke dir das Tier auch nicht aus, sondern lasse dich von der Erscheinung überraschen.

Vertraue dem, was du mit deinen geistigen Händen fühlst, mehr als dem, was du im Geist siehst. Aufgrund meiner Hellsichtigkeit denken viele, die meine Beschreibung der Methode hören, das energetische Sehen stünde an erster Stelle der Wahrnehmung. Das führt in die Irre. Um dem Sehen zu vertrauen, muss das Fühlen erst einmal stimmen. Das Fühlen ist im Raum der Energie aber dreidimensional und haptisch und weicht aufgrund der vorhandenen Spaltungen und Abwehrmechanismen von der Realität ab. Misstraue Gefühlen, die du zwar sehen, aber nicht anfassen kannst. Das Fühlen mit den Händen ist das Sehen des Blinden. Es ist wichtiger als das Sehen mit dem geistigen Auge.

Merke: Dein Herz ist der Raum der Heilung, nicht dein Kopf. Wichtiger als das »Dritte Auge« im Kopfchakra ist somit die »Dritte Hand« im Herzchakra.

Damit ist gemeint, dass man erst einmal mit dem Herzen erfühlen und ertasten muss, bevor man dem, was man sieht, auch trauen kann. Sonst betrachtest du ein Kopfkino deiner Heilung, ohne wahrhaftig zu heilen.

In der Chi-Heilung machen wir aus Gefühlen energetische Objekte, mit denen wir arbeiten, ohne selbst emotional davon betroffen zu sein. Erlauben wir, dass aus den Objekten Subjekte werden, Lebewesen, aktiviert das unser Mitgefühl und macht viele Heilschritte intuitiv verständlich. Dass eine Blockade eine Wunde haben soll, ist dir vielleicht noch sehr fremd. Aber dass ein Tier nur deshalb wütend ist, weil es eine Verletzung hat, ist dir instinktiv verständlich. Dieses Heilpotenzial deines Mitgefühls schöpfen wir aus.

Es ist wie in der Geschichte von Androklus und dem Löwen. Als der geflohene Sklave Androklus einem Löwen zum Fraß vorgeworfen werden sollte, stürzte sich der Löwe nicht auf ihn, sondern leckte ihm das Gesicht und die Füße. Aus der Arena befreit, sollte Androklus erklären, was hier vor Tausenden von Zuschauern vorgefallen war. Und er berichtete, Sklave des Prokonsuls der Provinz Afrika gewesen zu sein. Von seinem Herrn misshandelt, floh er und versteckte sich in einer Höhle, die plötzlich ein Löwe betrat. Dieser kam langsam auf Androklus zu, legte sich hin und streckte ihm die Pranke entgegen, als würde er ihn um Hilfe bitten. Androklus entfernte einen Dorn, der in der Pranke des Löwen saß. Bald darauf war das Tier wohlauf. Der Löwe, der ihn fressen sollte, war derjenige, den er gerettet hatte. Daher wurde er nicht gefressen, sondern liebevoll begrüßt. Als Androklus, aus der Arena entlassen, dem Centurio seine Geschichte erzählte, wurde er begnadigt und erhielt den Löwen als Geschenk, den er an der Leine durch Rom führen durfte.

Dass du den Dorn aus der Pfote deines Hasses, deiner Wut oder deiner Trauer ziehen kannst, damit sie dich in Zukunft liebevoll begrüßen, statt anzugreifen, dazu dient die nächste Übung.

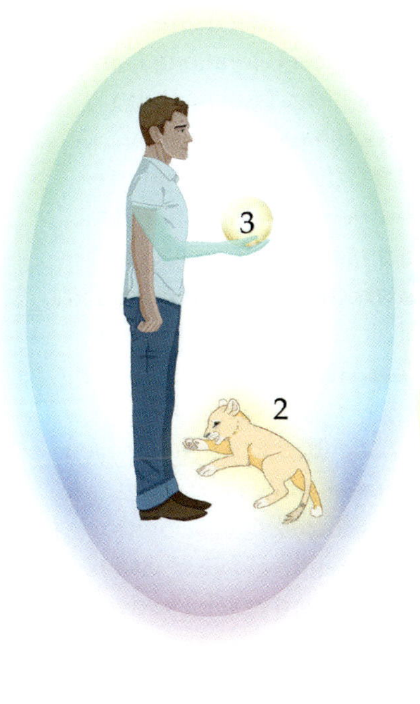

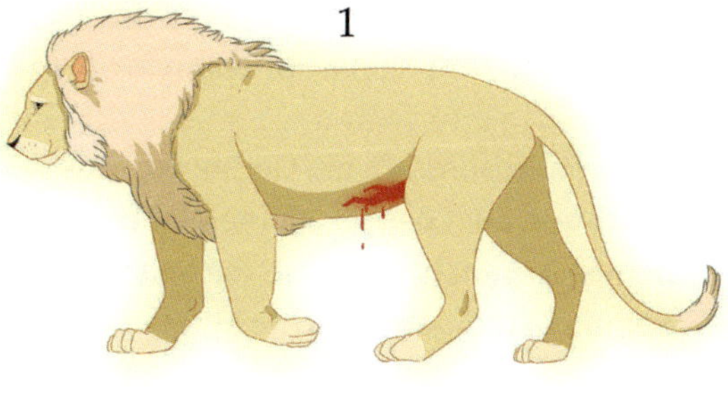

Du verkleinerst deinen Hass, indem du ihn vor dir als ein Tier erscheinen lässt ❶. So kannst du ihn im Geiste füttern, ihn streicheln und seine tiefe Wunde heilen. Er wird kleiner werden und zahm ❷, sobald du ihm alles gönnst, was er braucht. Zuletzt ist der Hass nicht mehr als eine leuchtende Kugel in deinen Händen ❸, die dir Kraft gibt, statt dir Kraft zu nehmen.

Übung 6: Dein Gefühl als ein Tier und Freund

Wähle vor dieser Meditation ein Gefühl aus, das du genauer betrachten und bearbeiten möchtest. Generell empfehle ich folgende Reihenfolge, wobei du dir für jedes Gefühl jeweils sieben Tage Zeit nehmen solltest, zumindest, wenn es starke Kränkungen aufweist.

Gehe folgende negative Gefühle der Reihe nach durch: Angst, Trauer, Wut, Hass, Neid, Scham, Schuld.

Gehe folgende positive Gefühle der Reihe nach durch: Freude, Liebe, Geborgenheit, Offenheit, Klarheit, Wertschätzung, Unschuld, Transzendenz.

Negative Gefühle sind, wie gesagt, von Natur aus klein und positive Gefühle groß. In der Heilung geht es also darum, die negativen Gefühle zu versorgen, damit sie kleiner werden, während die positiven Gefühle, gehegt und gepflegt, ganz von selbst wieder größer und stärker werden. Entscheidend ist die Heilung der Kränkung, die dich am meisten von dem jeweiligen Gefühl trennt.

Viel hilft nicht viel. Das gilt für Meditation genauso wie für Sport oder Klavierspielen. Zu viel des Guten kann schädlich sein. Darum achte auf dich, und nimm Rücksicht auf deine Gefühle – es soll dir und deinen Gefühlen besser gehen durch das, was du tust. Zu viele Operationen an der offenen Seele schaden dir eher und helfen dir nicht. Taste dich also langsam vorwärts, und lerne den Raum deiner Gefühle kennen. Schon bald gleicht er einem Streichelzoo, in dem jedes Gefühl ein verschmuster Freund ist. In Kindertagen war das einst so, und wenn du Kinder hast, teile diese Übung mit ihnen, und lasse dich von ihrer Magie anstecken, denn Kinder haben intuitiv genau diesen zauberhaften Zugang zu ihren Gefühlen als Freunden. Niemand im Kosmos will dir etwas Böses. **Die Wahrheit ist: Du hast keine Feinde außer dich selbst.**

Wähle jetzt sorgsam ein Gefühl aus, das du genauer betrachten und heilen möchtest, zum Beispiel deine Wut oder deine Trauer. Atme entspannt in deinen Bauch, und lasse die ersten Bilder, die sich dir zeigen, einfach kommen und gehen. Achte auf den Fluss deines Atems, und lasse dich tiefer sinken. Der Raum deiner Gefühle darf weicher und weiter werden, vielleicht einem grünen Garten gleichen, einem kleinen Paradies. Jedes Gefühl ist an seinem Platz, jedes Gefühl ist genau da, wo es sein soll, denn du hast es dort hingesetzt. Wehre dich also nicht länger gegen deine Gefühle, sondern atme ganz ruhig und tief, und erlaube, dass die Sonne für dich scheint und deinen Körper wärmt. Mache es dir in deinem Herzchakra gemütlich.

Jetzt gestatte ganz bewusst, dass jenes Gefühl, das du heilen möchtest, vor dir erscheint. Sprich das im Geist auch laut aus. Möchtest du deine Wut heilen, sprichst du: »Ich erlaube, dass sich meine Wut vor mir zeigt. Meine Wut darf vor mir als ein Tier erscheinen.« Achte darauf, dass zwischen dir und dem Gefühl so viel Abstand ist, wie du brauchst, um dich wohlzufühlen. Wenn du einen Zaun möchtest, der euch trennt und dich schützt, ist dort auch ein Zaun. Wichtig ist DEIN Wohlgefühl im Kontakt mit dem Gefühl. Du musst keine Angst haben, wenn deine Angst vor dir erscheinen soll. Du musst auch nicht wütend werden, wenn du mit deiner Wut arbeitest. Das wäre ja die emotionale Verarbeitung des Gefühls. Chi-Heilung bedeutet positive Distanz. Mit geschlossenen Augen fühlst du tief in deinen Körper hinein und visualisierst dein Gefühl als ein Tier. Es darf am Anfang ruhig abstrakt sein, vage und dir nicht vertraut. Auch wenn du kaum Kontakt zu dem Gefühl und dem Tier hast, sagst du jetzt wie ein Mantra: »**Ich gönne dir trotz aller Widerstände das, was du brauchst. Ich gönne dir alles, was du brauchst, um satt und zufrieden zu sein.**«

Du kannst das Tier im Geist auch füttern, wobei du eine süße Speise wählen darfst, eine Speise für Götter: Nektar und Ambrosia, Honig oder süßen Brei. Es sollte eine Nahrung sein, die auch dir schmecken würde und die leicht und schnell verdaulich ist. Einem Löwen wirfst du also keine Zebrakeule zu, sonst kaut er eine halbe Stunde auf dem Fleisch herum. Langsam gehst du auf das Tier zu und kannst auch ihm erlauben, sich dir zu nähern. Immer weiter sprichst du zu deinem Gefühl vor dir: »**Ich gönne dir alles, was du brauchst. Ich schenke dir das, was ich dir genommen habe. Ich gönne dir das, was du brauchst, um zu heilen.**«

Strecke im Geist deine Hände aus, und erfühle und ertaste das Tier vor dir. Vertraue deinen Händen mehr als deinen Augen. Taste wie ein Blinder im Dunkeln, das ist zielführender, als wenn du hundert Dinge siehst, die du aber nicht berühren kannst. Gefühle wollen gefühlt werden, emotional oder haptisch. Da wir das Gefühl NICHT emotional fühlen wollen, müssen wir also haptisch mit ihm in Kontakt treten. Streichle das Tier, während du seine Kopf- und Körperform erfühlst, und gönne ihm all die Liebe und Wertschätzung, die es braucht. Entscheide dich anhand der Form, die du wahrnimmst, was für ein Tier dein Gefühl ist. Bedenke: Was dich überrascht, ist meist richtig. Kleine Tiere bei großen, negativen Gefühlen sind allerdings unwahrscheinlich. Wenn du ständig Angst hast, kann deine Angst kein Kaninchen sein. Halte nach dem großen Tier Ausschau, das vielleicht hinter dem Kaninchen steht.

Typische und damit realistische Tiere sind:

Hass: Löwe, Tiger oder eine andere Raubkatze
Wut: Bär, Wildschwein, Stier
Angst: Wolf, Affe, Krake
Trauer: schwarze Katze, Krokodil (Mischung mit Hass)
Selbstmitleid: Nilpferd, Elefant, Nashorn
Neid: großer Fisch, Delfin
Scham: Qualle, Pfau
Schuld: Krake, Kobold, schwarzer Engel

Lasse dir unbedingt deine Blockade oder Kränkung als Wunde des Tieres zeigen, die dich am meisten von dem jeweiligen Gefühl trennt. »Du darfst mir die Wunde zeigen, dich uns beide am meisten voneinander trennt.« Oft liegt diese am Bauch oder im Bereich des Herzens. Berühre die Wunde, und erlaube, dass sie restlos heilt. Wiederhole dafür die heilsamen Sätze: **»Ich erlaube, dass diese Wunde auch gegen meine Widerstände heilt. Ich erlaube, dass diese Wunde sogar gegen meinen Wunsch und Willen heilt. Egal, was dafür geschehen muss: Diese Wunde darf heilen!«**

Achte darauf, dass die Wunde keine Narbe und keinen kleinen Rest von Schmerz hinterlässt. Sie darf komplett ausheilen, was im Raum der Energie in Minuten erfolgen kann statt in Tagen und Wochen. Zeit ist virtuell in diesem Reich, eine Komponente, die du einfach hineingeben kannst wie Licht: **»Ich gönne dir all die Zeit, die du brauchst, um zu heilen.«** Schon heilt eine Wunde, die sonst Jahre brauchen würde, in Sekunden …

Falls du nicht sicher bist, ob die Wunde wirklich geheilt ist, lasse sie nochmals erscheinen. Ich nenne das »nachschöpfen«: einfach nochmals die Wunde beim Namen rufen und schauen, ob sich etwas zeigt. Solange sich eine Wunde zeigt, muss sie auch weiter heilen. Sei nicht frustriert, wenn es fünf Minuten länger dauert. Du trägst diese Wunde seit vielen, vielen Jahren, vielleicht Jahrzehnten oder länger. Da darf es ruhig ein paar Minuten brauchen, bis das Thema komplett geheilt ist, oder? Durch das Heilen der Wunde verändert sich auch das Tier, das dein Gefühl repräsentiert.

Generell gilt, dass aus einem großen negativen Gefühl ein kleines, sympathisches Tierchen werden soll. Aus einem kleinen positiven Gefühl soll ein großes, flauschiges Wesen werden, das dich trägt. Bei den positiven Gefühlen wäre typisch, dass sie wie ein freundlicher Bär mit weichem Fell sind, dann zunehmend fast ein Engel, eine große Hand aus Licht, die dich birgt, und zuletzt eine Sonne, die dich einfach durchflutet. Aber mache bitte deine eigenen Erfahrungen, und traue einfach deinen Instinkten. Was sich gut anfühlt, ist im Raum der Energie auch immer richtig. Folge dem Weg deines Wohlgefühls.

Perfekt wäre es, wenn das negative Gefühl schließlich einer tennisballgroßen Kugel gleicht, symmetrisch, rund und in sich geschlossen. Es darf leuchten, und sein Licht sollte angenehm für dich sein. Das wäre ideal. Du musst dieses Ideal weder erreichen noch dauerhaft halten, um körperliche Heilung zu erfahren oder dich emotional erleichtert und wohlerzufühlen. Ideale sind dazu da, ihnen nachzustreben, und nicht, um dir selbst Stress zu erzeugen, weil sie unerreichbar sind. Sollte deine Wut, deine Trauer oder Angst dank der Meditation ein kleines Babykätzchen geworden sein, hast du allen Grund, sehr zufrieden mit dir zu sein. Das war sehr gute Arbeit!

Tipp: Versuche in Zukunft, auf das Gefühl einzugehen, es positiv zu aktivieren, auch wenn es bislang ein negatives Gefühl war. Trauer als warmes Mitgefühl. Wut als Selbstvertrauen. Hass als innere Stärke und Schutz. Angst als Berater und Freund klarer Verhältnisse. Du solltest lernen, genau darauf zu achten, wie und worauf dein Gefühl reagiert. Liegt das Tier zusammengerollt und schläft, ist es zufrieden und ruhig. Ist das Tier groß, wild oder traurig und ängstlich geworden, stimmt etwas nicht. Jetzt gilt es, dem Tier wieder all die Liebe und Wertschätzung zu gönnen, die es braucht, um kleiner und ruhiger zu werden. Welche Wunde in dem Gefühl wurde gereizt? Lasse sie dir zeigen, und heile auch sie. Sei etwas geduldig mit deinen Gefühlen. Wenn sie Jahrzehnte im falschen Verhältnis zu dir lebten, braucht es Geduld und liebevolle Heilung, bis sie wieder friedlich und symmetrisch sind.

ALLTÄGLICHE SORGEN UND ÄNGSTE

Deine Ängste, die wir zur besseren Unterscheidung von der Urangst im Körper »Sorgen« nennen sollten, entstehen durch Gedanken. Sie haben ihren Ursprung im Kopfchakra und sind das dunkle Gegenstück zur Klarheit. Ist uns eine Situation glasklar, verlieren wir jede Angst. Ein Problem geistig zu durchdringen, bis wir uns über alle Aspekte im Klaren sind, hilft durchaus, die Angst zu verlieren. Es ist aber mithin die anspruchsvollste Methode, weshalb ich sie nicht empfehlen möchte. Weder muss ich verstehen, woher meine Ängste rühren, noch muss ich das Trauma, das ich heile, analysieren. Jeder von uns kennt die befreiende und heilsame Wirkung des Schlafes. Ganz offensichtlich sind wir in der Lage, völlig unbewusst Themen zu lösen und Blockaden zu heilen. Die Frage ist, wie. Die Chi-Heilung ermöglicht, dieses Unbewusste bewusst zu erleben und mitzugestalten.

Erfühle und ertaste die wahre Ursache deiner Angst. Spüre die Blockade, heile die Kränkung darin, und nimm diesen Teil von dir wieder ganz an und auf. Folgende Blockaden empfehle ich, bei Sorgen und neurotischen Zwängen zu bearbeiten:

- »Der Teil von mir, der meine Zwänge verursacht.«
- »Der Teil von mir, der sich nicht sicher und geborgen fühlen will.«
- »Der Teil von mir, der gar nicht aufhören will, Angst zu haben.«

Angst zu haben, ist notwendig, um zu überleben. Ohne Angst würden wir vor ein fahrendes Auto laufen oder uns pausenlos selbst verletzen. Ohne Angst wären wir Psychopathen, die zwischen einem Gegenstand und einem Lebewesen keinen Unterschied sehen. Angst ist eine Form des Mitgefühls. Wenn ich Angst um etwas habe, meine Gesundheit, meine Kinder, meine Wohnung, dann bedeuten sie mir auch etwas. Sie flößen mir Vertrauen ein, und ich brauche sie unbeschadet, um mich sicher und geborgen zu fühlen. Die Angst hilft mir, auf meine Kinder und ihr Wohlergehen genauso zu achten wie auf meine Gesundheit und das Wohlergehen meines Körpers. Wir sehen: Die Angst verläuft wie alle Gefühle vom Innen ins Außen und löst diese Grenze de facto auf. Egal, ob du daran glauben möchtest, dass die Energie deiner Gefühle über deine physische Körpergrenze hinausgeht – gefühlt tut sie es.

Dazu gibt es ein kleines Experiment, das jeder durchführen kann. Du brauchst einen Hammer, einen weichen Gegenstand, vielleicht ein Kuscheltier, und eine Versuchsperson. Jetzt legst du das Kuscheltier vor der Person hin und streichelst es, während du auch die Versuchsperson genau im gleichen Rhythmus und in gleicher Intensität streichelst. Das wiederholst du dreimal mit kurzen Pausen. Danach schlägst du mit dem Hammer auf das Kuscheltier. Die Reaktion ist erstaunlich. Manche Menschen hüpfen regelrecht vom Sofa auf. Ich habe Schweißausbrüche bekommen und etwa zwei Minuten Magenschmerzen, als ich die Versuchsperson war. Das Experiment zeigt, wie uns Dinge am Herzen liegen können, einfach, weil wir sie über Berührung mit uns verbinden. Darum ist der Körperkontakt so wichtig, das Kuscheln und Küssen und Streicheln … Es verbindet uns, auch wenn das bedeutet, dass wir anschließend Angst umeinander haben werden. Ist das so schlimm?

Angst ist die dunkle Seite der Medaille, die Vertrauen heißt. Vertraue ich viel, habe ich wenig Angst. Ist mein Vertrauen gering, wird die Angst zunehmend größer. Energetisch zeigt sich das auch durch dunkle Wolken im Kopfchakra. Ist etwas unklar, verdunkelt sich seine blaue Energie, da wir mithilfe des Egos in der Stirn bewerten, was gerade geschieht, und auch bewerten, was wir dazu fühlen und denken. Sobald etwas geschieht, was unser Überleben bedrohen könnte, wird aus einer Sorge, dem Gefühl, dass etwas nicht stimmt, eine Angst und zuletzt die Urangst, die noch einmal in drei Stadien unterschieden werden kann, nämlich Erstarren, Flucht und Angriff.

STADIEN DER ANGST		
STÄRKEGRAD	BEZEICHNUNG	INNERE WAHRNEHMUNG
sehr schwach	Angst Stadium 1 Unklarheit	»Etwas stimmt nicht … Ich habe etwas nicht verstanden oder bin unsicher, ob ich es richtig wahrnehme. Also frage ich nach, sehe genauer hin.«
schwach	Angst Stadium 2 Sorge	»Zwanghaft muss ich an etwas denken, was mir als Gefahr erscheint. Die Gedanken kreisen um ein Problem, bis es sich gelöst hat oder ich eine Lösung finden konnte …«
schwach	Angst Stadium 3 Angst	»Es wird emotional spürbar kühl im Herzen und zunehmend fest. Ich habe jetzt deutlich fühlbar Angst.«
stark	Urangst Stadium 1 Erstarren	»Der Griff der Angst wird fester. Es ist, als würde eine tiefere Macht die Kontrolle übernehmen und mich festhalten. Sie lässt mich in der Bewegung erstarren.«

sehr stark	Urangst Stadium 2 Flucht	»Die Hand, die mich zuvor festgehalten hat, gibt mir einen Schubs. Ich will wegrennen, einfach weg, egal, wohin. Unterdrücke ich diesen Impuls, fangen meine Beine an zu schlottern, oder ich zittere am ganzen Körper.«
extrem stark	Urangst Stadium 3 Angriff	»Ich werde blind und taub und sehe alles durch einen Tunnel. Jetzt könnte ich jemanden niedertrampeln, wenn er sich mir in meinen Fluchtweg stellt. Ich will wild um mich schlagen oder denjenigen, der mir Angst macht, attackieren.«

Die Todesangst

Jede Angst ist im Kern die Angst vor dem Tod. Besonders eindrücklich sehen wir das bei der Urangst, die wir noch behandeln werden. Angst vor dem Tod bedeutet, dass ich mich von ihm getrennt fühle und diese Trennung auch aufrechterhalten möchte. Eine Trennung ist energetisch immer eine Wunde. Wir können sagen: Es ist kränkend, sterben zu müssen, aber nur, wenn der Tod als Energie in mir gekränkt ist. Wir kränken den Tod, weil wir uns von ihm trennen, und fortan fühlen wir uns pausenlos vom Tod gekränkt. Das wird der wahren Natur des Todes nicht gerecht, der weder düster noch aggressiv ist, sondern sehr ruhig, gelassen und sanft. Der Tod ist die dunkle Seite der Medaille, die helle das Leben. Das Bewusstsein ist die ganze Medaille und dreht sich wie eine Münze auf der Tischplatte. Dieses Bewusstsein, das wir sind, ist mal lebendig und mal tot, und beides sind völlig normale Zustände.

Der Zustand des Lebens ist uns besser vertraut, weil wir uns an ihn gewöhnt haben. Aber der Tod ist notwendig als Triebkraft des Lebens. Ewig zu leben, hieße im Zweifel, ewig zu leiden. In der griechischen Mythologie, die ich sehr liebe, gibt es die Geschichte des Tithonos. Ihm wurde ewiges Leben zuteil, aber nicht ewige Jugend. Und so wurde er älter und älter und schrumpfte immer weiter zusammen, zu einem faltigen kleinen Männchen, von dem zuletzt nur noch die leidklagende, schrille Stimme übrig blieb. Eine Zikade.

»Bedenke, ob das, was du dir wünschst, die Ordnung aller Dinge stört«, könnten wir als Moral aus der Geschichte ziehen. Der Tod ist ein Erlöser. Eine Gnade. Der Tod ist ein Segen für jene, die ihn erhoffen, und er ist für uns alle ein großer Heiler, der im Kleinen wirkt, um das Große gesund zu erhalten: Die Zelle stirbt, damit der Körper gesund bleibt. Das Raubtier stirbt, damit die Natur in Balance bleibt. Die Großkonzerne müssen sterben oder sich verwandeln, damit die Umwelt wieder genesen kann. Der Tod hilft uns, gesund zu bleiben, er revidiert das Leben, wo es nötig ist. Energetisch nehme ich den Tod als eine weiche, liebevolle Kraft war, der ich mich gar nicht widersetzen möchte. Der Tod ist ein wahrhaft liebevoller Freund. Und es gibt keinen Grund, ihn zu fürchten. Denn wenn du mit ihm sprichst, wird er dir sagen, wann er zu dir kommen möchte und ob es vielleicht etwas gibt, was du beachten sollst, sofern du kürzer oder länger leben willst. Auf dem Sterbebett kann es wichtig sein, ihn zu empfangen und ihm dankbar zu erlauben, dich früher zu umarmen als ursprünglich geplant. Und glücklich mit Freunden und Familie, endlich dort angekommen, wo du immer hinwolltest im Leben, ist seine Botschaft vielleicht das, was dein Leben rettet: »Passe auf dich auf. Wenn du das tust, diesen Weg gehst, warte ich an seinem Ende auf dich.«

Der Tod lauert uns nicht auf wie ein Gewaltverbrecher. Er wartet einfach an bestimmten Stellen im Leben sehr friedlich auf uns. Und gleicht in diesem Sinne dem Mahnmal, dem Stoppschild, das uns als Warnung dient.

Meine eindrücklichste Begegnung mit dem Tod hatte ich als junger Mann. Damals leistete ich Ersatzdienst beim Deutschen Roten Kreuz und fuhr den Rettungswagen. Die Arbeit war alles andere als hilfreich, um meine eigene, in Not geratene Seele zu retten: Menschen mit gebrochenen Armen und Beinen oder Alkoholvergiftung auf der Discotoilette, Tote, die wiederbelebt wurden, und so viel soziales Elend, dass ich es nie wieder vergessen werde. Aber ich lernte viel über die menschliche Anatomie, die körperliche wie die seelische.

Im Bereitschaftsdienst klingelte die Alarmglocke bis zu sechsmal in der Nacht. Erst im Rettungswagen sitzend, die Sirene eingeschaltet, konnten wir per Funk erfragen, was beim Notruf gesagt worden war. »Hilfe, Hilfe, kommen Sie schnell!«, konnte sehr viel bedeuten: von »Mein Kind brennt« bis hin zu »Meine Katze hat Durchfall«.

Sarkasmus war zu dieser Zeit eine verbreitete Krankheit in der Krankenhausszene. Vom Chefarzt bis zur Krankenschwester litten alle darunter. Im Halbdämmerzustand der Übermüdung wurden ständig Medikamente verschrieben und verabreicht, die man gar nicht gemeinsam einnehmen durfte. Es ging schon damals nicht mehr darum, Menschen gesund zu pflegen, sondern eher darum, so viele Menschen in so kurzer Zeit wie möglich abzufertigen. Ein Notarzt erklärte mir damals, warum: »Für ein nettes Wort zu den Patienten bleibt keine Zeit. Würde ich jedem Patienten bei der Visite seine Behandlung erklären oder die Risiken mit ihm besprechen, wäre ich vier Stunden beschäftigt. Die Vorgabe lautet, es in einer Stunde zu schaffen.«

Ein Schlüsselerlebnis ereignete sich an einem schwülen Nachmittag im Sommer des Jahres 2003. Mit Notfallkoffer und Defibrillator eilten wir in eine kleine Wohnung, in der uns abgestandene Luft und kalter Zigarettenrauch empfingen. Den Kopf halb in einem Teller Nudeln, saß ein Mann im Unterhemd über den Tisch gesackt. Seine Haut war seltsam grün marmoriert. So etwas hatte ich noch nie zuvor gesehen. Die blauen Adern und seine gebräunte, aber durch den Herzstillstand gelb gewordene Haut mischten sich zu einem fein geäderten Grün. Momentan war er tot. Den hektischen Ausrufen und wilden Gesten seiner Frau und seiner Tochter nach zu urteilen aber noch nicht lang.

Schnell stellten wir die Koffer ab und legten den Mann auf den grauen PVC-Boden der Küche. Ich prüfte Mund und Rachenraum und intubierte mit einem Spatel und einem Schlauch. Mit dem Tubus in der einen und dem Beatmungsbeutel in der anderen Hand blies ich frische Luft in seine Lungen. Mein Kollege legte die Pads des Defibrillators an, um »die Pumpe kurzzuschließen«, wie er gern sagte, also mit Elektroschocks den Herzschlag neu zu starten. Die stark behaarte Brust machte es nicht leicht, die Pads aufzukleben.

Das Seltsame war, dass der Körper des Mannes für mich so stark wie nie zuvor einfach ein toter Körper war. Ich pumpte Luft in seine Lungen, aber es war, als würde ich einen Blasebalg bewegen. Der Körper war in so erschreckendem Ausmaß ein Gegenstand geworden, dass mir übel wurde. Das Gesicht war wächsern. Mein Kollege gab den ersten Elektroschock, und die Brust des Mannes fing plötzlich Feuer. Die Brusthaare waren durch die elektrische Ladung entflammt worden. Instinktiv griff ich zur nächstbesten Flüssigkeit, eine Flasche mit Ringerlösung, und spritze damit auf die Flammen. Mein Kollege fluchte wie ein Droschkenkutscher. Rasch klebte er die nächsten Pads, diesmal mit Gel, auf den Brustkorb. Beim zweiten Schock – endlich ein Puls. Beide Frauen übergaben sich um die Wette. Inmitten einer größer werdenden Lache aus Erbrochenem und Löschflüssigkeit erfolgte also unsere Reanimation, wodurch sie allmählich bedrohlich für uns selbst wurde.

Was dann geschah, ist aber die eigentliche Erfahrung, die ich teilen möchte. Was vorher Leiche war, wurde wieder Mensch. Die Farbe kehrte augenblicklich in den Körper des Mannes zurück. Seine Haut wurde wieder braun, und innerhalb eines magischen Moments war plötzlich dieses Licht wieder in ihm. Damals hatte ich keinerlei hellsichtige Fähigkeiten, die mir bewusst gewesen wären. Aber es war, als wäre der Geist in ihn zurückgefahren wie ein Funke, der den Docht einer Kerze wieder entzündet. Das Leben loderte warm in seinen Adern, und aus einem toten Gegenstand wurde erneut ein lebendiges Wesen.

Es war für mich ein Gefühl wie bei einer Geburt. Er war wieder da. Dort leuchtete er wieder. Aus raumlosen Räumen und zeitlosen Zeiten, von seiner Sternenreise zurückgekehrt, sah ich ihn selbst atmen. Wir hatten es geschafft und den Mann ins Leben zurückgeholt. Später erfuhr ich, dass er auch keine bleibenden Hirnschäden hatte. Ein kleines Wunder.

Ich verstand: Der Tod ist kein Augenblick, sondern ein Prozess.

Er kann beschleunigt, verzögert und rückgängig gemacht werden. Keine harte Barriere, sondern eine Drehtür, auf der einen Seite schwarz, auf der anderen schneeweiß. Der schwarze Vorhang erschreckt uns, die Unberechenbarkeit des Todes macht uns Angst. Zu unrecht.

Vielleicht war es seine braune Haut, weswegen mir der Kontrast so stark erschienen war, vielleicht war er auch tatsächlich länger tot gewesen. Aber dieser Mann war im Jenseits, weiter als all die anderen, die nur kurz geschlummert hatten. Dieser Mann war wirklich und wahrhaftig tot gewesen. Und er kam wieder zurück. Das beeindruckte mich mehr als je zuvor. Es hatte eine religiöse Tiefe für mich, die ich noch gar nicht verstand. Ein Kollege, der schon länger dabei war, meinte, ich brauchte ein dickeres Fell.

Die Arbeit als Rettungsassistent hat mich im gleichen Maße traumatisiert wie im positiven Sinn ernüchtert. Kein Geistheiler dieser Welt hat so viele Menschenleben gerettet wie der Wissenschaftler Alexander Flemming, der Entwickler des Penicillins. Vor dieser Entdeckung sind Millionen Menschen jährlich an Schnittwunden, Blasenentzündungen und Darmgrippen gestorben. Eine Lungenentzündung bedeutete oft das Ende. Ich bin kein Freund von Antibiotika, aber sie haben die Menschheit medizinisch betrachtet aus der Steinzeit geholt. Alles hat für mich seinen Platz und sein Recht, und nur zusammen – Schulmedizin und Geistheilung versöhnt zum Wohl des Menschen – kann es das Beste bewirken.

Heute sehe ich die Energie der Menschen Tag und Nacht. Ich sehe, wie weit sich die Seele von einem Körper entfernt hat, sehe, was die Seele sieht, und höre, was die Kränkungen sprechen. Das hat dem Tod seinen wahren Zauber zurückgegeben. Was wir im Leben beschließen, das entscheidet über unseren Tod. Und was wir im Tod wählen, das bestimmt über unser nächstes Leben. Beide Dimensionen, das Diesseits und das Jenseits, sind aus Energie geformt, aus Licht gewoben und über das Licht miteinander verbunden. Wir können mit Verstorbenen sprechen, Informationen abrufen und Versöhnung erfahren. Ein wenig hinter die Kulissen, die Seilzüge und Fassaden des Kosmos zu blicken, eröffnet den Blick in ein Theater, in dem Engel, Tiere und Menschen spielen. Und selbst Tod und Teufel sind leuchtende Engel, die nur eine dunkle Maske tragen.

Die Urangst

Wir spüren sie im Flugzeug, wenn wir durchgeschüttelt werden, wir spüren sie, wann immer eine Situation schlagartig bedrohlich erscheint. Mit Panik in den Augen blicken wir uns um und wären plötzlich in der Lage, andere für unser eigenes Überleben niederzutrampeln. Das kann die Urangst sehr gut: unser nacktes Überleben sichern. Der Preis, den wir für unser Überleben zahlen, ist hoch – zu hoch, um dauerhaft mit dieser Panik zu leben. Denn die Urangst gleicht einer Alarmanlage, die nicht aufhört zu schrillen, wenn wir sie nicht beruhigen. Gedankenkaskaden entstehen, die uns von einer Panikattacke in die nächste führen.

Was ich in meiner Heilpraxis als »Urangst« bezeichne, ist eine uralte, instinkthafte Angst in unserem Körper, die bis heute unser Überleben sichert. Sie ist bei uns im Westen eines der häufigsten Hindernisse auf dem Weg zu mehr Lebensenergie und Gespür für das Feinstoffliche. Ein ganzes Buch habe ich über sie geschrieben: »Lebensenergie im Gleichgewicht – Die Versöhnung mit der Urangst.« Hier fasse ich das Wesentliche zusammen.

In ihrem Verhalten gleicht die Urangst einem wilden Tier, und so können wir sie auch begreifen als das »innere Tier« des Menschen. Das »Innere Kind« ist sehr berühmt geworden, gemessen daran muss das »innere Tier« noch aufholen. Das häufigste Bild, das Menschen für ihre Urangst wählen, ist der Wolf. Ein sehr soziales Wesen, gütig, weise und treu und in keiner Art bösartig, wie viele Märchen und Filme ihn darstellen.

Um die Urangst besser zu verstehen, solltest du davon ausgehen, dass sie in deinem Körper sitzt und fast einen eigenen Willen besitzt. Sie ist unabhängig von deinem Alltagsbewusstsein und häufig auch anderer Meinung als du. Was schizophren klingen mag, ist alltägliche Erfahrung. Auf dem Jahrmarkt mag dein »inneres Tier«, die Urangst, überhaupt nicht in die Achterbahn steigen, aber dein »Inneres Kind«, deine Lebensfreude, sagt: »Das macht Spaß.« Aus dieser Spannung bezieht der Jahrmarkt seinen ganzen Trubel und Rubel.

Wir besitzen die Urangst seit prähistorischen Zeiten, und sie hat unser physisches Überleben bis heute gesichert. Ihr einziger Sinn und Zweck ist es, unsere körperliche Unversehrtheit zu schützen und unser Überleben zu sichern. Aus diesem Grund ist sie ein Hypochonder. Jede Verletzung, besonders der Beine, aktiviert sie. Jede Kränkung im sozialen Bereich lässt sie aufschrecken. Ihre Quelle ist der Oberbauch, der Solarplexus, ein Nervengeflecht, in dem sich sowohl die Lebensfreude als auch die Lebensangst verdichten. Der Ort unseres sozialsten Gefühls – der Freude – ist damit auch die Heimat unserer größten Sorge – der Urangst. Von hier aus kann sie in das Nervenkostüm hineinsickern, hineingreifen, ja, dauerhaft die Nerven durchwachsen. Sie verspannt den Körper und macht ihn zur Flucht oder zum Angriff bereit. Je länger sie im Zustand der Habachtstellung ist, desto tiefere Wurzeln treibt sie in die Nerven der Menschen, die dadurch dauerhaft hyperaktiv bleiben.

Die Urangst zeigt drei verschieden starke Reflexe:

- Erstarren (schwach)
- Flucht (stark)
- Angriff (sehr stark)

Bei der Witterung einer Gefahr lässt sie die Bewegung gefrieren, wir erstarren, um von einem potenziellen Fressfeind nicht gesehen zu werden. Energetisch färben sich die Aura, der Energiekörper, und zusehends auch der physische Körper blau. Dunkelblau ist die Farbe der Urangst. Im Ozean dient die Abkühlung der Körpertemperatur dem Schutz vor der Infrarotwahrnehmung vieler Tiere. Wer so kalt ist wie die Umgebung, ist für viele Fressfeinde unsichtbar. An Land ergibt das weniger Sinn, ist aber offenbar ein Überbleibsel der Evolution.

Diese »Reptilienstarre« kann bereits etliche Probleme verursachen, wenn sie nicht behoben wird. Typisch sind nicht heilende Wunden nach einer Operation, Steifheit im Nacken und der Wirbelsäule nach einem Unfall, verklemmte Wirbel und Nerven, die nicht mehr einrasten, obwohl es keinen physischen Grund dafür gibt. In all diesen Fällen hat die Urangst die Körperstellen ursprünglich besetzt, um sie zu schützen. Die Bandage oder Schiene aus Urangst ergibt aber nur so lange Sinn, wie die Wundheilung erfolgt. Danach sollte sie sich lockern und lösen. Geschieht das nicht, kann die Bandage selbst Probleme bereiten und die Bewegung einschränken.

Die Beine sind der Urangst besonders wichtig als Transport- und Fluchtmittel. Physische Verletzungen am Oberkörper nimmt sie gelassener hin, als wenn wir uns den Knöchel verstauchen. Kein Wunder. Denken wir an die Steinzeit oder das Leben als Tier: Ein humpelndes Tier ist leichte Beute, und ein Steinzeitjäger, der nicht mehr jagen kann, verhungert bald.

Sehr stark reagiert die Urangst auch bei sozialen Spannungen und Kränkungen. Dass die Urangst im Bauchchakra sitzt, unserem sozialsten Chakra, sollte also nicht verwundern. Sie ist der Gegenspieler der Lebensfreude und löst soziale Bande auf, wird sie zu stark. Während gemeinsames Lachen die Gemeinschaft stärkt und die Angst verkleinert, gefriert bei der Panik das Lächeln und wächst der Egoismus, bis aus einem sozial vernetzten Wesen ein radikaler Einzelkämpfer wird. Ja, die Urangst macht uns vorübergehend asozial, und viele Angstpatienten kennen Phasen, in denen sie die Wohnung nicht mehr verlassen können, keine Freunde mehr treffen, weil das Gefühl, etwas stimmt nicht, überhandnimmt.

Scheidungskinder sind Urangst-Kinder, denn die Trennung der Eltern war in der Steinzeit fatal. Damals war jeder Einzelne überlebenswichtig für die ganze Gruppe. Der Anführer jedoch war immer die wichtigste Person für das nackte Überleben. Aus diesem archaischen Verhalten bezieht der »Kadavergehorsam« vieler Bürger seine Macht, die ihrem despotischen Anführer blind vertrauen, obwohl er ihnen längst schadet. Angst ist auch politisch ein oft missbrauchtes Instrument, um die Masse dumm und gefügig zu halten. Denn eines fürchtet die Urangst ganz besonders: aus der sozialen Gruppe ausgestoßen zu werden.

Viele Menschen reagieren emotional darauf, als würde ein Todesurteil über sie gesprochen werden. Das ist die Urangst, denn die soziale Gruppe ist überlebensnotwendig. Kein Tier überlebt lange, wird es aus der Herde oder dem Rudel ausgeschlossen.

Wir Menschen haben dabei ein besonderes Problem: Der Mensch hat keine natürlichen Feinde außer sich selbst. Ein Pinguin darf sich in seiner Kolonie entspannen. Je größer die soziale Gruppe, desto sicherer ist er in ihr. Viele Augen passen auf, und viele, viele Stimmen warnen, sobald etwas passiert. Wunderbar.

Aber der Mensch hat seine schlimmsten Erfahrungen mit anderen Menschen gemacht. Die Urangst richtet sich darum auch auf die eigene Art. Die Urangst ist aufgrund unserer Traumata Menschenangst. Vieles, was die Urangst normalerweise beruhigt: Familie, Menschengruppen, Körpernähe, Streicheln, Essen, Feuer, also der typische Steinzeit-Feierabend, all das beruhigt die Urangst nicht ausreichend. Darum müssen wir bei ihr oft erst das Trauma heilen, das sie ursächlich zu groß gemacht hat. Mehr dazu später.

Die Urangst ist wie ein Wachhund, behütet dich Tag und Nacht und schützt deinen Körper vor Schäden und Unheil. Energetisch umklammert sie Wunden, klebt gleichsam ihre eigene, blaue Energie wie ein Pflaster darauf und betäubt so den Schmerz und die Kränkung. Du fühlst deine Kränkungen nicht dank der Urangst. Und das ist auch gut so.

Beruhigen wir die Urangst nicht, beginnt die nächste Stufe: der Fluchtreflex. Auch über ihn könnte ich Seite um Seite füllen, was die Symptome betrifft. Belassen wir es dabei, zu sagen, dass der Impuls zu flüchten uns dauerhaft in Mark und Bein stecken kann. Das Restless-Legs-Syndrom wäre typisch, aber auch die Nervosität, das Wippen und Zittern, das Nägelkauen und Zähneknirschen, die ganze innere Anspannung, die einen dazu bringen möchte, aufzuspringen und wegzurennen, so weit die Füße tragen. Sogar, eine Weltreise machen zu wollen, kann als Kern die Urangst in sich tragen, darum ist es so wichtig, sich mit dieser zu befassen. Nicht nur als Patient und für die Selbstheilung, sondern auch als Therapeut.

Der Beruf des Heilers bringt es leider mit sich, regelmäßig schlechte Nachrichten überbringen zu müssen. Aufgrund der hohen Dichte von Klienten, die ich betreue, habe ich zum Beispiel mindestens einen Menschen mit Krebs pro Woche, der von seiner Erkrankung aber noch gar nichts weiß. Er kommt zu mir, um sich wegen eines emotionalen Ungleichgewichts beraten und begleiten zu lassen, erwidert auf meine Frage, ob eine körperliche Erkrankung bei ihm bekannt sei, »Nein« und muss dann von mir erfahren, dass ich bei ihm einen Tumor wahrnehme, Krebs mit Metastasen, Multiple Sklerose oder dergleichen. Zu Beginn meiner Reise als Heiler hat mich das extrem belastet und auch überfordert.

Ich erinnere mich an einen Mann in der Sauna. Meiner Wahrnehmung nach hatte er Krebs im Endstadium, aber ohne Symptome. Ich entschuldigte mich, stellte mich vor und sagte, ich hätte viel Erfahrung mit speziellen Symptomen und es täte mir sehr leid, dass ich fragen müsse, aber es würde mir selbst sonst keine Ruhe lassen: »Waren sie in letzter Zeit beim Arzt und haben sich auf Krebs untersuchen lassen?« Erschrocken und verärgert zuckte der Mann zusammen und sagte barsch: »Nein! Und das kann ich mir auch nicht vorstellen!« Ich versuchte, ihm zu erklären, dass ich eine besondere Wahrnehmung besäße, und riet ihm zu einem Arztbesuch. Aber mir schien, dass er jetzt erst recht nicht gehen würde, aus Angst, die Wahrheit zu hören.

War es also falsch, dass ich ihm etwas gesagt hatte, wozu er noch nicht bereit war? Das Kind in mir, das die Wahrheit sieht und sagen möchte, fürchtet zuweilen noch immer die Folgen seiner großen Klarheit. Es möchte niemanden verletzen, aber die Wahrheit kann uns gar nicht verletzen, sondern nur befreien. Menschen reagieren aber gekränkt und verletzt, wenn sie zu viele Lügen glauben oder glauben müssen, um zu überleben.

Die Geschichte geht weiter. Wochen später stand ich im Supermarkt und sah ein kleines Mädchen. Auch dieses war schwer krank, ohne äußere Symptome. Aber diesmal sagte ich nichts, aus Angst, die Mutter zu erschrecken. Und abermals hatte ich das Gefühl, etwas falsch gemacht zu haben, da ich geschwiegen hatte, wo ich doch etwas wusste, was für die andere Person vielleicht wichtig war.

Worauf ich hinauswill: Wie etwas gesagt wird, ist wichtiger als das, was gesagt wird, und wo es gesagt wird, ist wichtiger als von wem. Aufgrund des Fluchtimpulses der Urangst bei schlechten Nachrichten und der Berührung alter Wunden gilt eine bestimmte Hierarchie. Diese zu kennen, ist für jeden hilfreich, egal, ob er mit einem Partner oder einer Partnerin Schluss machen will, eine Kündigung aussprechen muss oder als Arzt oder Heiler eine schlechte Botschaft zu überbringen hat.

RÜCKSICHT AUF DIE URANGST NEHMEN		
Schritt 1	Wie sage ich es?	mitfühlend, Gefühle verbal spiegelnd, informierend ohne Fremdwörter oder Fachsprache, Lösungswege aufzeigend
Schritt 2	Wo sage ich es?	ruhiger Ort, warme Farben, Blick in die Natur oder auf Pflanzen, Fluchtweg frei
Schritt 3	Was sage ich?	das Wesentliche zuerst, mit Ausblick auf die Lösung, von grob nach fein, sachdienliche Hinweise und Verweise auf weiterführende Informationen an einer anderen Stelle

Jeder sollte wissen, dass aufgrund der Urangst, die spontan größer wird, viele Menschen nach einer schlechten Diagnose, Botschaft oder Nachricht nur unklare Laute aus dem Mund des Boten hören. Egal, was jetzt gesagt wird, es kommt ohnehin nicht an oder muss später in einer ruhigen Minute wiederholt werden. Es klingt wie Kauderwelsch, und dass die betroffene Person sagt: »Ich verstehe das nicht«, bezieht der Überbringer der Nachricht, weil er klar im Kopf ist, auf den Inhalt seiner Nachricht. Was die betroffene Person aber eigentlich meint, ist: »Ich will das nicht wahrhaben.«

Wir können nicht nur die Augen vor der Wahrheit verschließen, sondern auch die Ohren. Was dann passiert, ist: Wir hören nicht mehr richtig. Der Wunsch der Urangst ist jetzt einfach, vor der Wahrheit wegzulaufen wie vor einer realen, physischen Gefahr. Das geht bei einer psychischen Gefahr aber nicht. Nur, weil ich wegrenne, bleibt meine Freundin danach nicht mit mir zusammen, heilt mein Krebs nicht. Dennoch ist dieser Impuls da und sollte berücksichtigt werden.

Die Urangst ist als Fluchtimpuls Teil des sogenannten Abwehrmechanismus. Dieser fährt hoch und versucht, die schlechte Botschaft psychisch und physisch fernzuhalten. Die verschiedenen Schichten des Abwehrmechanismus lernen wir später kennen. Hier genügt es, zu verstehen, dass wir dem Fluchtimpuls der Urangst Raum geben müssen, indem der Bote der schlechten Nachricht den Fluchtweg für den Betroffenen frei lässt. Er sollte mit dem Rücken zur Wand sitzen, nicht der Betroffene. Es kann helfen, sich vor dem Betroffenen hinzuknien, was den dienlichen Charakter der Botschaft verstärkt. Wenn sich der Bote verbeugt, hat der Betroffene das Gefühl, Herr der Situation zu sein. Er fühlt sich weniger bedroht und existenziell angegriffen. Die Botschaft »dient« ihm und greift ihn nicht an.

Wurde auf die vorherigen Stadien der Urangst keine Rücksicht genommen, folgt das letzte Stadium: der Angriff. Hierbei verkehrt sich die ganze Energie der Flucht und wird gegen den vermeintlichen Angreifer gerichtet. Im Tierreich können wir das regelmäßig beobachten, wenn das Kaninchen, kurz bevor der Fuchs es mit seinem Maul schnappt, diesem ins Gesicht springt und ihn zu beißen und zu kratzen versucht. Auch Affen greifen Löwen an, kurz bevor sie realisieren, dass sie ohnehin gefressen werden. Es ist der verzweifelte Versuch, den Angreifer durch Angriff zu verunsichern, und so eine letzte Chance, die Flucht, erneut zu wagen. Im Menschen jedoch ist dieses Stadium autoaggressiv, die Urangst richtet sich gegen ihren Besitzer. Jetzt ist er von der Angst regelrecht besessen. Sie umklammert ihn vollständig und hat ihn »im Griff«. In dieser stärksten Form der Urangst ist es extrem wichtig, das zugrunde liegende Trauma, das sie so groß gemacht hat, zu heilen. Nur dann kann die Kontrolle zurückgewonnen werden. In der modernen Welt sind wir nach allen Seiten abgesichert, der prähistorische Instinkt der Urangst ergibt nur noch selten Sinn. Aber er schläft nicht. Die Zeit der Urangst ist nicht abgelaufen, nur weil wir das so wollen. In Wahrheit handeln und leiden sehr viele Menschen weitgehend nach diesem Muster. Es wird Zeit, das zu ändern.

Übung 7: Heilung der Urangst

Solltest du dich in den Symptomen wiedererkannt haben, empfehle ich dir, zunächst das Trauma zu lösen, das die Urangst sehr wahrscheinlich so groß gemacht hat und noch immer groß hält. Lies das Kapitel mit allen Informationen zum Trauma durch (siehe Seite 218), und absolviere die Übung. Du lässt das vor dir erscheinen, »was meine Urangst/Panik bis heute überfordert«.

Danach lohnt es sich, die Urangst wie ein Tier erscheinen zu lassen, wie du es bereits gelernt hast. Für die meisten Menschen ist die Urangst ein Wolf.

HASS UND SELBSTHASS – DEINE KOSTBARSTEN GEFÜHLE

Allein dieses Wort ist ein Unwort: Hass. Nach meiner Erfahrung behaupten neunzig Prozent der Menschen von sich, sie würden selten oder nie hassen und können sich auch kaum daran erinnern, wann sie dieses Gefühl zuletzt hatten. Aus meiner Perspektive ist das in etwa so logisch, wie wenn man behaupten würde, man könne sich nicht daran erinnern, in letzter Zeit geatmet zu haben. Hass gehört, wie ich gleich zeigen werde, zu uns wie die Luft zum Atmen. Es ist das wichtigste Gefühl des Menschen, weil der Hass bei Tier und Mensch den Selbstwert beschützt. Der Selbstwert ist der Kern des Vitalchakras im Unterbauch. Wie das glühende Zentrum der Erde wird er von allen Seiten vom gelb leuchtenden Hass umschmiegt und ummantelt. Greift etwas unseren Selbstwert an, sei es ein Virus, der uns infizieren will, sei es ein böses Wort, das uns emotional angreift: Der Hass schützt uns. Er greift alles an, was unsere göttliche Integrität bedroht.

Der Hass weiß somit immer, wer der Schuldige ist, denn eine Kränkung des Selbstwertes bilden wir uns nicht ein. Und doch ist die Reaktion des Hasses sozial betrachtet unangebracht. Der Impuls, die eigenen Eltern zu töten, muss irgendwie gebändigt werden.

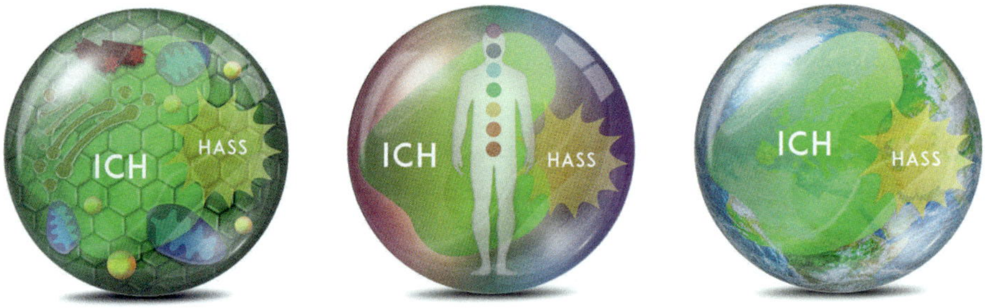

Der abgespaltene Hass ist die Hauptursache für Krankheit und Leid. Ausgehend vom menschlichen Bewusstsein, überträgt er sich hinunter in die Körperzelle und hinaus in die ganze Welt.

Wir Menschen bändigen unsere Hassgefühle, indem wir sie unterdrücken und abspalten. Das führt zu einer paradoxen Situation. Dank dieser Spaltung können neunzig Prozent der Menschen behaupten, die Guten zu sein, während sie unseren Planeten in Schutt und Asche legen. Wir leben in den brutalsten Zeiten, die jemals herrschten. Etwa 100.000 Menschen sterben jeden Tag an den Folgen unseres Handelns, direkt oder indirekt. Von den Tieren, die wir täglich quälen, foltern und brutal töten, ganz zu schweigen.

Unsere Finanzwirtschaft veranlasst jeden Tag einen Massenmord. Das Geldsystem tötet auf so perfide Weise, dass wir alle behaupten können, keine Schuld daran zu tragen. Und darin steckt so viel Hohn, so viel Sarkasmus, dass mir die Worte dafür fehlen. Millionen Menschen sterben jeden Monat, und keiner trägt Schuld daran.

Jeder spricht von Stress, aber keiner spricht von Hass. In der Grafik auf Seite 94 sehen wir, dass sich die Abspaltung des Hasses auf unsere Zellen überträgt. Auf der Zellebene ist der Hass für den Alterungsprozess und Entzündungsprozesse verantwortlich. Hat eine Zelle zu viel Stress – also Hass –, bringt sie sich selbst um. Hassen wir den Hass zu sehr, überträgt sich diese Spaltung, und die Aggression richtet sich gegen den eigenen Körper: Autoimmunerkrankungen, Krebs und Geschwüre werden immer wahrscheinlicher.

Zuletzt überträgt sich unser Umgang mit dem Hass auf die ganze Welt. Wenn wir die Welt als Spiegel unseres Bewusstseins verstehen, erkennen wir die Spaltung überdeutlich: Kriege, Hunger, Tod und Zerstörung, wohin wir blicken. Der Hass bricht sich in seiner abgespaltenen Form also überall Bahn.

Das ist durchaus faszinierend. Dank der Spaltung können die meisten Menschen von sich behaupten, frei von Hass zu sein, während sie die eigene Gattung und ihren gesamten Planeten meucheln und zerstören. Diese Lebenslüge erkennen immer mehr Menschen und sind bereit, lokal zu handeln, um global Gutes zu bewirken. Lokaler als im eigenen Bewusstsein kann die Heilung des Planeten gar nicht geschehen. Darum glaube ich, dass die Integration des Hasses und Selbsthasses die wichtigste Heilarbeit für uns Menschen in der heutigen Zeit ist.

Der Hass zeigt von Natur aus wie ein großer Zeigefinger auf den Schuldigen der eigenen Minderwertigkeit. Das macht ihn zum perfekten Kläger, aber nicht zum gütigen Richter. Wo das Schuldgefühl fehlt, fehlt auch das Bewusstsein für die eigene Verantwortung. So viel als Ausblick, um die Schuldgefühle liebevoller zu betrachten. Wo aber die Empfindung des Hasses fehlt, ist er abgespalten und mit ihm das Gefühl der Verantwortung für die eigene Minderwertigkeit.

Wenn ich als Kind schlecht bin in Mathe und mir vermittelt wird, dass es für meinen Selbstwert wichtig wäre, gut darin zu sein, dann werde ich Mathe hassen. Oder aber ich hasse mich selbst, stresse mich, um besser zu werden. Das Problem ist, dass wir noch so gut in Mathe werden können, das Gefühl der Minderwertigkeit bleibt. Wurde einem Kind einmal eingetrichtert, dass Mathe wichtiger sei als das eigene Wohlgefühl, sitzt diese Degradierung tief. Mathe ist über mir. Ich bin weniger wert als die hehre Rechenkunst. Das ist Gift für die junge Seele, und wir flößen es den Kindern in der Schule literweise ein.

Zuweilen hassen wir uns selbst ein Leben lang, weil wir den Anforderungen aus der Kindheit nicht genügen. Zeigt der Hass auf mich selbst, bin ich der Schuldige meiner eigenen Minderwertigkeit. Selbsthass bedeutet also, dass ich meiner Selbstwertwunde unbewusst recht gebe. Das ist unlösbar, ein gordischer Knoten, und zeigt die Paradoxie unseres Seelenlebens.

Es wird noch schöner: Auch der Hass, der sich nach außen richtet, zeigt nicht mehr auf die realen Schuldigen, denn dafür müssten wir ihn ja fühlen. Die Abspaltung des Hasses macht es uns zunehmend schwer, zu fühlen und zu wissen, wer oder was der Schuldige ist. Das macht die Masse der Menschen extrem anfällig für die Manipulation durch Medien und Politiker.

Der Urhass der meisten Menschen richtet sich auf nahestehende Angehörige und Erziehungsberechtigte in der Kindheit. Als Kind passen wir unser Selbstwertgefühl der sozialen Gruppe an. Der Urhass auf den Vater oder die Mutter wird abgespalten, um ihn zu kontrollieren. Das entzieht ihn den heilenden Kräften des Bewusstseins, und er bleibt ein Leben lang viel zu groß. Von klein auf wurde uns beigebracht, dass wütende und zornige Kinder kein Mitgefühl und nur wenig Liebe verdient haben. Bei uns in der Familie hieß es: »Böse Kinder hat keiner lieb.« Zeigt ein Kind seinen Hass, wird es den Hass seiner Eltern spüren, der größer und bestimmender ist als der eigene. So etabliert sich von früh an das Muster: Böses wird böse behandelt. Das ist ein Teufelskreis. Wir hassen den Hass, und das trägt zur Spaltung bei.

Global betrachtet, muss der Hass als zerstörerische Kraft, die die soziale Gemeinschaft bedroht, irgendwie kontrolliert und kanalisiert werden. Soziale Gruppen, gleich welcher Art, müssen ihre Hassgefühle im Zaum halten, um als Gemeinschaft Bestand zu haben. Den Hass abzuspalten, wie der Mensch es tut, ist die denkbar untauglichste Form der Selbstkontrolle, da sie die Heilung ausschließt. Das wiederum macht die immer größer werdenden Hassgefühle der Menschen anfällig dafür, in politische Bahnen gelenkt zu werden. Schuld an aller Unbill in der Welt soll jetzt ein Feindbild sein, gern Ausländer oder andere Nationen, die mit Krieg bekämpft werden müssen bis aufs Blut.

Der Urhass auf den Vater wird jetzt der kanalisierte Hass auf den Juden, den Flüchtling, den Ungläubigen … Die Feindbilder können ausgewechselt werden, da der wahre Schuldige von uns nicht wahrgenommen werden will oder kann. Und so wiederholt sich seit Jahrtausenden das Muster aus Gruppenbildung, Spaltung und Krieg. Wir könnten das kollektive Bewusstsein der Menschheit analysieren und würden feststellen, dass wir in einem Teufelskreis gefangen sind, der immer wieder in der Selbstzerstörung mündet. Im Kleinen wie im Großen. Auf der Zellebene, der Körperebene und global.

Solange wir in Freund- und Feindbildern denken und fühlen, werden wir auch danach handeln. Eine kriegerische Handlung gegen ein anderes Volk ist kosmisch betrachtet eine aggressive Handlung gegen uns selbst. Wir sind eine Menschenfamilie, ja, wir sind ein globales Bewusstsein. Das Internet verbindet die Abermilliarden Nervenzellen einzelner Menschen zum ersten Mal zu einem kollektiv denkenden und bald auch handelnden Bewusstsein. Wir können den Sprung zur Heilung schaffen und erstmalig in der Geschichte der Menschheit unseren Hass integrieren. Jeder Einzelne für sich und wir alle zusammen.

Ein Gotteskreis beginnt, der uns alle rettet
und nicht nur wenige auf Kosten aller anderen.

EMOTIONALE SELBSTKONTROLLE		
gar keine	**Ausagieren**	Ausagieren bedeutet, dem negativen Gefühl in Worten und Taten nachzugeben und das zu tun, was das negative Gefühl will und möchte.
schwach	**Verdrängen**	Ein Gefühl oder ein Bedürfnis wird aus seinem Entstehungsort (dem jeweiligen Chakra) mit einem anderen Gefühl herausgedrückt und an einen Ablageort geschoben.
stark	**Komprimieren**	Ein Gefühl oder ein Bedürfnis wird so stark unterdrückt, dass sich sein energetischer Aggregatzustand ändert: von gasförmig zu flüssig bis hin zu kristallin wie Eis oder Stein.
sehr stark	**Abspalten/ Verleugnen**	Ein Gefühl oder ein Bedürfnis wird regelrecht abgetrennt vom eigenen Energiekörper und soll nicht länger Teil des eigenen Erlebens sein. Das Verleugnen zieht eine Mauer zwischen den abgespaltenen Anteilen, die so komplett ignoriert werden können.
extrem stark	**Kränken**	Ein Gefühl oder ein Bedürfnis wird verletzt, um es als schmerzhaft zu kennzeichnen und es eventuell auch dafür zu bestrafen, dass es so gutmütig und vertrauensselig war. Die tiefste Kränkung der eigenen Gutmütigkeit ist die bösartige Wunde. Ein Teufelskreis.

DIE HEILUNG		
gar keine	**Kompen-sieren**	Die Kompensation ist eine Ausgleichshandlung, die dem negativen Gefühl immer noch recht gibt, aber die Lösung auf einer anderen Ebene sucht. Wütend auf ein Kissen einzuschlagen, obwohl ich wütend auf meinen Vater bin, beruhigt die Wut, aber heilt nicht die Kränkung. Eine Rolexuhr oder neue Schuhe zu kaufen, kompensiert das Minderwertigkeitsgefühl, aber heilt es nicht.
schwach	**Kanali-sieren**	Viel Arbeiten, um sich von seiner Einsamkeit abzulenken, oder auch extrem viel Sport treiben, um die Aggression in gesunde Bahnen zu lenken, ist ein Ansatz, der lindert, aber nicht gut heilt. Hass wird kanalisiert, wenn er auf Feinde gerichtet wird, die mit der ursprünglichen Kränkung in der eigenen sozialen Gruppe nichts zu tun haben: Juden, Ausländer, Ungläubige …
stark	**Transzen-dieren**	Gefühle und Bedürfnisse, die uns überfordern, können einer höheren, göttlichen Macht übergeben werden, um uns von ihnen zu befreien. Die Hilfe von außen reduziert die Ohnmacht und hilft, mit übermächtigen Problemen fertigzuwerden. Die Blockade wird transzendiert, wenn wir sie in das Licht geben oder einem Engel überreichen, der sie für uns heilt. Wichtig wäre, zu überprüfen, ob die Blockade auch wirklich aufgelöst ist.
extrem stark	**Integrieren**	Da jede Krankheit, seelisch und körperlich, aus einer Trennung hervorgeht, ist die Integration die letztgültige Heilung. Etwas ganz anzunehmen und wie eine Brausetablette in Wasser im eigenen Energiekörper aufzulösen, ist die beste Heilung, die es gibt. Es übernimmt zu hundert Prozent die Verantwortung für das eigene Erleben und die eigene Heilung. Je öfter wir heilen, desto schneller heilen wir auch. Ein Gotteskreis.

Energetisch kann Hass strahlen wie Licht oder eine Mauer bauen aus Glas und Stahl.

Hass ist Stahl oder Strahl. Er zieht eine feste Mauer im Bewusstsein, die undurchdringbar erscheint, oder er strahlt etwas an, wodurch er es zerstört.

Das kann nützlich sein oder die eigenen Organe angreifen. Typische Hasserkrankungen in wachsender Intensität sind: Allergien, Autoimmunerkrankungen, Multiple Sklerose (MS), Amyotrophe Lateralsklerose (ALS). Typische Selbsthasserkankungen in wachsender Intensität sind: Hashimoto, Migräne, Diabetes, Rückenschmerzen, chronische Schmerzen, Gicht, Zysten und Geschwüre, besonders Darm- und Hirntumore.

Hass und Selbsthass müssen verschieden behandelt werden. Dem Hass kannst du heilsam begegnen, indem du ihn als ein Tier, vielleicht als einen Löwen, vor dir erscheinen lässt (siehe Seite 78).

Vor dem Selbsthass musst du dich jedoch schützen, da er sehr starke Symptome auslösen kann. Um Kopfschmerzen, Rückenschmerzen und ähnliche Symptome zu vermeiden, solltest du den Selbsthass wie einen Geist in der Flasche vor dir erscheinen lassen. Bedenke: Dein Selbsthass trennt dich von deinem Selbstwert, der Wertschätzung dir selbst gegenüber. Der Selbstwert ist extrem wichtig für emotionale und geistige Stabilität.

Das Leid der Welt ist das Leid der menschlichen Seele, das sich im Selbsthass Ausdruck verschafft. Alles, woran wir Menschen scheitern und verzweifeln, um hoffnungslos in eine dunkle Zukunft zu starren, ist selbst erschaffen. Vielleicht lernt und wächst der Mensch durch seine Selbstzerstörung. Länder und Nationen haben immer erst nach der Katastrophe die nötigen Konsequenzen gezogen – nie davor. Beinahe schiefgegangen ist leider nicht schmerzhaft genug.

Übung 8: Betrachte deinen Selbsthass als Stein

Schließe deine Augen, und gehe mit jedem Atemzug tiefer in dich hinein. Suche ganz bewusst deinen persönlichen Kraftort auf, vielleicht jenen zauberhaften Garten deiner Seele, in dem du dich wohlfühlen kannst. Vor dir darf sich ein großer, schöner Kristall zeigen, lupenrein und in der Sonne schillernd. Erlaube ganz bewusst, dass dein Selbsthass in diesem Kristall verwahrt ist. Er ist gut verschlossen, du bist vor ihm geschützt. Dein Selbsthass darf sich in diesem Kristall vor dir zeigen, wie ein Flaschengeist in der Flasche. Sprich das auch im Geist aus: **»Ich erlaube, dass sich mein Selbsthass vor mir zeigt, gut eingeschlossen und verwahrt.«**

Verändere die Eigenschaft des Kristalls im Geist, und prüfe, wie sich der Schmerz dabei verändert und wie du dich dabei fühlst. Stelle dir vor, der Kristall wäre hart wie Stein, undurchdringlich für den Selbsthass. Wie verändern sich dein Selbsthass und der Schmerz, wenn du in deiner Vorstellung die Farbe, Textur und Transparenz des Kristalls veränderst? Ein Kristall kann spitz und schwer sein oder ganz leicht und gläsern. Du kannst den Kristall dunkel und undurchdringlich machen für das Licht oder glasklar, sodass der Selbsthass gesehen und vom heilenden Licht durchflutet werden darf, sogar in allen Farben des Regenbogens bunt leuchtend wie ein Prisma …

Sprich jetzt das heilsame Mantra zu deinem Selbsthass: **»Auch wenn du mir die Schuld geben willst und ich dir die Schuld geben möchte, erlaube ich dir, zu heilen.«**

Danach sagst du so lange, wie es sich gut und richtig anfühlt: **»Auch wenn ich es mir nicht wert bin und du es dir nicht wert bist, erlaube ich dir, zu heilen.«**

Zuletzt: **»Ich gönne dir auch gegen jeden Widerstand das, was du brauchst, um zu heilen.«**

Einen dieser Sätze wirst du gar nicht sagen müssen oder nur ein-, zweimal. Andere Sätze willst du vielleicht bis zu fünfzigmal wiederholen. Beides ist gut. Das Ziel der Heilung ist, den Kristall langsam zu berühren. Den Selbsthass darin wie eine Glut kleiner, sanfter und ruhiger werden zu lassen, bis auch diese Energie ganz friedlich, ja, zärtlich geworden ist. Jetzt kannst du den Selbsthass integrieren, indem du mehrmals zu seiner Energie sagst: **»Auch du bist ich. Auch du gehörst zu mir. Ich bin du, und du bist ich.«**

Tipp: Wenn du tiefer in den Kristall hineinblickst, siehst du vielleicht, was den Schmerz im Innersten zusammenhält: eine alte emotionale Verletzung, eine Kränkung der Seele und nicht des Körpers. Du kannst diesen Stein im Geist abgeben, vielleicht möchtest du ihn deiner Mutter geben oder deinem Vater. Gib den Schmerz ganz bewusst ab, und lasse dir helfen. Deine Mutter oder dein Vater dürfen diesem Stein als Symbol des Schmerzes Liebe und Geborgenheit geben. Deine Mutter oder dein Vater dürfen diesen Stein als Symbol des Schmerzes heilen. Wenn du dir nicht vorstellen kannst, dass deine Eltern dazu in der Lage sind, lasse sie in deiner Fantasie folgende Sätze zu dir sagen: »Der Gott in mir bittet den Gott in dir, mir zu vertrauen. Der Gott in mir bittet den Gott in dir, mir zu erlauben, dir zu helfen. Der Gott in mir bittet den Gott in dir, mir zu erlauben, dir Geborgenheit zu schenken. Der Gott in mir bittet den Gott in dir, mir zu erlauben, dir Liebe zu schenken. Der Gott in mir bittet den Gott in dir, mir zu erlauben, dich zu heilen.« Bei jedem dieser Sätze spürst du in dich hinein und wiederholst ihn so lange, bis du fühlst, dass der Selbsthass dadurch schwindet.

SCHULDGEFÜHLE – WER IST SCHULD DARAN, WIE DU DICH FÜHLST?

Schuld und Schulden sind faszinierend: Jeder kennt sie, und keiner will sie haben. Schuld ist wie ein Schwarzer Peter, wir schieben sie immer weiter in der Hoffnung, nicht der Letzte zu sein, der sie trägt. Dieses Verhalten zeigt biblische Ausmaße, können wir es doch schon bei der allerersten Schuld, der Ursünde von Adam beobachten. Nachdem er vom Baum der Erkenntnis gekostet hat, streitet Adam die Verantwortung dafür ab und schiebt die Schuld auf Eva. Eva wiederum will die Schuld der Schlange geben, die sie zischelnd verführt habe. Und die Schlange wurde laut Bibel nie befragt, aber sie würde die Schuld sicherlich Gott geben, der ja den Baum der Erkenntnis in das Paradies gepflanzt hat. Gott ist also schuld an allem. Und das ist energetisch und psychologisch sehr wichtig. Schuld ist wie das Böse im Kern gut und gütig. Hinter der dunklen Schale der Schuld leuchtet die reine Seele der Unschuld Gottes. Im Göttlichen löst sich die Dualität aus Schuld und Unschuld wieder auf.

Solange wir an der Schuldfrage festhalten, wird niemand von der Schuld befreit. Auch nicht der Kläger und der Richter. Schuld mögen immer die anderen sein, aber leiden musst deswegen auch du. Wir empfinden uns offenbar alle als Opfer des Schicksals, wir sind alle Leidtragende der unvollkommenen, missverständlichen Schöpfung. Doch wenn wir alle Opfer sind, ist es in Wahrheit keiner. Oder umgekehrt, wenn Gott alle Schuld auf sich nimmt, sind wir von aller Schuld befreit. Das ist nebenbei die Uridee des Christentums. Jesus Christus ist am Kreuz gestorben, um uns von dieser Erbsünde, der Urschuld, komplett zu befreien.

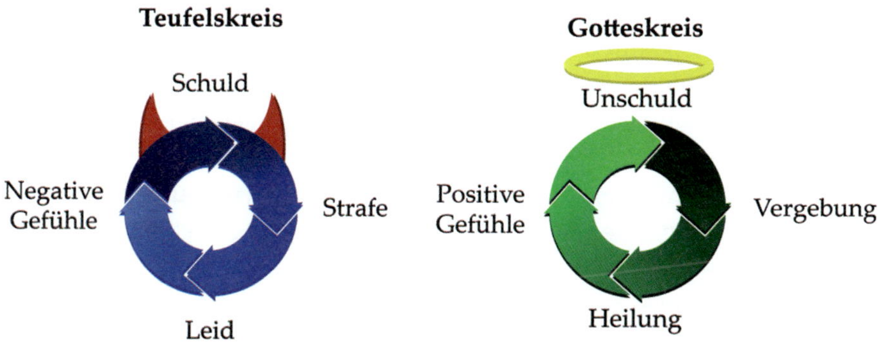

Teufelskreise ziehen uns immer weiter hinunter, bis sie den Körper, den Geist und die Seele ruiniert haben. Gotteskreise ziehen uns immer weiter hinauf, wir wachsen und heilen, bis wir stark genug sind, auch anderen zu helfen.

Wir dürfen also wieder unschuldig sein. Dafür können wir zwei Dinge tun: Entweder entschuldigen wir uns selbst. Oder wir erlauben Gott, dem Göttlichen, uns die Schuldgefühle abzunehmen. Wir integrieren die Schuld, oder wir transzendieren sie.

Wenn wir Schuld ständig loswerden wollen und idealerweise auch loswerden, warum existiert sie dann überhaupt? Ginge es uns nicht viel besser ohne Schuld und Schulden?

Schuld ist ein sehr menschliches Gefühl, wahrscheinlich das menschlichste von allen. Ein Löwe, der eine Gazelle tötet, hat keine Schuldgefühle wegen des Mordes. Einen Affen, der sich einen runterholt, plagen selten Schamgefühle. Wir Menschen sind in besonderem Maße zu Schuldgefühlen befähigt. Zwei Faktoren tragen dazu bei.

Erstens sind wir besonders sozial, wollen kooperieren und interagieren, was bislang eine Unterdrückung der gesellschaftsschädlichen Aggressionen nötig gemacht hat. Und zweitens: Wir sind uns unserer selbst in besonderem Maße als Individuum bewusst. Das erhöht nicht nur unsere Planungsfähigkeit, sondern auch unsere Scham- und Schuldfähigkeit. Das »Ich« des Menschen ist sich der eigenen Triebe, Aggressionen und Bedürfnisse in hohem Ausmaß bewusst und kann sie gesellschaftskonform zensieren. Zugleich kann es sie aber nicht kontrollieren, nur bewerten und unterdrücken. Das »Ich« im Menschen bewertet jede gesellschaftsschädliche Regung im eigenen Körper und im eigenen Wesen. Das wird uns mitunter zum Verhängnis, steigert es doch das eigene Schuldempfinden exponentiell. Ein Affe, der einen sexuellen Impuls verspürt, ordnet diesen der Außenwelt zu. Der Impuls kommt von außen, also ist auch die Außenwelt schuld. Der Affe als Individuum ist nicht die Ursache seines entflammten Triebes. Ebenso hatte der Löwe Hunger, die Gazelle war sein Essen. Die Außenwelt, die Gazelle, trägt die Schuld für ihren Tod, nicht er.

Wir Menschen erkennen die Ursache unserer Reaktionen im Inneren. Der Mensch trennt das Innenleben vom Außenleben und übernimmt die Verantwortung und damit auch die Schuld für seine Gefühle, Aggressionen und sexuellen Regungen.

Ein anderes Wort für »Schuld« wäre also »Ursache«. Wer etwas Positives in die Welt bringt, wie Liebe oder Freude, der ist die Ursache für dieses Schöne. Dafür übernehmen wir gern die Verantwortung und schmücken uns damit. Wer etwas Negatives, also Gesellschaftsschädliches, in die Welt bringt, ist die Ursache für dieses Negative, das macht den Betroffenen schuldig. Schuld bedeutet, dass wir die Ursache für etwas Negatives sind und somit die Verantwortung dafür tragen müssen.

Was negativ ist und was nicht, ist kulturbedingt und wird in jedem Land etwas anders gewertet. Einheitlich negativ bewertet ist in jeder Kultur, die wir kennen, vom Ureinwohner bis zum Großstadtbewohner, das Gefühl des Hasses. Der Hass ist ein Mörder und Zerstörer innerhalb der sozialen Gemeinschaft. Darum muss er reglementiert werden. Keiner hat uns bisher beigebracht, wie wir ihn transzendieren oder integrieren können. (Dieses Buch schon.) Des Weiteren machen wir uns schuldig bei sexuellen Empfindungen, die auf keine Gegenliebe treffen oder treffen dürfen. Dazu zählt Sex mit nahen Verwandten, Kindern oder Tieren. Energetisch gesehen haben wir es hier also mit einer Kanalisierung des Sexualtriebes zu tun, der von Natur aus offen ist für jede Art der Stimulation.

Schuld ist paradox. Wir werden sie nur los, indem wir sie ganz annehmen. Dazu müssten wir unsere dunkle Seite vollständig akzeptieren, ja, lieben. Das wiederum widerspricht der gesellschaftlichen Konvention, die ja überhaupt nur dazu geführt hat, dass wir Schuldgefühle empfinden. Es ist ein gordischer Knoten, unlösbar. Die Schuldgefühle zu integrieren, ist nach all den Spaltungen und Abwertungen zu viel verlangt. Es bleibt uns gar nichts anderes übrig, als ständig Schwarzer Peter mit der Schuld zu spielen. Jeder mogelt sie dem anderen unter. Jeder unterstellt dem anderen die Verantwortung für die eigenen Gefühle aus Hass, Wut, Neid und Minderwertigkeit. Sich selbst etwas nicht verzeihen zu können, ist das Normalste von der Welt.

Leider macht uns das extrem manipulierbar, sowohl spirituell als auch politisch. Schuld ist und bleibt ein Machtinstrument der kulturellen und familiären Erziehung, solange die Vergebung unserer Schuld nur von außen erfolgen kann. Schuldgefühle machen Kinder und Bürger gefügig. Das schlechte Gewissen sorgt anschließend dafür, dass beide die Fremd- und Selbstbestrafung gar nicht hinterfragen. Sind die Lebensumstände schwierig, halten Schuldgefühle Kinder und Bürger im Zaum oder hetzen sie sogar gegen irgendein Feindbild auf. Diese bittere Wahrheit müssen wir endlich kosten: Niemand rings um uns herum hat ein ernsthaftes Interesse daran, uns von Schuldgefühlen zu befreien. Im Gegenteil nutzen bestimmte Mächte unsere Schuldgefühle sogar ganz gezielt, um uns gegen Feindbilder aufzuwiegeln und den Hass in ihre Bahnen zu kanalisieren. Historisch gesehen, mündete das immer im Krieg.

Viele Arbeitslose quälen Schuldgefühle. Diese führen in einen Teufelskreis aus negativen Gedanken und Gefühlen. Der Glaubenssatz lautet: »Ich mache mich schuldig, auf Kosten anderer zu leben. Es darf mir nicht gut gehen, wenn ich arbeitslos bin.« Dahinter steckt die Überzeugung, dass ein Mensch nur dann etwas wert ist, wenn er etwas leistet. Interessanterweise haben diesen Glaubenssatz nur arme Menschen, nicht die Reichen. Der Reiche würde sagen: »Ich muss auf Kosten vieler anderer leben. Erst, wenn ich für mein Geld nicht mehr arbeite, geht es mir gut.« Diese Vorstellung sitzt sehr tief in unseren Köpfen, unseren Herzen, ja, unserem Selbstwert. Es ist die zutiefst unethische Grundhaltung, die den Menschen in seinem Wesenskern erschüttert und in Arm und Reich teilt. Und zwar, das ist mir wichtig zu betonen, bereits bei einer grundsätzlichen Programmierung unseres Selbstwertes.

Schuldgefühle dienen der kulturellen und familiären Erziehung. Mit Ethik hat das nichts zu tun. Sobald sich ein Mensch schuldig fühlt, akzeptiert er widerstandslos jede Bestrafung und Fronarbeit.

Bis heute ist das Schuldeingeständnis strafmildernd vor Gericht. Der Kirche und dem Staat hilft dieser Mechanismus, die Massen im Zaum zu halten. Aber er trägt leider auch das Potenzial des Krieges und des Völkermordes in sich. Darf sich die lange unterdrückte Aggression endlich wieder auf ein Feindbild im Außen richten, erleben wir das als sehr entspannend. Es ist ein besseres Gefühl, den Ausländer zu hassen, als sich selbst zu hassen. Dieses Gefühl der Entspannung bestätigt die Aggression: Es fühlt sich gut an, es entlastet. Gebe ich einer anderen Person die Schuld an meinen Gefühlen, indem ich zu ihr sage: »Du hast mich verletzt, wie konntest du mir das nur antun!«, so übergebe ich ihr damit auch die Verantwortung für meine Gefühle, ja, sogar die Verantwortung für meine Heilung. Nicht ich bin länger verantwortlich für meine Negativität oder Kränkung, sondern der andere. Das ist eine kindliche Haltung der Welt gegenüber, die sich weigert, eigenverantwortlich mit den Gefühlen und Kränkungen fertigzuwerden. Daraus folgt, dass der Schuldige bestraft werden muss oder sich selbst bestrafen sollte. Die Verdrängung der Schuldgefühle führt dazu, dass wir sie uns im sozialen Miteinander ständig unterstellen.

Wer seine Mitmenschen und sich selbst genauer beobachtet, wird feststellen, dass wir pausenlos von Schuld sprechen. Seien es Politiker, die sich gegenseitig die Schuld geben, seien es Kollegen, sei es der Partner oder die Partnerin, die uns die Schuld geben. Oder wir selbst geben jemandem oder etwas die Schuld an unseren eigenen negativen Gefühlen. Wenn wir die Schuld jemandem »geben« können, haben wir sie zuvor allein besessen. Sind die Gefühle nur stark genug, suchen wir die Schuld für unser Leid überall – nur nicht bei uns.

All das zusammen macht Schuldgefühle ihrem ganzen Wesen nach strafend oder selbstbestrafend und damit autoaggressiv. Schuld verlangt Sühne. Autoaggression ist äußerst bedenklich. Sie führt im Kleinen und im Großen zur

Selbstzerstörung, sowohl des Körpers als auch des Geistes, ja, der ganzen Welt. Die Schuldfrage im Außen streitet jede Verantwortung für die eigenen Gefühle ab. Das entlastet uns. Wer zu hundert Prozent Verantwortung für seine negativen Gefühle übernimmt, heilt extrem schnell. Davor schützen wir uns, um so zu bleiben, wie wir sind.

Merke: Schuld schützt vor Heilung.

Heilung verändert uns, erst energetisch, dann emotional und zuletzt auch im Charakter. Wer tiefe Kränkungen heilt, die ihn ein Leben lang begleitet haben, wird feststellen, danach ein anderer Mensch zu sein. Sich vielleicht gar nicht mehr als Mensch empfinden zu können, sondern als ein göttliches Bewusstsein im Körper eines Menschen. Mit dieser inneren Haltung, dieser Erleuchtung, fallen wir beliebig stark aus der sozialen Gruppe heraus.

Eine soziale Gruppe ist durch bestimmte positive und bestimmte negative Gefühle definiert, die als legitim erachtet werden. Ein Individuum fällt bei seiner sozialen Gruppe in Ungnade durch sehr starke negative Gefühle ebenso wie durch sehr starke positive Gefühle, sind diese unerwünscht. Die Behauptung, ein Gott oder ein Engel zu sein, obwohl alle anderen sagen, sie seien Menschen, ist so unpassend, wie zu behaupten, ein Tier zu sein oder eine Bestie. Bedenke, du wirst in gesellschaftliche Konventionen hineingeboren, an die du dich anpassen musst, um dazuzugehören. Schuldgefühle dienen der sozialen Anpassung.

Merke: Wir alle fühlen uns für positive Gefühle schuldig, sollten diese nicht zu unserer sozialen Gruppe passen.

Das Gefühl der Unschuld ist maximal schuldbelastet. »Als wir noch unschuldig waren«, »ein unschuldiges Kind«, »ein Mädchen verliert ihre Unschuld und wird zur Frau.« All diese Formulierungen lassen durchschimmern, worum es hier geht: »Mache dich schuldig wie wir, dann bist du einer von uns.«

In meiner Wahrnehmung kann jedes negative und auch jedes positive Gefühl schuldbesetzt sein. Klassischerweise empfinden wir Menschen Schuldgefühle bei Hass, Wut, Gier und sexuellem Begehren, das nicht auf Gegenseitigkeit beruht. Wir können aber auch Schuldgefühle empfinden bei Neid, Faulheit, Ohnmacht, ja, sogar bei Liebe und Freude, sofern hier eine kränkende Erfahrung gemacht wurde, die sich uns eingebrannt hat. So plagten eine Klientin von mir schreckliche Schuldgefühle seit der Kindheit, als sie sich ganz besonders freute wegen ihres Geburtstages. Genau an diesem Tag wurde ihr kleiner Bruder von einem Auto überfahren.

Große Freude war fortan schuldbesetzt, denn die kindliche Psyche hatte das schlimme Ereignis mit ihrem Glücksgefühl in Verbindung gebracht. Als Glaubenssatz formuliert, wurde daraus: »Wenn ich mich freue, passiert geliebten Menschen etwas Schlimmes.« Das Ergebnis war eine lebenslange Depression.

Bei genauerer Untersuchung stellen wir fest, dass jedes Schuldempfinden einer sozialen Konvention darüber entspringt, wie bestimmte Gefühle bewertet werden. Diese Bewertung der Gefühle ist aber an und für sich unsinnig, denn jedes Gefühl hat recht und das Recht, zu sein. Das wiederum bedeutet, dass Schuldgefühle selbst unsinnig sind und so weit wie möglich aufgelöst werden sollten, zumal sie eine Autoaggression enthalten, die auch in eine Fremdaggression umschlagen kann. Im Klartext: Schuldgefühle sorgen überhaupt erst dafür, dass wir uns schuldig machen – ohne Schuldgefühle auch keine Schuld. Die Paradoxie ist: Frei von Schuldgefühlen tut niemand einer Fliege etwas an. Wer unter starken Schuldgefühlen leidet, tut sich selbst und anderen unentwegt etwas an.

Fassen wir zusammen:

Die Freiheit der Gruppe muss die Freiheit des Einzelnen einschränken. Schuld bedeutet, die Ursache für ein positives oder negatives Gefühl zu sein, das als gesellschaftsfeindlich angesehen wird. Darum schützen Schuldgefühle die soziale Gruppe und bestrafen das Individuum. Hass ist das negativste Gefühl von uns Menschen und macht uns in besonderem Maße schuldig. Schuld verlangt Sühne. Das alles macht Schuldgefühle autoaggressiv.

Diese Autoaggression macht den Schuldigen manipulierbar. Er neigt zu einem schwarz-weißen Weltbild, in dem entweder er selbst alle Schuld trägt und sich daher geißelt, in Selbstmitleid suhlt oder bestraft. Oder er richtet alle Schuld und damit die Verantwortung nach außen, was ihn zum unmündigen Untertanen macht und zum gutgläubigen Soldaten gegen einen austauschbaren »Feind«.

ALTE BETRACHTUNGSWEISE	CHI-HEILUNG
»Du bist schuld daran, wie ich mich fühle.«	»Danke, du bringst mich mit einem autoaggressiven Schuldgefühl von mir in Kontakt. Jetzt kann ich es heilen.«
»Du hast mich gekränkt.«	»Du bringst eine alte, in mir versteckte Kränkung zum Vorschein. Danke.«
»Wieso hast du mich nur verlassen?«	»Deine physische Abwesenheit bringt eine energetische Spaltung meiner Liebe zum Vorschein.«

ALTE BETRACHTUNGSWEISE	CHI-HEILUNG
»Wieso bist du nur so ein blödes Arschloch?«	»Deine Worte und dein Verhalten lassen mich eine alte, schon vorhandene Kränkung fühlen, die genauso schlecht redet und denkt, wie du es gerade tust.«
»Was du da tust, ist schlecht. Du kannst einfach nichts richtig machen.«	»Du erfüllst nicht meinen Anspruch, den ich verfolge, um meine eigene Minderwertigkeit nicht zu spüren.«
»Du machst mich wütend.«	»Wegen dem, was du sagst oder tust, aktiviere ich meine ohnehin viel zu große Wut.«
»Ich hasse dich.«	»Du lässt mich mein altes Gefühl der Minderwertigkeit spüren.«
»Ich bin traurig.«	»Ich fühle eine alte Trennung zu meiner Selbstliebe. Ich sollte mir selbst mehr Liebe geben und gönnen.«
»Ich liebe dich.«	»Ich möchte mich mit dir energetisch, emotional und vielleicht auch körperlich verbinden, um einen Synergieeffekt zu erzeugen, wodurch wir beide mehr sind als allein.«

Schuld und Sühne – Leistung als moderne Buße

Schuld und Sünde entstehen durch ein gesellschaftliches Tabu, das verletzt wurde. Sie schützen also soziale Werte. Was aber ist unser gemeinsamer Wert in der kapitalistischen Leistungsgesellschaft? Die Leistung. Wer nichts leistet, ist nichts wert. Das erzeugt Stress, also Hass. Es ist das kollektive Trauma und das Mantra des Kapitalismus. Früher waren Kirchen die höchsten Gebäude in einer Stadt. Heute sind es Bankgebäude – Schuldentempel, könnte man sagen. Wir haben unseren kapitalistischen Göttern Kathedralen gebaut. Und die Litanei, die wir beten, ist die gleiche wie im Mittelalter: »Mea culpa, mea culpa, ich habe Schulden, ich habe Schulden …«

Vielleicht ist der Kapitalismus nichts anderes als der Wunsch, Schmerzensgeld von Gott zu fordern. Vielleicht klammern wir uns so stark an den Besitz, weil wir panische Angst haben, für unser reines Sein, allein für die Tatsache, dass wir existieren, Liebe und Wertschätzung verdient zu haben. Hören wir also auf, für Liebe und Wertschätzung zu arbeiten. Hören wir auf, unsere Schuldgefühle und Schulden abarbeiten zu wollen. Das führt nirgendwohin, wo es schön ist.

Um mit diesem Machtspiel aus Schuld und Sünde, Schulden und Sühne, der ganzen Fremd- und Selbstbestrafung aufzuhören, müssen wir lernen, wertschätzend miteinander umzugehen. Das können wir aber nur, wenn jeder Einzelne sich selbst wertschätzt. Liebe fängt immer bei der Selbstliebe an.

Ein Sünder ist heutzutage also derjenige, der nicht genug leistet. Freizeit ist zur Sünde geworden. Und es gibt genug Menschen, die sich schuldig fühlen, sobald sie sich entspannen. Auch das ist ein Teufelskreis. Je wertloser wir uns fühlen, desto stärker wollen wir das Gefühl durch Leistung kompensieren. Das erzeugt Stress, also Hass. Mithin reicht die Leistung niemals aus, die kollektive Schuld abzuschütteln. Irgendwann kippt es nach dem Prinzip der Überkompensation, und wir wechseln die Seite. Jetzt wehren wir uns nicht länger gegen den eigenen Hass, sondern geben ihm voll uns ganz recht. Jetzt suchen wir die Schuld, die Ursache unserer Leiden aber nicht mehr bei uns, sondern ganz und gar im Außen. Wir werden blind vor Hass. Im Kleinen ist das ein Wutanfall, auf ganze Länder übertragen, ist das der Krieg.

Merke: Überwältigt uns ein negatives Gefühl, suchen wir die Schuld dafür immer im Außen.

Dabei werden wir die Schuld so niemals los, sondern versündigen uns im Gegenteil sogar erst recht. Nach einem Krieg haben wir noch mehr Schulden und noch größere Schuldgefühle. Das Ganze beginnt wieder von vorn, aber steigert sich jedes Mal, da noch größere Schuldgefühle noch größeren Hass erzeugen, der sich dann in einem noch größeren Krieg Bahn bricht. Vom Dreißigjährigen Krieg über den Ersten zum Zweiten Weltkrieg hat sich die Zahl der Opfer exponentiell vergrößert. Bei einem Dritten Weltkrieg wäre mit Abermilliarden Toten zu rechnen statt mit Abermillionen. Solche exponentiellen Kurven verweisen in der Natur auf Zyklen, die einen Regelkreis beenden, damit ein neuer beginnt.

Also: Wer trägt die Verantwortung für mein Glück im Leben? Ich selbst. Wer ist also schuld? Auch ich selbst. Aber wer kann mich von meinen Schuldgefühlen befreien? Ich mich nicht. Die Vergebung meiner Schuld muss von außen erfolgen, denn das Gefühl, nicht gut genug zu sein, habe ich ja auch von außen erfahren.

Das ist die vertrackte Situation. Es ist sehr wichtig, diese Paradoxie zu durchleuchten und so zu transformieren. Wenn wir sie geistig durchdringen, ist sie emotional fast schon gelöst. Denn es gibt sie: die kollektive Schuld, das, was das Christentum Erbsünde nennt. Und jeder von uns ist mehr oder weniger Teil davon. Sie ist das Minderwertigkeitsgefühl, das sich wie Karies in den Selbstwert gefressen hat, zuweilen so tief, dass die eigene Existenzberechtigung infrage gestellt wird. Viele Menschen empfinden sich in Wahrheit als so minderwertig, dass sie ihr Lebensrecht mit Leistung bewahren müssen. Das ist eine fatale Situation, die im Laufe der Jahre gesellschaftlich immer schlimmer wurde.

Viele von uns haben in der Kindheit Aufträge aufgebürdet bekommen, die ein glückliches Leben unmöglich machen. Ich nenne sie »seelische Paradoxien«. Die häufigste Paradoxie in unserer Leistungsgesellschaft ist natürlich: »Ich bin nur gut, wenn ich etwas gut gemacht habe.« Es beginnt ganz klein, fast subtil, aber jetzt gerät ein Schneeball ins Rollen, der sich ganz von selbst zu einer Lawine auswachsen kann, die das Glück eines ganzen Lebens und eines ganzen Landes unter sich begräbt. Denn der Umkehrschluss gilt jetzt auch: »Ich bin schlecht, es sei denn, ich leiste etwas Gutes. Ich bin nicht mehr gut, ich muss das durch Leistung jeden Tag aufs Neue beweisen. Und wehe, ich schaffe das nicht, wehe, ich erfülle nicht das Soll, dann muss ich mich schlecht fühlen, dann empfinde ich Schuld einer gesichtslosen Masse gegenüber – die viel fleißiger, die viel besser ist als ich.«

Die Leistung, die wir physisch erbringen, dient dem Abtragen kollektiver Schuld. Wir haben heute eine Schuldenlast zu tragen, die viele Generationen zurückreicht. Der Staat macht es vor: Schulden über Schulden. Unser kollektives Schuldgefühl ist also ganz real, es ist physisch geworden.

> Wenn die Schuld physisch geworden ist, dann die Sühne sicherlich auch.

> Wir steuern kollektiv auf eine gigantische Selbstbestrafung zu, die dem Abtragen des gemeinsamen Schuldgefühls dient.

Es war also nie wichtiger, über Schuldgefühle zu sprechen, als heute. Denn wenn es etwas gibt, was Menschen und ganze Länder ins Elend stürzen kann, dann sind das Schuld und Schulden.

Übung 9: Schuldgefühle transzendieren und integrieren

Eine Blockade zu transzendieren, bedeutet, sie einer göttlichen Energie und Kraft zu überreichen, damit sie im Licht Erlösung findet. Eine Blockade zu integrieren, bedeutet, sie ganz auf- und anzunehmen, wodurch sie sicher geheilt ist. Schuldgefühle sind aber paradox: Wir werden sie nur los, wenn wir sie ganz annehmen. Darum soll das Transzendieren der Schuldgefühle nur helfen, sie auch zu integrieren. Wer seine Schuld nicht ganz annehmen kann, der kann auch an seine Unschuld nie ganz glauben und sie annehmen.

Um dich von deinen Schuldgefühlen zu lösen, musst du in die richtige Stelle in deinem Körper hineinfühlen. Im Unterbauch sitzt dein Vitalchakra, das orange Chakra. Hier glüht sprichwörtlich die Wut, aber auch der Hass. Dieser Raum sollte frei werden von Druck- und damit Schuldgefühlen. Dass dir Wertschätzung vorenthalten wurde, dafür kannst du nichts. Also kannst du auch nichts für deine Wut und deinen Hass. Es wäre schön, wenn Gott oder das Göttliche dich entschuldigen würde, oder? Eine Absolution von oben, eine Begnadigung und Befreiung von aller Schuld und Sünde. Wenn Gott dich entschuldigen muss, könnte ich auch sagen: Gott muss sich bei dir entschuldigen. Und das ist die Wahrheit, die viele tief in sich verbogen fühlen, ohne sie je auszusprechen. Wir wollen eine Entschuldigung und Entschädigung für unser zu Unrecht und unschuldig erlittenes Leid. Eine Wiedergutmachung, die uns nur das zurückgibt, was wir vor dem Schaden bereits besessen haben, erscheint uns zu wenig. Wir wollen mehr.

Und das ist die Erbsünde des Menschen. Wir wollen mehr sein als Gott, um eine Entschädigung zu bekommen für das Leid, von ihm getrennt worden zu sein. Würden wir nicht leiden, wäre es leicht, zu verzeihen. Doch jetzt fühlt es sich falsch an. Etwa so, als würdest du missbraucht und ausgeraubt, um vor Gericht kurz vor dem Schuldspruch die Klage fallen zu lassen und auf das hohe Schmerzensgeld zu verzichten. Entscheide dich dennoch ganz bewusst dafür, dass du Gott verzeihen wirst, wenn er dir verzeiht. Fühle in deinen Unterbauch hinein. Solltest du Stellen in deinem Körper haben, die chronisch wehtun, nimm auch diese schmerzhaften Wunden in die Heilung hinein. Sie sind der schwelende Hass, der unversöhnlich brennt und lodert wegen der von dir zurecht empfundenen Ungerechtigkeit. Du bist Kläger, Anwalt und Richter in einer Person, und die Schmerzen in deinem

Körper sind Beweise in deinem Indizienprozess. Dem Prozess, den du dein Leben lang gegen Gott, deine Eltern und das Leben führst. Jede Ungerechtigkeit, die du nicht verzeihen wolltest und konntest, hat sich dein Körper gemerkt. Jetzt ist es an der Zeit, zu heilen, und du entscheidest dich kraft deiner göttlichen Seele dafür.

Erlaube nun bitte, dass Gott als Licht und Quelle, die Quelle aller Energie, vor dir erscheint und leuchtet. Atme ganz ruhig weiter, und gestatte diesem schillernd weißen Licht, näher und näher zu dir zu schweben. Du musst dieses Licht der höheren Offenbarung nicht genau sehen oder fühlen. Doch ist es da. Es leuchtet wie aus dem Jenseits zu dir, ein Tor in eine andere Welt, ein liebevoll allsehendes Auge. Lasse dieses Licht dich durchleuchten, dich davon durchstrahlen und es deine Schuld, deine tiefste Schuld sehen. Erlaube dem göttlichen Licht ganz bewusst, dich in all deiner Schuld, all deiner Sünde zu sehen, so, wie du bist. Aber erlaube diesem göttlichen Licht ebenso klar und deutlich, dich von deiner Schuld zu befreien. Du darfst deine Schuld wie dunkle Steine abgeben. Lege sie in große weiße Hände aus Licht. Die Quelle aller Energie darf dir deine Schuld abnehmen, als wären es reale Gewichte, physische Steine, die dir auf der Seele lagen und die du nun endlich wieder abgeben und ins Licht zurückgeben darfst.

Wenn du möchtest, stelle dir vor, wie sich Gott oder das Göttliche bei dir entschuldigt, wie ein Engel oder Gott selbst zu dir herniedersteigt und sagt: »Es tut mir unendlich leid. Ich verzeihe dir, damit du mir verzeihen kannst …«

Aus der Quelle stammt alle Energie, und in die Quelle kehrt auch alles zurück. Worauf also warten? Wieso noch warten, wenn es sich so gut und so richtig anfühlt, die Schuld endlich abzugeben und loszulassen?

Fühle tief in deinen Körper hinein, bis in die Muskeln, bis in die Nerven, bis in die Knochen. Wiederhole diese Meditation so oft, wie du es brauchst, sie dir hilft, die Schuld aus dem Mark deiner Seele und den Zellen deines Körpers in Licht und Liebe aufzulösen. Spüre die weiche, sanfte Liebe Gottes, die dich wiegt und umschmiegt als sein Kind und sein Leben. Du bist das Wichtigste für Gott. Es gibt nichts Wichtigeres als dich in diesem Leben.

Sobald du kannst und möchtest, erlaube auch ganz bewusst, dass sich deine Schuld in deine Hände legt und schmiegt. Du formst eine Schale mit deinen Händen und erlaubst deiner Schuld, dass sie sich hineinlegt in einer Form, die du erfühlst und ertastest. In diesem dunklen Kristall, diesem seltsam geformten Stein, den du weder verstehen noch genauer begreifen musst, ist die Seele deiner Unschuld gefangen wie ein Diamant in einer Gesteinsschicht. Sprich zu der Blockade deiner Schuld als heilsames Mantra: **»Ich gönne dir alles, was du brauchst. Ich gönne dir genau die Liebe und Wertschätzung, die göttliche Kraft, die du brauchst, um mir deine Unschuld zu schenken.«** Atme ganz ruhig, und wenn du möchtest, kannst du die Heilung mit deinem Atem verbinden. Beim Ausatmen leuchtet die Seele in der Blockade, leuchtet deine Unschuld sanft auf. Beim Einatmen nimmst du das schöne Gefühl tief an, frei von Schuld und Sünde, frei von Strafe und Sühne zu sein. Du atmest das Licht der Liebe. Du atmest das Licht der Unschuld. Das ist das Leben, das Gott für dich vorgesehen hat. Dies ist die Wahrheit und das Licht, das dir seit ewigen Zeiten in dunklen Nächten den Weg weist. Nimm es in dich auf, bewahre und behüte es in deinem Herzen, und lasse es deine Gedanken, deine Worte und Taten verändern.

Heile die Wunde, die dich von deiner Unschuld trennt. **»Du darfst mir die Wunde zeigen, die uns beide am meisten voneinander trennt. Ich erlaube, dass diese Wunde auch gegen alle Widerstände heilt. Ich erlaube, dass diese Wunde auch gegen meinen Wunsch und Willen heilt. Eine göttliche und weisere Kraft, als ich es bin, darf mir dabei helfen.«**

DIE SCHAM – VERSTECKEN HILFT NICHT

Scham ist, genau wie Schuld, ein therapeutisch völlig unterschätztes Gefühl. Sie hat großes Potenzial, Menschen aus ihrer Leidspirale zu befreien. Scham dient dem Verstecken der eigenen Minderwertigkeit und entsteht immer dann, wenn wir ein Stück Selbstwert einbüßen, egal, vor wem oder was, auch vor uns selbst. Genauso, wie wir uns für andere schämen können, können wir uns auch vor uns selbst schämen, ganz allein. Das zeigt, wie wichtig dieses Gefühl ist. Solange der Verlust des Selbstwertes nicht permanent ist, sind auch die damit verbundenen Schamgefühle nicht von Dauer.

Läuft ein mir bekannter Kollege auf mich zu und streckt seine Hand aus, und ich freue mich und will ihm meine Hand zur Begrüßung reichen, bis ich zu spät merke, dass er jemanden neben mir meint, ist das peinlich. Und »peinlich« trifft es auf den Punkt, denn darin steckt das Wort »Pein«, also Qual. Wenn uns etwas peinlich ist, dann ist es also quälend. Wie quält es uns? Indem es unseren Selbstwert infrage stellt. Doch wie geschieht das? Indem unser Selbstwert auf bereits vorhandene Wunden abgeklopft wird, um die zur Situation passende Wunde dann zu drücken. Wenn ich auf einer Party mit Geschäftskollegen die Toilettentür öffne und die Gastgeberin sitzt gerade auf der Toilette, lässt sich die Peinlichkeit dieser Situation subjektiv weiter steigern. Die Angst, der Geschäftspartnerin täglich gegenüberzustehen, im Hinterkopf ewig diese peinliche Situation: Das macht befangen und schüchtern. Die Blamage ist eine geteilte, denn der Blamierte bin in dieser Szene auch ich. Anhand dieses Beispiels verstehen wir soziale Phobien besser.

In manchen Fällen gehen die Betroffenen kaum noch aus dem Haus, aus Angst, sich zu blamieren und vor anderen lächerlich zu machen. Das zeigt eine gern vergessene Dimension der Scham: Sie ist ein zutiefst empathisches Gefühl, das die inhärente Minderwertigkeit teilt. Das Gefühl der Minderwertigkeit vergrößert also auch unser Schamempfinden, und das Schamgefühl selbst vergrößert unsere Minderwertigkeit. Ein Teufelskreis.

Umgekehrt sollten wir bei der Scham aber auch Vorsicht walten lassen. Ein gesundes Selbstwertgefühl lässt uns auf der Bühne des Lebens selbstbewusst erscheinen. Über peinliche Situationen lächeln wir liebevoll hinweg. Doch zeichnet sich ein Trend ab, der immer stärker um sich greift in der modernen Welt: Schamlosigkeit. Und die kann sehr gefährlich sein, verweigert sie sich doch der Empathie, dem Mitfühlen der Minderwertigkeit.

Die Ablenkungen haben überhandgenommen. Eltern daddeln mit ihrem Handy, während ihre Kinder unbeobachtet neben ihnen spielen. Niemand scheint mehr die volle Aufmerksamkeit von irgendwem verdient zu haben.

Jeder ist auf der Suche, aber niemand mehr im Besitz seiner Zeit, seiner selbst. Auch ich frage mich in meinen Meditationen ganz bewusst: »Schenkst du dir deine volle Aufmerksamkeit? Bist du ganz bei dir? Bist du dir wahrhaftig wohlgesonnen? Wir gut darf es dir gehen?«

Gerade in der heutigen Zeit sind das wichtige Fragen, die mit klaren Gefühlen beantwortet werden sollten. Spiegeln Eltern ihre Kinder nicht ausreichend in deren Schamgefühlen, indem sie die peinliche Situation sehen, aber liebevoll darüber hinweglächeln, empfinden Kinder das auch als Vereinsamung in der empfundenen Minderwertigkeit.

Merke: Es gibt kein Schamgefühl ohne Minderwertigkeit.

Nehme ich das Schamgefühl eines Kindes nicht wahr oder ernst, nehme ich auch sein Minderwertigkeitsgefühl nicht wahr oder ernst. Das verschlimmert die Situation nur, da das Kind jetzt allein bleibt, ohne emotionale Antwort auf diese Frage der eigenen Wertschätzung.

Der Mensch teilt mit allen Menschen eine Selbstwertwunde, ein Minderwertigkeitsgefühl. Es lautet: »Ich bin nicht genug.« Daraus wird in Einzelfällen: »Ich bin nicht wichtig genug.« »Ich bin nicht schön genug.« »Ich bin nicht schlau genug.«

Dafür kann sich ein Kind schämen. Wird diese Scham nicht wahrgenommen, dreht sich der Teufelskreis weiter, und die Kränkung lautet jetzt: »Ich bin nicht wichtig genug, um wichtig zu werden.« »Ich bin nicht wichtig genug, um schön zu werden.« »Ich bin nicht wichtig genug, um schlau zu werden.«

Zuletzt kann sie heißen: »Ich nehme mich selbst nie wieder wichtig genug, um wichtig zu werden.« »Ich nehme mich selbst nie wieder wichtig genug, um schön zu werden.« »Ich nehme mich selbst nie wieder wichtig genug, um schlau zu werden.«

Negative Gedanken verweisen auf negative Gefühle, und negative Gefühle sprechen für ungestillte Bedürfnisse, die wiederum durch eine Trennung vom positiven Gefühl entstanden sind. Dies bildet einen Kreislauf, der so wenig unterbrochen werden sollte wie möglich, um Heilung geschehen zu lassen. Die Minderwertigkeit – wie ich später noch genauer zeigen werde – konterkariert diesen natürlichen Kreislauf der Heilung maximal. Die tief liegenden Minderwertigkeitsgefühle machen unsere Selbstheilung paradox. Zwei sich widersprechende Wahrheiten stehen jetzt unversöhnlich nebeneinander. Die Chi-Heilung reicht beiden die Hände und versöhnt Licht und Schatten zum Kuss.

DAS UNIVERSALISIERBARKEITSPRINZIP

Heilung entsteht zu neunzig Prozent aus der korrekten Haltung und zu zehn Prozent durch Meditation. Eine korrekte Haltung ist liebevoll, friedliebend zu beiden Seiten und dadurch weise. Alles hat zwei Seiten, eine gute und eine schlechte, eine dunkle und eine helle. Wenn du im Lotto gewinnst, scheint das erst einmal gut für dich zu sein. Aber was ist, wenn du deshalb all deine Freunde verlierst, weil sie nicht länger mit deinem Lebensstil mithalten können? Oder du im Drogen- und Alkoholsumpf versinkst? Zu viel des Guten kann das Schlimmste im Leben sein. Wie wir täglich leben, wie wir in der Früh aufstehen, was wir essen, wie wir uns bewegen, wie wir mit unserer Arbeit umgehen, wie wir mit unseren Mitmenschen umgehen, mit unseren Partnern, mit unseren Kindern, unseren Tieren, woran wir glauben, unsere Einstellung zu Krankheit und Tod: All das entscheiden unsere Werte, die Haltung uns selbst und dem Leben gegenüber.

»Denn an sich ist nichts weder gut noch böse; das Denken macht es erst dazu«, dichtete Shakespeare. In der Chi-Heilung unterscheiden wir zwischen Wertung und Werten. Die Wertung stammt vom Ego und besagt nicht mehr, als dass etwas jetzt gut oder schlecht ist. Später, in einem anderen Kontext, kann sich die Wertung ändern, und was eben gut war, ist jetzt schlecht. Eiscreme ist genau jetzt positiv, wenn du Lust auf etwas Süßes hast. Die gleiche Eiscreme ist negativ, wenn du dich an ihr satt gegessen hast. Es gibt Farben und Muster, die passen sehr gut zu einem Kleidungsstück, das wir ausgewählt haben. Sobald wir eine andere Kleidung tragen, sehen dieselben Farben und Muster schlecht damit aus.

Die Wertung oder Bewertung ist also instabil und vom Kontext abhängig.

Deine Werte sind hingegen stabil. Wer Fleischessen ablehnt, wertet Fleischessen immer negativ, egal, wo er gerade isst und mit wem. Die Werte ändern sich nicht so schnell, und wir müssen uns verbiegen, wenn wir sie unter Zwang ändern sollen. Zwischen deinen Werten und deiner Wertung zu unterscheiden, ist wichtig, wenn wir uns über deine Gefühle unterhalten. Manche Gefühle wertest du zwar negativ, aber sie widersprechen nicht deinen Werten. Im Gegenteil bekräftigen sie dich in deiner Identität. Den Hass abzulehnen als den »Mörder unter den Gefühlen«, ist eine klassische Abwertung, die zugleich den Wert bestätigt, selbst der Gute zu sein. Immer der Gute sein zu wollen, ist aber ein fragwürdiger Wert, da er sich über das vermeintlich Böse erhebt. Zu glauben, das Böse sei nur böse und das Gute sei nur gut, ist eine naive Weltsicht aus Schwarz und Weiß, die keiner Prüfung standhält. Zudem ist sie unmoralisch, obwohl wir ja behaupten, »gut« zu sein – denn sie erhebt sich. Das Gute ist leicht überheblich. Überheblichkeit aber ist nicht gut. Wir wurden streng hierarchisch erzogen. Wir sollen uns über andere und damit auch über bestimmte Gefühle erheben. Das ist keine gesunde Wertschätzung, kein guter Wert, der uns hilft, zu heilen, oder?

Wir könnten jetzt versuchen, ein negatives Gefühl wie den Hass vorübergehend positiv zu werten, obwohl es unseren Werten widerspricht. Das führt aber dazu, dass wir uns verbiegen, und kann Folgesymptome verursachen. Ein Dilemma: Jede Moral ist in Wahrheit eine Doppelmoral (siehe Seite 212).

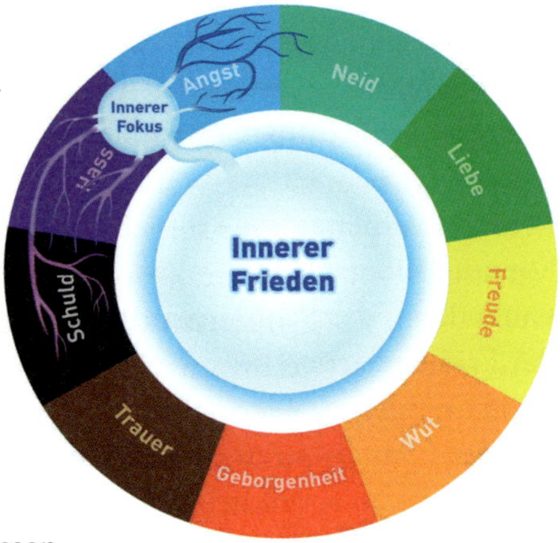

Dieses Wertedilemma müssen wir lösen. Allgemein gehe ich, konform mit der Wissenschaft, davon aus, dass wir Menschen biologisch, energetisch und geistig so angelegt sind, dass wir füreinander sorgen, also von Natur aus gut sind. Moralität ist kein dünner Abschlussfirnis der Zivilisation, sondern wir tragen sie in uns als Kompass, der uns klar aufzeigt, was gut und was falsch ist.

- Jemandem zu schaden, um einen eigenen Vorteil zu erhalten, ist falsch.
- Jemanden zu bevorzugen, wertet automatisch die anderen ab, ist also falsch.
- Jemandem nicht zu helfen, der sich selbst nicht helfen kann, ist falsch.
- Jemandem Wissen vorzuenthalten, das ihm helfen würde, ist falsch.

Das ist nur ein kleiner Ausschnitt unserer kosmischen, angeborenen Werte, und schon diese kollidieren maximal mit dem Kapitalismus und dem Schulsystem, das wir in unserer Gesellschaft installiert haben. Alle unsere kosmischen Werte keimen wie ein bunter Strauß aus einem Samen: »Du bist ich. Und alles, was ich mir nicht antun möchte, tue ich auch dir nicht an.«

Es ist so simpel, dass Tiere und kleine Kinder es verstehen und leben. Setze dich also ganz in Ruhe hin, und lausche in dich hinein. Die Frage lautet: Was sind deine Werte, für die du wahrhaftig dein Leben aufs Spiel setzen würdest? Die Werte, die du mit Leib und Seele verteidigst? Belüge dich bitte nicht, damit schadest du dir nur selbst. Niemand muss sehen, was du aufschreibst, aber wenn du dich selbst betrügst, kommt keine Klarheit in dein Energiesystem.

Dir klar über deine Werte zu sein, bedeutet auch, Klarheit über deine Grenzen zu gewinnen. Denn jedes Wertesystem hat auch inhärente Grenzen, die den eigenen Werten widersprechen.

Du willst etwas Besonderes sein, eine herausragende und erfolgreiche Frau, mit ebenso vielen Talenten wie Interessen gesegnet? Es ist völlig in Ordnung, das zu sein, unabhängig davon, ob andere das in dir sehen. Aber es ist etwas völlig anderes, das anzustreben. Das Streben, das Verlangen und die Sehnsucht nach Größe werden aus der fehlenden Liebe geboren.

Lasse dir Zeit, vielleicht sogar Tage und Wochen. Lasse die Frage wirken, aber schreibe deine Antwort nieder. Am Ende des Buches gibt es einen Vertrag, den du mit dir selbst schließen kannst (siehe Seite 265). In diesen Vertrag sollten auch nur die Werte einfließen, die du genau geprüft hast, auch wenn du sie noch anstrebst und nicht lebst. Wenn du dich selbst weiß färbst, wird alles andere schwarz.

Typische Werte, die Menschen voreilig wählen, lauten:

POSITIVE WERTE	NEGATIVE FOLGEN
bedingungslose Liebe	zum Beispiel Verdrängung der eigenen Trauer und Lieblosigkeit
Achtsamkeit in jedem Augenblick	zum Beispiel Schuldgefühle bei Unachtsamkeit
Ressourcen schonen	zum Beispiel falsche Sparsamkeit im Notfall, mangelnde Innovationen, um neue Materialien zu entwickeln, die Fülle ermöglichen
absolute Gleichberechtigung	zum Beispiel fehlende Förderung von Schwächeren, aber auch Stärkeren

Fülle ohne Mangel ist ein wichtiger Ansatz. Wir können ruhig alle mobil sein und sogar hundert Meter Klarsichtfolie am Tag verwenden, sofern die Mobilität die Umwelt vielleicht sogar fördert und die Plastikfolie aus Biomasse hergestellt wird und kompostierbar ist. Viele moralische Dilemmas können technisch gelöst werden, wofür es Entwicklung braucht. Und das bedeutet, Fehler machen zu dürfen, Ressourcen zu verbrauchen, Geld und Energie zu verschleudern. Das klingt ziemlich grau, oder? Und genau das ist es. Die Welt ist nicht schwarz-weiß, und unsere Werte sollten das ebenso wenig sein. Das Gegenteil von schwarz-weiß ist aber nicht grau, sondern bunt.

Deine immer vorhandene, nicht abzuschüttelnde und in Wahrheit wertvolle Negativität muss irgendwohin. »Irgendwo« ist aber kein schöner Ort. Deiner Negativität, deinem Schatten einen besonders schönen Platz in deinem Herzen zu schenken, ist ein guter Anfang. Nur, was wir achtsam wahrnehmen, können wir lieben, und nur was wir lieben, können wir loslassen. Ein hilfreicher Satz lautet: »Ich erlaube, dass es allen meinen Gefühlen besser gehen darf.« Du sagst »besser gehen darf« und nicht »besser geht«, denn Letzteres wäre ein Befehl, ein Zwang, der Druck erzeugen könnte.

Wir sollten immer aus der Fülle heraus denken und handeln, aber den Schatten dabei integrieren und nicht ausschließen. Dann kehrt das Gefühl der Fülle früher oder später zu uns allen zurück. Und siehe: Sogar der Schatten hat eine wichtige Funktion, zum Beispiel, sich darin auszuruhen. Du bist bereits vollkommen, du hast alles, was du brauchst, du kannst alles fühlen, was du möchtest, von der größten Angst bis zur schönsten Ekstase. Jetzt gilt es, ein harmonisches Gleichgewicht zu finden, in dem sich alle deine Gefühle und letztlich alle Wesen und Menschen wohlfühlen können.

Menschliches Verhalten sollte danach beurteilt werden, ob wir uns alle gleichzeitig und dauerhaft so verhalten könnten oder nicht. Nur dann ist es harmonisch und ausgeglichen. Die Frage, die du dir also bei der Aufstellung deiner Werte stellen solltest, lautet: »Ist es möglich, mein Verhalten zu universalisieren?« Dieser kategorische Imperativ von Immanuel Kant ist die Grundlage des ethischen Verhaltens. Wenn du wissen möchtest, ob eine Handlung von dir oder anderen Menschen moralisch richtig ist, musst du diese Handlung nur zu einer allgemeingültigen Regel erheben, und schon kannst du beurteilen, ob du sie als allgemeines Gesetz ohne Widerspruch akzeptieren würdest. Jedem jederzeit die Wahrheit und die Meinung zu sagen, widerspricht der Universalisierbarkeit. Die Idee, als Mönch keusch, enthaltsam und zurückgezogen zu leben, widerspricht ihr ebenso. Und auch die Befreiung der Kirche von der Steuer widerspricht der Universalisierbarkeit.

Jeder von uns ist aufgerufen, sich emotional, sozial und spirituell so zu verhalten, dass sein Verhalten allgemeine Gültigkeit erlangen kann. Viele spirituelle Gebote und akzeptierte Verhaltensweisen lösen sich dabei in Luft auf. Sie sind unhaltbar und zerbrechen an der generellen Umsetzbarkeit. Wenn etwas real nicht gelebt werden kann, will ich es gar nicht erst versuchen. Dann bleibt es schöne Theorie.

So bekomme ich viel Gegenwind von fundamentalen Buddhisten, die meinen, ein Heiler erleichtere den leidenden Wesen den Weg zur Erleuchtung, was nicht korrekt sei, da es die Entwicklung vorwegnehme, die individuell erfolgen müsse. Auch schelten mich Christen, dass nur Gott und Jesus heilen dürften und sonst niemand. Prüfen wir diese beiden Aussagen mit dem Wissen, dass es Wesen und Menschen gibt, die sich weder körperlich noch geistig selbst helfen können, da sie aus eigener Kraft ihre Situation nicht zu verbessern vermögen. Schon sehen wir klarer, dass Hilfe und damit Heilung sogar geboten sind, um dem Notleidenden zu helfen, um ihm seine Selbsthilfefähigkeit zurückzugeben.

In dieser Art zerlegen wir unsere Vorstellungen und Meinungen, um klarer zu sehen. Denn jeder von uns wurde zutiefst von den Eltern sowie dem Staat und der Kultur, in denen er lebt, in seinen kosmischen Werten verbogen.

Es ist mir ein Rätsel, wie namhafte Wissenschaftler aller Länder über so viele Jahrhunderte Tiere betrachten konnten, ohne die große Güte und Wärme in ihren Augen zu sehen. Die Empathie, die wir alle miteinander teilen, das Gefühl einer gemeinsamen Herkunft, einer Quelle, aus der alle Geschöpfe und Erscheinungen hervorgehen, verbindet uns, wo uns die Nationen trennen. Für mich gibt es nur ein Bewusstsein im Kosmos, das mitfühlend ist mit allen Formen, Pflanzen, Tieren und Menschen. Das stellt viele hochmütige Annahmen des Menschen auf den Kopf, erklärt aber die Welt, wie sie auf mich wirkt, viel besser. Ein Atom leidet weniger an der Trennung von der göttlichen Quelle als ein Insekt. Ein Insekt wiederum leidet weniger an der Trennung vom Göttlichen als ein Tier, und ein Tier leidet weniger als ein Mensch. Das entspricht meiner Wahrnehmung.

Der Energiekörper von Tieren ist reiner und freier von Blockaden als der des Menschen. Kein Wunder. Ein Tier muss weniger Lügen glauben, die ihm seine eigenen Eltern erzählen. Ein Tier in freier Wildbahn muss seinen Wert nicht täglich neu durch Leistung beweisen. Tiere gehören sich selbst, und dadurch gehört ihnen die Welt. Der Mensch gehört sich nicht selbst, und damit gehört ihm auch nicht mehr die Welt. Er will sich über die Weltherrschaft selbst zurückerobern. Der Mensch will mit der Machtausübung über die gesamte Natur seine eigene Göttlichkeit beweisen. Dies tut er mit gnadenloser Gewalt, Unterdrückung und Zwangsarbeit. Egal, welcher Mensch am Ende dieses Kampfes gewinnt, er hätte seine Seele komplett verloren, die er verzweifelt zu retten versuchte. Der Mensch ist von sich selbst besessen und kann nicht aufhören, sein göttliches Antlitz in einem zertrümmerten Spiegel erkennen zu wollen. Der Weg zurück ist der einzige Weg nach vorn. Nur der Weg zurück zur Natur kann uns retten und heilen. Er gibt jedem Einzelnen von uns eine Chance – und damit auch der ganzen Menschheit. Die Umweltkatastrophen werden keinen Unterschied machen zwischen China und Amerika, Deutschland und Syrien, Iran und Holland. Wir lernen es im Guten, oder wir lernen es im Schlechten. Aber lernen werden wir es.

EINSAMKEIT

Egal, ob wir einen geliebten Menschen nach dem Ende einer liebevollen Beziehung oder durch einen Wohnortwechsel verlieren: Einsamkeit tut dem Herzen weh. Der Schmerz bezeugt die innere Trennung als äußere Trennung und kann weitere Folgesymptome verursachen, bis hin zur Panikattacke und oder dem inzwischen medizinisch anerkannten Broken-Heart-Syndrom. Hierbei schmerzt dem Betroffenen sein gebrochenes Herz wie bei einem Herzinfarkt. Es zeigt, wie intensiv sich unsere Gefühle auf unsere Gesundheit auswirken können.

Das Gefühl der Einsamkeit hat eine Sonderstellung inne, da es in unserer modernen Gesellschaft grassiert. Großfamilien gibt es kaum noch, langjährige Freundschaften zerfallen unter dem Druck der flexiblen Arbeitszeiten und -plätze. Die Bürger der modernen Industrienationen vereinsamen systematisch. »Nachbarschaft« ist fast schon ein feindseliger Begriff geworden.

Als soziale Wesen haben wir ein tief angelegtes Bedürfnis nach körperlicher Nähe und Geborgenheit in der Gruppe. Es ist für unser Wohlbefinden essenziell, dass wir uns mit anderen Menschen dauerhaft verbunden fühlen. Dieses Bedürfnis nach sozialem Kontakt gehört – wie wir gleich sehen werden – zu den Defizitbedürfnissen. Es kehrt also wie Hunger und Durst immer wieder zurück, egal, wie gut es gestillt wurde. Einsamkeit kommuniziert dieses soziale Kontaktbedürfnis. Zugleich lässt uns die moderne Gesellschaft mit der Einsamkeit allein. Die eigenen Kinder haben oft keine Zeit mehr für ihre Eltern. Großeltern vereinsamen in Altenheimen. Aber auch die Kinder müssen früh mit häufigem Wohnortwechsel umgehen und knüpfen nur lose Freundschaften, geben es regelrecht auf, sich emotional an ein anderes Kind zu binden, im Wissen, dass sie eh bald wieder wegziehen.

Das führt zu einer dauerhaften Isolation der Seele, dem fortgesetzten Gefühl, allein zu sein – selbst unter Menschen. Es gelingt nicht mehr, tief greifende Bande zu anderen Menschen zu knüpfen. Die alte Wunde schmerzt zu stark, und das Bedürfnis nach Kontakt ist längst zu groß geworden, um es sich selbst oder anderen zuzumuten.

Ich erinnere mich an die Begegnung mit einem alten Klassenkameraden, den ich viele Jahre nicht gesehen hatte. Im Laufe des Gespräches kamen wir auf das Thema Familie und Kinder, und noch bevor er auch nur ein Wort dazu gesagt hatte, fühlte ich seinen Schmerz so heftig brennen in meinem Brustkorb, als hätte mich jemand angeschossen. Erschrocken fasste ich mir an die Rippen, so intensiv war der unerwartete Schmerz. Wir kannten uns und hatten nett geplaudert, dadurch waren wir energetisch von Herz zu Herz verbunden. Als mein Schulfreund dann seine alte Wunde hochholte, fühlte ich sie augenblicklich auch. So intensiv wie diesen Schmerz bodenloser Einsamkeit hatte ich jahrelang nichts Vergleichbares gespürt.

Sogar in einer Beziehung können wir neben dem Partner vereinsamen. Depressive kennen das Gefühl, umgeben von der fröhlichen Familie unerreichbar für deren aufbauende Worte, zärtliche Zuwendungen und lieb gemeinte Ratschläge zu sein. Ist die Einsamkeit erst einmal so groß geworden, dass sie die empfundene Schamgrenze übersteigt, bleiben wir damit allein. Wie die Urangst auch, ist die Einsamkeit in unserer Welt so weit verbreitet, dass sie schnell ansteckend wirkt. Viele gehen stark in Resonanz mit Einsamkeit – wie ich bei meinem Klassenkameraden –, aber nur, weil ihre eigene Einsamkeit zu groß ist. Um das erwachsen zu betrachten, braucht es eine gut ausgebildete Selbstreflexion, dic uns nie jemand beigebracht hat. Das wiederum bewirkt, dass einsame Menschen eine soziale Gruppe mit ihrem Einsamkeitsgefühl regelrecht aufmischen können. Jeder geht in Resonanz mit seiner Einsamkeit, und die soziale Gruppe zerfällt. Eine Klientin von mir berichtete, dass sie das jedes Jahr zu Weihnachten erlebe. Alle würden sich auf das gemeinsame Fest der Liebe freuen, aber da die Bedürfnisse nach Nähe zu groß geworden sind, zerbricht die Erwartung an der Realität. Schon sitzt jeder für sich allein, einsam in der Gruppe wie auf einem Bahnhof voller Menschen, die man nicht kennt.

Was wir heilen dürfen und sollten, ist die frühkindliche Kränkung, die das Stillen dieses Bedürfnisses verhindert und die Einsamkeit reduziert. Danach sind wir überhaupt erst wieder in der Lage, andere Menschen nahe genug an uns heranzulassen, um Nähe zu spüren. Genauso, wie regelmäßig zu essen der beste Schutz vor Hunger ist, sind intakte Familien und gute Freunde der beste Schutz vor Einsamkeit. Es klingt trivial, zeigt aber die Sonderstellung dieses Gefühls, da alle anderen Gefühle und Bedürfnisse durchaus rein meditativ und energetisch geheilt und gelöst werden können.

QUALITÄT UND QUANTITÄT DER GEFÜHLE

Qualität und Quantität der Gefühle zu unterscheiden, ist wichtig. Jeder hat als Qualität jedes Gefühl. Die Quantität – die Menge – kann abweichen und ist auch immer gewissen Schwankungen unterlegen, aber die Qualität bleibt. Vergleichen wir es mit Wasser, um es deutlich zu machen. Wasser ist bei Raumtemperatur flüssig, das ist seine Qualität. Diese gilt hier genauso wie in Amerika, China, aber auch der Antarktis, wo Wasser hauptsächlich gefroren ist. Die Qualität des Wassers ist unabhängig vom Ort, an dem wir uns befinden. Die Quantität des Wassers, also die Menge, ist jedoch abhängig davon. Der Raum begrenzt die Menge des Wassers. Genauso, wie es viel und wenig Wasser geben kann in einem bestimmten Raum, so können wir viel und wenig Liebe in unserem Herzen tragen. Aber dass wir Liebe in uns tragen, ist eine von der Menge unabhängige Qualität.

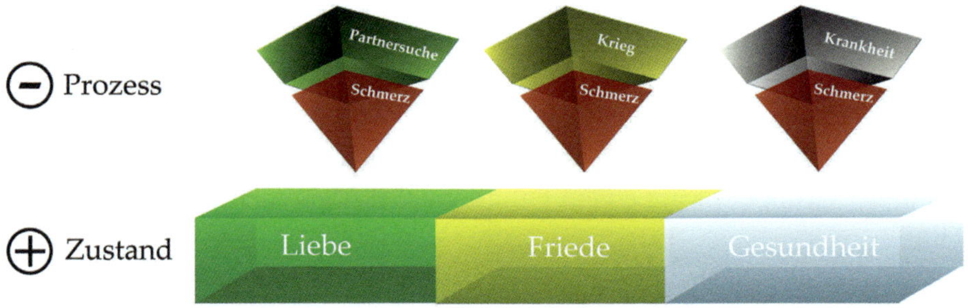

Erst die Trennung von unserer Qualität erzeugt die Quantität des Leids. Je stärker die Trennung und damit der Schmerz sind, desto größer ist das Leid. Alles Positive im Leben wie Liebe, Friede oder Heilung sind somit Zustände, die Suche nach der Liebe, der Krieg oder die Krankheit sind hingegen ein Prozess. Wir sollten demnach weniger Prozesse durchlaufen und lieber in heilsame Zustände eintauchen.

Jeder Mensch und jedes Tier hat alle Gefühle. Jeder Mensch trägt die Qualität der Liebe in sich. Aber wie viel Liebe im Raum unseres Herzens wohnt, ist unterschiedlich. Menschen bemessen ihre Gefühle gern in der Quantität, der Menge eines Gefühls: »Wie sehr liebst du mich?«, und wollen dafür auch möglichst materielle Beweise haben, ein großes Geschenk. Das Problem mit der Quantität der Gefühle ist, dass sie so Objekte werden, sie werden materiell und damit auch zerstörbar. Friere ich Wasser zu Eis, kann ich es messen. Ich kann sagen: »Hier ist genau ein Kilo Eis.« Aber jetzt kann ich diesen Eisblock auch zerschlagen. Mir wird das Herz gebrochen. Alles trifft mich, sobald ich meine Liebe zu einem Objekt mache. Besinne ich mich hingegen auf die Qualität meiner Liebe, wird die Liebe gleichsam flüssig. Mein Herz kann schmelzen und die Kränkung heilen. Und siehe da: So, wie Eis, das schmilzt, keine Wunden vom Zerbrechen mehr trägt, so zeigt auch meine Liebe keinen Schmerz mehr, ist sie wieder geschmolzen. Die Qualität unserer Gefühle ist darum für die Heilung wichtiger als die Quantität. Wollen wir aus dem Füllhorn der Liebe schöpfen, muss die Liebe auch flüssig werden. Als raum- und zeitlose Qualität in allen Tieren und Wesen ist die Liebe unerschöpflich. Was viele als »bedingungslose Liebe« bezeichnen, ist somit die Qualität der Liebe. Sie ist kein Objekt und auch an kein Objekt gebunden. Wie eine Flüssigkeit ist sie unantastbar und unangreifbar für die Hiebe und Stiche des Lebens. Wasser kann nicht erstochen, die Liebe nicht zerbrochen werden. Je mehr Kränkungen wir in uns tragen, desto kränkbarer werden wir. Darum sollten wir uns so wenig wie möglich als Objekte betrachten, sondern als spirituelle Wesen, die wie leuchtendes Wasser sind. Die Pfeile und Steine, die das Leben auf uns schleudern mag, gehen einfach durch uns hindurch, ohne Spuren zu hinterlassen.

Das ist die Macht der Yin-Energie, der Qualität, während die Yang-Energie die Quantität zeigt. Ist ein Gefühl gekränkt, beschränkt dies also die Yang-Kraft. Wir kommen nicht mehr in die Yin-Kraft des Gefühls zurück.

LISTE DER WICHTIGSTEN NEGATIVEN GEFÜHLE UND DEREN VERORTUNG IM KÖRPER

GEFÜHL	NEGATIVE SEITE	POSITIVE SEITE	ORT IM KÖRPER
Hass	Hass zerstört und mauert, er lässt nichts Schlechtes, aber auch nichts Gutes mehr herein, zerfrisst Körper und Seele.	Schützt den Selbstwert vor Angriffen, den Körper vor Viren, Bakterien und Tumoren, weiß immer, wer Schuld hat an der fehlenden Wertschätzung.	Unterbauch Vitalchakra
Wut	Die Wut kocht gern unbemerkt vor sich hin und greift auf lange Sicht die Organe, Gelenke und Arterien an. Magengeschwüre, Bluthochdruck, Gallensteine und Rheuma können entstehen.	Die Wut bewacht die eigenen Grenzen vor Übergriffen und Manipulation. Sie schützt deine Bedürfnisse und spricht auch einmal zur Außenwelt ein klares »Nein«, um »Ja« zu dir selbst zu sagen.	Unterbauch Vitalchakra
Urangst	Als Dauerpanik weder für Körper noch für Geist gesund. Sie durchzieht das Nervengeflecht und macht uns sehr stressanfällig bis hin zu Panikattacken.	Bewacht Tag und Nacht den Körper vor Schäden und Unheil. Ummantelt und verpflastert Wunden wie ein Arzt und betäubt den Schmerz einer Kränkung.	Oberbauch Bauchchakra
Ängste	Als Sorgenfalten im Gesicht und Sorgennervenbahnen im Gehirn können sich Ängste immer tiefer in unseren Gedanken, Gefühle und Handlungen fräsen.	Die Angst macht uns aufmerksam und klar. Sie ist wie ein Kaffee, der Müdigkeit und Langeweile vertreibt und das Interesse fördert. Du fühlst dich angenehm erfrischt.	Kopfchakra überall im Körper
Ekel	Kam es zu einer Prägung, die positive Gefühle als eklig stigmatisiert, kann das unser ganzes Leben beeinflussen. Sexuelle Bedürfnisse und Organe sind häufig (zu unrecht) ekelbesetzt.	Schützt uns davor, ungesunde und infizierte Nahrung zu uns zu nehmen. Ummantelt manche Traumata, um sie vom Alltagsbewusstsein fernzuhalten.	überall im Körper

GEFÜHL	NEGATIVE SEITE	POSITIVE SEITE	ORT IM KÖRPER
Schuld	Die Schuld ist in ihrem Wesen autoaggressiv und bildet oft den dunklen Kern von Traumata und Teufelskreisen. Die Schuldgefühle sind eine der Hauptursachen, warum wir uns nicht selbst heilen.	Dank der Schuld übernimmst du soziale Verantwortung. Du achtest auf das, was du sagst und tust, ja sogar fühlst, um deine sozialen Kontakte frei vom »Bösen« in dir zu halten, zum Beispiel vom Hass. Hass macht uns als Menschen schuldig. Tiere haben diese Wertung nicht.	Unterbauch Vitalchakra
Scham	Scham versteckt und verdeckt, mitunter auch Traumata, sodass wir sie nicht finden und heilen können. Scham verzögert und erschwert die Heilung.	Scham hilft uns, Gefühle, Gedanken und Verhaltensweisen zu verstecken, die in einem bestimmten Kontext nicht angebracht sind.	Unterbauch Vitalchakra
Neid	Der Neid ist eine (vom Hass) halbierte Liebe. Zwar liebe ich, was ich sehe, aber ich gönne es mir selbst nicht. Jetzt beneide ich den anderen um das, was er hat. Neid kennt viele Spielarten, die zunehmend destruktiv sein können, zum Beispiel Missgunst und Eifersucht.	Dank des Neids weißt du, was du willst, und nur so kannst du es auch bekommen. Viele benutzen den Neid als Beweis ihres Erfolges. Der Neid der anderen ist der eigene Stolz. Neid und Stolz sind sehr statusbewusste und damit hierarchische Gefühle, die sich über die Masse erheben wollen. Als positiv erlebtes Gefühl gönnt er allen, was sie haben, und erinnert dich daran, dass du es auch haben willst.	Schilddrüse Halschakra
Ohnmacht	Ohnmacht kann uns völlig lähmen und führt in einen Teufelskreis aus Lethargie und Minderwertigkeit. Auch der Ohnmacht liegt eine Selbstwertwunde zugrunde.	Die Ohnmacht ist wie die Depression ein Stoppschild auf der Autobahn des Lebens. Sie fordert uns auf, Machtverhältnisse zu überdenken und völlig neue Wege zu gehen. Ohnmächtig im Angesicht des Abgrundes erbaue ich eine Brücke.	überall im Körper

GEFÜHL	NEGATIVE SEITE	POSITIVE SEITE	ORT IM KÖRPER
Trauer	Wird die Trauer zu groß, ist sie erdrückend. Ihrer Funktion, uns wieder liebevoll von Herz zu Herz zu verbinden, wird sie dann nicht mehr gerecht.	Die Trauer führt uns immer wieder in die Liebe zurück. Dank der Trauer weißt du, was du vermisst, und spürst tief in dir, dass du es auch zurückbekommst. Die Trauer führt dich in die Liebe zurück, auch zu dir selbst.	Brustkorb Herzchakra
Einsamkeit	Ein grassierendes Gefühl, das in der städtischen Vereinsamung leider rasant zunimmt. Einsamkeit ist eine Mischung aus Trauer und sozialen Kontaktbedürfnissen, die immer wiederkehren werden, da sie zu den Grundbedürfnissen gehören wie Essen und Trinken.	Dank der Einsamkeit fühlst du, dass du ein soziales Wesen bist, und suchst dir die Freunde und den Partner, die zu dir passen. Wenn du deine Einsamkeit verdrängst, wirst du nicht spüren, was du brauchst, und lebst unglücklich allein.	Brustkorb Herzchakra

TEIL 2

BEDÜRFNISSE – SIE KENNEN UNS BESSER ALS WIR UNS SELBST

DIE GRUNDBEDÜRFNISSE

Meine Leidensgeschichte ist auch eine Liebesgeschichte. Sie erzählt davon, das Empfindsame wieder lieben zu lernen, dem ganz Leisen in einer lauten Welt zu lauschen und die lichtvolle Seele des Schattens zu erkennen. Die Chi-Heilung half mir aus meiner schweren Depression, mit ihr löste ich chronische Schmerzen in meinem Körper auf und solche, die nur auftraten, wenn ein Teil in mir dachte, ich wäre nicht gut genug. Seitdem hat sich viel getan, sowohl in meiner Arbeit als auch in meinem Leben.

Wer aus den Abgründen seiner Seele herausklettern konnte, sollte all seinen Mut zusammennehmen und wieder hineinklettern. Du findest dort im Dunkeln die anderen, die noch blind und taub, ihrer göttlichen Sinne entmächtigt durch die zerklüftete Schlucht tasten, nach Hilfe rufend. Wer sich selbst befreit hat, darf andere befreien. Wer sich selbst heilt, kann ein Heiler werden. Ein »Seelenführer«, der die Abgründe kennt, in die wir fallen können.

Es berührt mich, zu wissen, dass ich trotz all meines Hasses, meiner Wut und meiner Ängste, trotz dieses wie Zahnschmerz bohrenden Wunsches, mich selbst zu zerstören, der erbarmungslosen Unliebe zu mir selbst stets getragen worden bin von den Mächten, die in uns und um uns wirken. Die Gnade des Kosmos, die ich nicht scheue, auch die Gnade Gottes zu nennen, ist grenzenlos. Und jeder, der um Hilfe bittet, wird erhört. Denn jeder Schmerz, jedes Leid, jeder Schatten birgt bereits die Lösung für sein eigenes Problem. Der größte Schatten birgt auch das größte Licht. Blockaden sind in Wahrheit Geschenke, etwas dunkel verpackt zuweilen, aber je größer sie sind, desto größer ist auch der Inhalt, der sich danach sehnt, wieder Teil von uns zu sein.

Darum ist jeder Leidensdruck in Wahrheit auch ein »Heilungsdruck«. Was uns trifft, das betrifft uns. Wir können darauf vertrauen, dass die Kräfte und damit das Wesen des Schattens und des Schmerzes gut und gütig sind. Alles, was du fühlst, will dir nur helfen. Niemand im Kosmos ist gegen dich außer du selbst. Du wirst nie einen größeren Feind im Leben haben als dich selbst. Darum sei dein bester Freund, deine beste Freundin. Werde dir ein guter Vater und eine gute Mutter. Werde dir selbst dein Bruder und deine Schwester. Der wichtigste Partner in deinem Leben ist deine Liebe zu dir selbst. Diese immense Heilkraft wurde uns als Kind oft genommen. Nicht unser Wille wurde gebrochen, sondern die Fähigkeit, uns selbst zu lieben.

Die Selbstliebe spricht die Wahrheit, und dieser Stimme zu folgen, führt dich zu dir selbst zurück.

Bevor ich die Aura und Energie der Menschen und Tiere sehen konnte, gab es ein anderes mystisches Ereignis in meinem Leben, über das ich bis heute mit niemandem gesprochen habe. Nicht einmal meine Familie oder gute Freunde wissen von diesem wortwörtlich leuchtenden Moment in meiner Jugend. Die Angst war zu groß, mich lächerlich zu machen. Aber das ist genau der Punkt, an dem wir unsere innere Wahrheit und unseren Wissensdurst und damit auch unsere Vorstellungskraft und letztlich unsere göttliche Schöpferkraft beschränken lassen. Wir sind alle Schöpfer des Multiversums, und wenn ein Kind nicht über das berichten darf, was es erlebt hat, was nützt uns das dann?

Mein damals bester Freund Jan und ich waren für ein paar Wochen in Broadstairs, England, zu Gast, und spazierten spät abends von der malerischen Küste über einen Feldweg nach Hause zu unserer Gastmutter. Der Sternenhimmel wölbte sich über das gesamte Firmament. Als Insel ist England weniger stark von der Lichtverschmutzung betroffen, und der Mond leuchtete silbern herab und durchdrang mit seinem Schein die losen Wolkenschwaden. Von den Eindrücken des Tages satt, wanderten wir nach Hause, was uns etwa eine Stunde kosten würde. Abrupt verharrend, zeigte Jan zum Himmel und sagte mit fester, ruhiger Stimme, als habe er immer schon damit gerechnet, dass dieser Tag kommen würde: »Ein UFO.«

Flugzeuge, Sternschnuppen und seltsam leuchtende Wolken hatte ich viele in meinem Leben gesehen. In einem Sommer, in dem ich mit meiner kleinen Schwester aufgrund der Hitze die Betten in den Garten gestellt hatte, sahen wir alle Farben und Formen von Sternschnuppen: blaue, rote und einen grün leuchtenden Kometen, der über den halben Himmel flog, bis er fulminant in fünf Teile zerfiel – wie eine Hand mit gespreizten Fingern – und zerstrahlte. Aber das, worauf Jan zeigte, war etwas anderes. Das war kein Flugzeug, keine Sternschnuppe und keine leuchtende Wolke.

Das unbekannte Flugobjekt war rundlich und viel größer als der Abendstern. Es wechselte beständig seine schillernden Farben, von Rot nach Grün und wieder zum vorherrschenden Gelb, und bewegte sich zunächst in der Geschwindigkeit eines Flugzeuges. Dann, als hätte es bemerkt, dass wir es beobachten, nahm seine Geschwindigkeit rasant zu, und es flog in etwa drei Sekunden – der Zeit, die ich brauchte, um meine Kamera herauszukramen – über den halben Himmel, bog ab, beschrieb eine halbe Kurve und flog wieder zurück. Das Tempo musste weit über der zehnfachen Schallgeschwindigkeit gelegen haben, und es war mir ein Rätsel, wie es dabei Kurven fliegen konnte. Schließlich verschwand es in den Wolken. Was eine bunte Kugel am Himmel war, wurde auf dem Foto, das ich geschossen hatte, zu einem verschwommenen glühenden Schweif.

Als Junge von elf Jahren waren UFOs für mich aufregend und die Möglichkeit intelligenten Lebens außerhalb der Erde ganz real. Aber jeder Erwachsene, der öffentlich über UFOs spricht, gibt sich der Lächerlichkeit preis. Es war sicherlich ein magischer Moment in meiner Jugend, und er hat mich sehr tief mit meinem damals besten Freund verbunden.

Der Grund, warum ich mit niemandem darüber sprach, ist simpel. Ich war schon als Kind ein Sonderling und hatte keine Lust, ausgelacht zu werden. Eines der wichtigsten Bedürfnisse, die es gibt, ist eben das Gefühl, dazuzugehören. Wenn ich in einem Seminar frage: »Was ist das wichtigste Gefühl des Menschen?«, kommt als häufigste Antwort aus der Gruppe: »Liebe.« Aber ich muss ja »liebenswert« sein, um die Liebe überhaupt annehmen zu dürfen. Wertschätzung ist damit der Klebstoff der Seele, er hält Geist und Körper, Gefühle und Menschen zusammen. Liebe kommt und geht, aber Freunde bleiben. Warum? Weil wir sie wertschätzen, ohne sie lieben zu müssen. Wertschätzung hält alle Gefühlsschwankungen aus, Liebe nicht. Ein Gefühl, an das wir uns dringend wieder erinnern müssen im täglichen Miteinander. Politisch wie in der Familie.

Struktur in die bunte Welt der Bedürfnisse bringt die Bedürfnispyramide des Psychologen Abraham Maslow. Die Darstellung seiner Bedürfnishierarchie in Form einer Pyramide wird ihm zugeschrieben, ist aber tatsächlich eine spätere Interpretation seiner Arbeit durch andere. Sehen wir uns die Bedürfnispyramide an, verstehen wir sie instinktiv, wenn wir an die Entwicklung eines Menschen vom Säugling über die Kindheit bis zum Greisenalter denken.

Ganz unten in der Pyramide und damit am Anfang unserer Entwicklung geht es zunächst einmal um das nackte Überleben. Dafür müssen unsere biologischen Bedürfnisse gestillt werden: Essen, Trinken, Atmen, Schlafen. Das Kleinkind muss sich sicher und geborgen fühlen und wächst in eine soziale Gemeinschaft hinein, innerhalb derer es sich geliebt

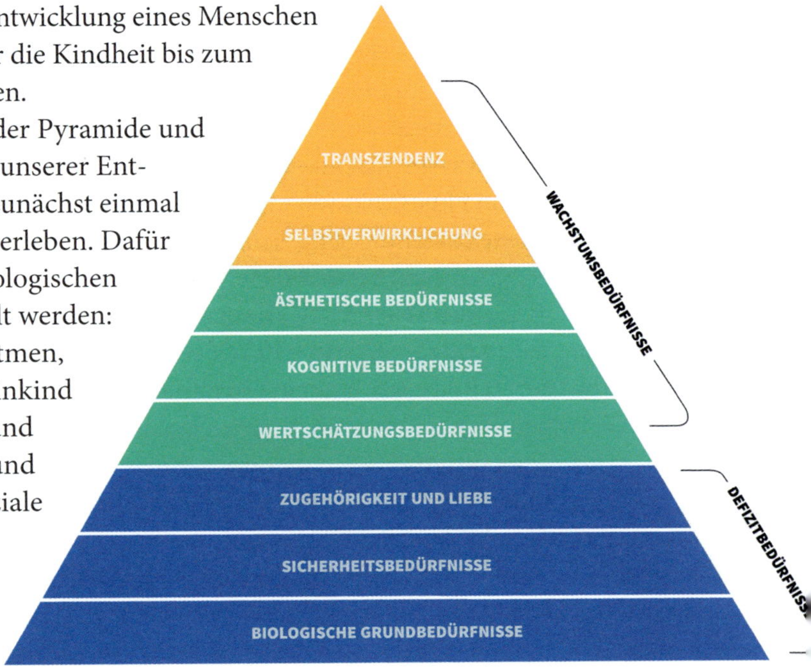

und willkommen fühlen sollte. All diese Bedürfnisse sind die blau gefärbten »Defizitbedürfnisse«, die immer wiederkehren. Sofern sie nicht ausreichend gestillt wurden, kommt es zu ernsthaften Missbildungen im weiteren Wachstum, körperlich wie geistig. Wer als Kleinkind nicht genug Nahrung bekommt, bleibt sein Leben lang schwächlich und oft anfällig für Krankheiten. Wer als Kleinkind nicht ausreichend Geborgenheit empfinden durfte, leidet ein Leben lang unter Ängsten oder Gefühlskälte. Psychopathie entsteht, wenn wir der übersprudelnden Angst einfach den Hahn zudrehen. Das ist ein Kapitel für sich.

Für Kleinkinder ist Wertschätzung das wichtigste Gefühl von allen, denn es ist auch das größte Bedürfnis. Hier und erst hier beginnen die »Wachstumsbedürfnisse«, in der Grafik grün und gelb gefärbt. Werden Wachstumsbedürfnisse gestillt, entsteht ein Gotteskreis, der uns nach oben zieht. Je stärker die eigene Wertschätzung ist, desto stabiler kümmern wir uns ab jetzt auch um uns selbst und unsere anderen Wachstumsbedürfnisse: die kognitiven (Bildung) und die ästhetischen Bedürfnisse (Kultur), die dich zur Selbstverwirklichung befähigen. Sind sie gestillt, gehen sie in die Transzendenz über, das Gefühl des All-eins-Seins. Wer sich selbst genug kennt, fühlt, dass er göttlich ist. Und wer seine eigene Göttlichkeit fühlt, nimmt sich selbst nicht mehr so wichtig und ernst. Er ist wieder ganz bei sich angekommen. Selbstverwirklichung und Transzendenz helfen, sich um andere Menschen zu kümmern.

Sind die eigenen Bedürfnisse gestillt, bekommen wir von Natur aus Lust, anderen auf die gleiche Entwicklungsstufe zu helfen. Wir strecken die Hände gleichsam aus und hieven den Nächsten zu uns herauf. Der Psychologe Erik H. Erikson nannte diese seelische Reife »Generativität«. Nachdem sich ein Mensch lange genug um sich selbst gedreht hat, folgt er seinem Transzendenzbedürfnis, um der folgenden Generation die Werte zu vermitteln, die ihm wichtig erscheinen, unabhängig von seiner eigenen Person. Die Großeltern vermitteln menschliche Qualitäten jenseits von Egoismus, Mangel und Selbstherrlichkeit. Fallen die Großeltern weg, geht uns auch die Vermittlung menschlicher Qualitäten verloren, die unsere Güte, unser Mitgefühl und unsere Rücksichtnahme fördern. Wir verlieren ein Stück Menschlichkeit.

Je reifer eine Nation ist, desto näher steht sie ihrer Selbstverwirklichung und Transzendenz. Transzendenz bedeutet in diesem Zusammenhang, seine imperialen Ansprüche loszulassen, um ärmeren Nationen helfend unter die Arme zu greifen. Genau an dieser Schwelle stehen wir gerade. Das Wissen um die Göttlichkeit von uns allen und der Wunsch, selbstlos zu handeln, um einem bedürftigen Land zu helfen, das sich nicht selbst helfen kann – Eltern kennen dieses Gefühl, aber Nationen müssen es noch lernen. Viele Nationen der Zweiten und Dritten Welt müssen es überhaupt noch in den grünen Bereich der »Wachstumsbedürfnisse« schaffen. Sie müssen – mit der Hilfe der Ersten Welt – stark genug werden, sich selbst zu helfen. In Wahrheit jedoch beutet die Erste Welt die Dritte Welt aus. Die reichen Länder verhalten sich wie Rabeneltern, die ihre armen Länder zur Kinderarbeit zwingen.

Länder entwickeln sich ebenso wie Individuen, werden die Bedürfnisse ausreichend gestillt. Energetisch schließt sich hierbei ein Kreis, der das Wachstum aneinander und miteinander fördert. An dieser Schwelle stehen wir.

Unsere Bedürfnisse beschreiben – wie alles im Leben – Gotteskreise oder Teufelskreise. Werden unsere Grundbedürfnisse wie Essen und Trinken nicht gestillt, schwächt uns das immer weiter, bis wir unsere Sicherheits- und Kontaktbedürfnisse nicht mehr stillen können.

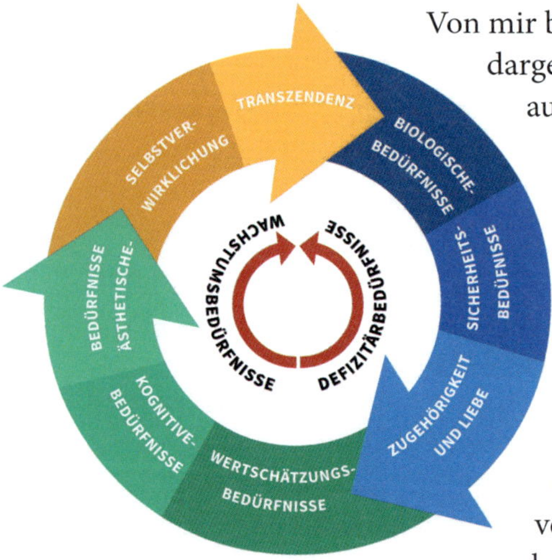

Von mir begründet und in diesem Buch erstmals dargestellt, ist der »Bedürfniszirkel«. Er zeigt auf, dass das Stillen aller Wachstumsbedürfnisse dazu führt, die Defizitbedürfnisse für andere besser stillen zu können. Der eigenen Bedürftigkeit entwachsen, reifen die Seele des Menschen und das Bewusstsein ganzer Nationen aus. Wir werden befähigt, uns gut und gütig um andere Wesen zu kümmern. Die Empfindung der Transzendenz, das Gefühl einer allversorgenden inneren Göttlichkeit, wird bei Kindern verstärkt, sobald wir ihnen die Möglichkeit bieten, sich um Tiere und andere Kinder zu kümmern. Die Transzendenz relativiert alle anderen Bedürfnisse. Wer unerschöpflich ist, muss nicht alles selbst erleben, um glücklich zu sein. Das Wissen um die eigene Göttlichkeit bringt uns im Angesicht der eigenen und fremden Mängel zum Lächeln. Der Blick geht weiter, sieht das große Ganze, worin alle Leiden vorübergehende Erscheinungen eines kosmischen Schauspiels sind.

Getragen von der Transzendenz kümmert sich eine Mutter des Nachts um ihr eigenes Kind, völlig am Ende mit ihren Nerven, und lächelt. Durchglüht von der Transzendenz hilft ein Vater seinem Sohn, völlig von der Arbeit entkräftet, und erfreut sich an der Freude seines Kindes. Wir dürfen die nährende Kraft dieser Transzendenz nicht aus der Gleichung der Bedürfnisse nehmen. Als Pyramide dargestellt, verbildlichen die Bedürfnisse ein Machtgefälle.

Das wird weder uns als spirituellen Wesen, die keine Hierarchie benötigen, da wir alle gleich wichtig und gleich wertvoll sind, noch unseren Bedürfnissen gerecht, die ebenso alle gleich wichtig und gleich wertvoll sind. Jedes unserer Bedürfnisse will uns helfen, physisch und psychisch zu wachsen.

Wertschätzung ist das wichtigste Gefühl und zugleich das stärkste Bedürfnis, das bei uns Menschen brachliegt. Es wurde in der Schule, der Arbeit und sogar innerhalb der Familie nie vollständig gestillt. »Ausreichend« ist keine Schulnote, sondern eine Demütigung. Und der Kapitalismus gießt noch Öl in das Feuer, streut Salz in die Wunden des Selbstwertes. Jeder Bürger ist zu einem Stück Muskel, einem Stück Hirn geworden, das er höchstbietend auf dem Markt verkaufen soll. Der Selbstbetrug ist längst Alltag, wie sonst halten wir diese verqueren Lügen tagtäglich aus?

Das A und O bei Bedürfnissen ist die absolute Ehrlichkeit, die uns systematisch aberzogen wurde. Dies gilt es zu überwinden. Bevor du dich deinen alten, tiefen Bedürfnissen zuwendest, solltest du einen Blick auf die Bedürfnispyramide werfen. Willst du deine emotionalen Bedürfnisse befriedigen, sollten die anderen Grundbedürfnisse zunächst gestillt worden sein. Die blau markierten Defizitbedürfnisse sind allgemein keine Bedürfnisse, die durch Meditation gestillt werden sollten. Es gibt sicherlich ein paar Ausnahmetalente auf unserem schönen Planeten, die weder essen noch trinken müssen und sich von Chi, also der Lebensenergie, ernähren. Und selbst das Atmen scheint für einige Yogis – die sich in der Meditation die Nase, die Ohren und den Mund verstopfen lassen– nur noch bedingt nötig zu sein. Aber ob das für uns alle zu einem glücklichen Leben führt, finde ich fraglich.

Wir machen in der Spiritualität oft dieselben Fehler wie in der materiellen Welt und übertragen Leistungsansprüche darauf, um uns als Einzelner aus der Masse hervorzutun. Das ist spiritueller Materialismus. Er bewirkt, dass einige unglaublich viel können und herausragende Fertigkeiten besitzen, während die große Masse immer noch im Dunkel des Leids darbt. Dieser Weg ist aus meiner Sicht ein Irrweg. Die größte Stärke einer sozialen Gruppe ist die Gruppe selbst. Wichtiger als die Entwicklung und Förderung einzelner Ausnahmetalente ist also die Förderung möglichst vieler Menschen. Bildung und Selbstverwirklichung müssen endlich allen zugänglich werden, um ihre größte Kraft zu entfalten. Darum schreibe ich dieses Buch. Es soll dir die Selbstermächtigung schenken, die Hilfe zur Selbsthilfe. Was nützt es uns, wenn es wenige gibt, die alles können. Macht von Einzelnen führt immer zu Machtmissbrauch. Besser ist es, wenn alle sehr viel können. Das formt einen Kreis statt einer Pyramide, und Menschen können wieder Menschen helfen. Kinder unterrichten Kinder. Wir tun das gern, denn wir wissen tief in uns die Wahrheit:

> Du bist ich, und ich bin du. So wie ich behandelt werden will, so sollte ich die Welt behandeln.

So stark wie eine gerechte Verteilung der Güter und Lebensmittel in der Welt mit der Realität, in der wir noch leben, kollidiert, tut es auch unser Innenleben mit einer gerechten Verteilung der Energie. Fair zu uns selbst und unseren Bedürfnissen zu sein, wurde uns regelrecht aberzogen. Wir haben uns an eine hierarchische Welt des Machtmissbrauchs angepasst.

Schauen wir uns diese gordischen Knoten genauer an.

WEM GEHÖRST DU?

In meiner Wahrnehmung sehen Gefühle wie farbig leuchtende Wolken aus. Die Angst leuchtet blau, die Liebe grün, Freude strahlt gelb, Hass auch, aber heller, und Wut glüht orange. Wird ein Gefühl unterdrückt, entstehen kompakte Gebilde bis hin zu dunklen Steinen, die im Innersten glühen. Das ist dann eine Blockade – der sprichwörtliche Stein, der uns auf dem Herzen liegt. Je mehr solcher Blockaden wir besitzen, desto stärker fühlen wir uns chronisch belastet. Das Leben ist schwer, der Körper träge geworden. Bedürfnisse sehen für mich hingegen immer bläulich aus, haben die Form von langen oder kurzen Trichtern und schimmern in der jeweiligen Farbe, die sie quasi als »Futter« suchen. Ein schönes Bild für ein Bedürfnis ist für mich die Blume, die bestäubt werden möchte, um sich in eine Frucht zu verwandeln.

Werden in der Kindheit unsere Bedürfnisse gestillt, entstehen daraus die positiven Gefühle als dauerhafte Kraft und Energie. Diese positiven Gefühle dienen später unseren eigenen Kindern als versorgende Kraft, und Fülle tradiert Fülle. So, wie aus einer Frucht nie wieder eine Blüte wird, so wird aus einem positiven Gefühl auch nie wieder ein ungestilltes Bedürfnis. Ausgenommen davon sind unsere Defizitbedürfnisse wie Atmen, Essen und Trinken. Diese kehren immer wieder und müssen auch physisch gestillt werden. Wenn ich im Folgenden von Bedürfnissen spreche, meine ich also immer emotionale Bedürfnisse wie die nach Liebe, Geborgenheit, Wertschätzung, Transzendenz und Freude. Diese sind die bei uns Menschen am häufigsten abgespaltenen Bedürfnisse.

Kinder sind energetisch sehr offen und gut mit ihren Bedürfnissen in Kontakt. Sie wissen von Natur aus, dass sie nur dann wachsen und seelisch reifen können, wenn sie dafür sorgen, dass die Erwachsenen ihre Bedürfnisse stillen. Wie energetische Nabelschnüre reichen sie den Erwachsenen ihre Bedürfnisse hin in der Hoffnung, emotional »gefüttert« zu werden. Kinder brauchen Geborgenheit, Liebe, Wertschätzung, Freunde und eine altersgerechte Vermittlung von Transzendenz. Sie sind von sich aus sozial, aber auch religiös. Sie glauben an eine magische Wirkung ihrer Innenwelt, die mit der Außenwelt wechselwirkt.

Der Kontrollverlust in der Außenwelt kann zum Kontrollverlust in der Innenwelt führen. So, wie uns die Außenwelt nicht länger gehört, so gehört uns fatalerweise auch unsere Innenwelt nicht mehr. Wir bewohnen den Tempel der Seele – unseren eigenen Körper – wie ein ängstlicher Hotelgast, der sich kaum traut, das Zimmer zu verlassen, und pausenlos Angst hat, wie hoch die Rechnung am Ende wohl sein wird. Wir arbeiten unentwegt, um uns ein wenig Wohlgefühl leisten zu dürfen. Ein Gefühl, das uns von Natur aus in freier Menge zur Verfügung steht. Wir mieten unser Eigentum für teures Geld und gegen harte Arbeit.

Als Kinder lernen wir, sobald wir uns selbst berühren: »Das gehört sich nicht.« Im Klartext bedeutet das: »Dein Geschlecht gehört dir nicht«, und noch schlimmer: »Es gehört sich nicht selbst.« Wenn mein Geschlecht mir nicht gehört und auch nicht sich selbst gehört, wem gehört es dann? Niemandem. Niemand soll es besitzen, ich nicht, mein Partner nicht, und was dort vor sich geht, gefühlt, gewollt, gewünscht wird, soll niemanden interessieren, am wenigsten mich selbst. Aber sobald es dann zu einem zärtlichen Kontakt kommt, soll das vorher Ignorierte, Abgespaltene und Verstoßene plötzlich funktionieren und gefälligst Freude bereiten. Das ist eine fatale Situation. Es zwingt zur Spaltung, die darüber hinaus zu einem negativen Selbstbild des abgespaltenen Anteils führt. Der Umgang mit unseren Genitalien ist ein Paradebeispiel für unseren Umgang mit unseren Bedürfnissen: Wir spalten sie ab. Das bedeutet, dass wir unsere energetische Nabelschnur kappen, die zuvor mit uns verbunden war, deren Bedürfnis wir fühlen und daher auch von innen wie von außen versorgen konnten. Spalten ist energetisch dasselbe wie abschneiden. Wir teilen unseren Energiekörper in zwei Hälften oder trennen etwas, was von Natur aus zu uns gehört, ab. Die Spaltung ist der stärkste Abwehrmechanismus und dem Hass zugeordnet. Zugleich ist er ein Teufelskreis:

Spalten wir unsere Bedürfnisse ab, fühlen wir nicht länger, was wir schmerzhaft vermissen. Das erscheint uns – besonders als Kind – in diesem Augenblick gut und richtig. Die Beziehung zu den lieblosen Eltern kann weitergehen. Ohne das lästige Bedürfnis fühlen wir als Kind nicht mehr, dass uns etwas fehlt. Aber was ich nicht fühle, kann ich auch nicht versorgen, und was ich nicht versorge, kann ich nicht heilen. Der abgespaltene Anteil verschwindet nicht einfach, sondern drängt jetzt als Druck- und Spannungsgefühl zurück. Du selbst bist die Herkunft und Quelle all deiner Energien und damit deiner Gefühle, Bedürfnisse und Wunden. Und was du als unangenehm in deiner Körperwahrnehmung empfindest und womöglich als Leidensdruck bezeichnest, ist anders betrachtet ein Heilungsdruck. Das abgespaltene Bedürfnis macht auf sich aufmerksam, um von dir versorgt zu werden. Die Form von Liebe oder Geborgenheit, die exakt dieses Bedürfnis von dir wünscht, hast du jedoch nie erfahren. Wie sollst du diesen Teil von dir lieben und versorgen, wenn du selbst keine Liebe für dich besitzt? Dieser empfundene Mangel kann so real sein, als solltest du ein Baby stillen, für das es keine Nahrung gibt. Es schreit und schreit und schreit, und die Verzweiflung wird immer größer. Kommst du mit deinen abgespaltenen Bedürfnissen in Kontakt, verhindert deine begrenzte Erfahrung, dass du das Bedürfnis versorgen kannst. In dieser Art bleiben kindliche Spaltungen ein Leben lang erhalten.

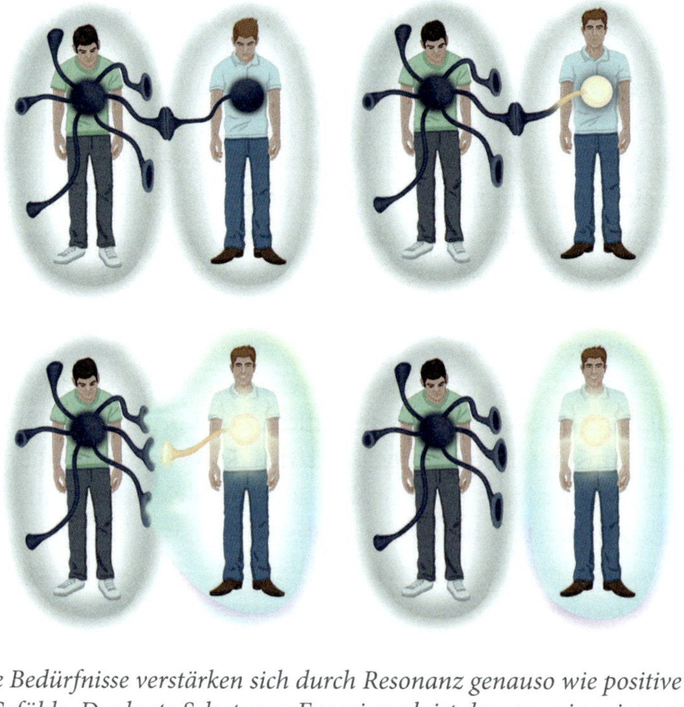

Ungestillte Bedürfnisse verstärken sich durch Resonanz genauso wie positive oder negative Gefühle. Der beste Schutz vor Energieraub ist darum, seine eigenen emotionalen Bedürfnisse zu stillen. Nur diese können uns in Wahrheit Energie nehmen, wie uns auch nur die eigene Wut wütend machen kann und nie eine fremde.

Daher erklärt sich das magische Wörtchen, das wir in der Chi-Heilung verwenden: Du kannst deinen abgespaltenen Anteilen nichts geben, aber du kannst es ihnen »gönnen«. Das Gönnen ist unabhängig von deinem Besitz.

Die Welt des Chi, der Lebensenergie, funktioniert etwas anders als die Welt der Materie. Mangel ist in der Welt der Energie virtuell, nie real. Sofern wir die materielle Welt als eine Simulation des Bewusstseins begreifen, wäre sogar der materielle Mangel virtuell und nicht real – aber das führt jetzt zu weit.

> Wichtig ist: Unsere persönlichen Erfahrungen begrenzen unsere Gefühle und damit die Energie.

Diese Begrenzung gilt jedoch nur für unser Alltagsbewusstsein, nie für unseren Energiekörper. Alles, was wir tun müssen, ist, dem abgespaltenen Bedürfnis alles zu gönnen, was es braucht. »Ich gönne dir alles, was du brauchst, denn du gehörst zu mir.« Der erste Teil des Satzes versorgt das Bedürfnis mit Energie, der zweite Teil macht die Spaltung rückgängig.

Das probieren wir gleich aus.

Achte bitte darauf, dass zunächst deine Defizitbedürfnisse gesichert sind, denn diese ziehen dich immer wieder in den Mangel zurück. Für einen Laien ist es schwer zu unterscheiden, ob es sich um ein emotionales Bedürfnis handelt oder physischen Hunger. Und dann wunderst du dich, warum dieses seltsame Liebesbedürfnis immer wieder auftaucht. Atmen, essen, trinken, gesunde soziale Gruppe und Sex … All diese Grundbedürfnisse dürfen, ja, sollten physisch gestillt sein, bevor du dich deinen emotionalen Bedürfnissen widmest. Es klingt trivial, aber das physische Überleben darf nicht aktuell bedroht sein, willst du mit emotionalen Bedürfnissen arbeiten. Falls du dich existenziell bedroht fühlst, ohne sichtbaren Grund, ist das die Urangst. Jetzt verstehst du vielleicht besser, warum die Urangst in der Bewusstseinspyramide der Chi-Heilung die Bedürfnisse dominiert. Das körperliche Überleben ist wichtiger als ein altes emotionales Bedürfnis. Das ergibt Sinn. Ich hoffe, so langsam setzen sich ein paar Puzzlestücke in deinem Geist zusammen, und du erkennst bereits die größeren Zusammenhänge.

Übung 10: Alte Bedürfnisse stillen – die Selbstversorgung heilen

Fühle ganz entspannt in deinen Körper hinein. Deinen Körper zu fühlen, bedeutet, dich selbst zu fühlen, und dich selbst zu fühlen, bedeutet, in magischen Räumen des Kosmos zu reisen. Erlaube dir selbst ganz bewusst, dass dieser Raum in dir schön ist, dir gefällt, Schutz und Sicherheit bietet. In deiner Vorstellung gehst du an einen heilsamen Ort, in eine heile Welt, wo deine Bedürfnisse sein dürfen und perfekt gestillt werden können. Du bist die Göttin, der Schöpfer dieser Welt. Du musst entscheiden, wie deine Welt noch schöner, noch liebevoller für dich werden kann. Diese Entscheidung nimmt dir keiner ab.

Erlaube jetzt ganz bewusst, dass deine alten ungestillten Bedürfnisse wie niedliche kleine Tierchen vor dir erscheinen. Alle Wesen mögen sich in deiner Welt, und auch du darfst alle Lebewesen lieben. Es ist wichtig, sich über seine Bedürfnisse klar zu sein, um die Welt diesen Sehnsüchten und brennenden Wünschen nach zu gestalten.

Lasse vor dir das größte ungestillte Bedürfnis erscheinen, indem du es beim Namen rufst: »Ich erlaube, dass sich vor mir mein größtes ungestilltes Bedürfnis zeigt.« Vielleicht ist deine schöne, leuchtende Innenwelt plötzlich verdunkelt. Vielleicht bekommst du Angst, oder ein anderes negatives Gefühl bezieht sich auf dieses Bedürfnis. Das ist dein Abwehrmechanismus deinen eigenen ungestillten Bedürfnissen gegenüber. Das ist ganz normal. Sprich diese Angst, diese Wut, ja, vielleicht sogar diesen Hass ganz offen und ehrlich aus, benenne den Abwehrmechanismus: **»Auch wenn du mir Angst machst … Auch wenn du mich wütend machst … Auch wenn ich dich am liebsten zerstören würde, gönne ich dir alles, was du brauchst.«** Du wirst sehen: Sobald du deine negativen Gefühle benennst, lösen sie sich auf. Der Abwehrmechanismus ist anerzogen, er ist familiär übernommen. Sieh die erste Meditation zu deinen Bedürfnissen wie eine Bestandsaufnahme, in der du herausfiltern möchtest, welche negative Kraft in dir wie deine paradiesische Harmonie stört oder gar zerstört. Sollte sich ein Schatten zeigen, du Angst bekommen oder wütend werden, sprich all das ganz offen und ehrlich aus. Das Schlimmste, was zugleich die meisten als Erstes in der Chi-Heilung erkennen, ist, dass sie Angst vor ihren eigenen Bedürfnissen haben und diese – und damit sich selbst – im tiefsten Kern verachten. Jetzt ist es also auf dem Tisch, na und? Ist das so schlimm? Fällt uns da eine Zacke aus Krone?

Weiter geht's. Einfach ehrlich sein und die heilsamen Sätze weitersprechen. Der wichtigste Heilsatz, um den sich alles in der Chi-Heilung dreht, lautet: **»Ich gönne dir alles, was du brauchst, denn du gehörst zu mir.«** Das Gönnen versorgt das Bedürfnis unabhängig davon, was du selbst an Liebe, Geborgenheit und Wertschätzung erfahren hast. Das Anerkennen des abgespaltenen Anteils als zu dir gehörig integriert ihn – und das ist Heilung. Trennung und damit Spaltung hingegen macht krank. Das gilt auch politisch und global.

Spielarten dieses zentralen Heilsatzes der Chi-Heilung sind erlaubt und erwünscht. So darfst du, wenn du der Blockade gegenüber so empfindest, immer ehrlich sagen, was du fühlst. **»Auch wenn ich dich verachte, gönne ich dir alles, was du brauchst.«**
Oder: **»Auch wenn du mir panische Angst machst, gönne ich dir alles, was du brauchst.«**
Oder: **»Auch wenn ich mich für dich schäme, gönne ich dir alles, was du brauchst.«**
Oder: **»Auch wenn ich dich eklig finde, gönne ich dir alles, was du brauchst.«**

Alles, was die Disharmonie in deiner himmlischen Ordnung stört, darf von dir benannt, versorgt und so bereinigt werden. Zuweilen – wenn der Abwehrmechanismus klein genug ist – reicht es aus, einfach zu entscheiden, dass sich dieser innere Konflikt lösen darf. Die Lösung entsteht auch ganz von allein. Es ist heilsam, abends vor dem Einschlafen ganz bewusst an einen schönen Ort in deinem inneren Paradies zu gehen und es einfach zu genießen, dort zu sein. Tagsüber, in der Meditation, gehst du an jene dunklen Orte, die dieses Paradies noch stören. So heilst du Stück für Stück deine Innenwelt und löst die ungestillten Bedürfnisse darin auf. Ein Gotteskreis beginnt. Je mehr deine Bedürfnisse gestillt sind, desto mehr positive Gefühle stehen dir auch als Energie zur Verfügung. Und je positiver deine Innenwelt wird, desto schneller kannst du heilen.

Lasse dir in der Meditation gern auch die folgenden Bedürfnisse zeigen, und integriere sie, so gut du kannst:

- »Das Bedürfnis, das mich am meisten belastet.«
- »Das Bedürfnis in mir, das sich selbst nicht akzeptiert.«
- »Das Bedürfnis, mit dem ich am wenigsten zu tun haben möchte.«

DIE ALLEINHERRSCHAFT DES KOPFES

In der Kindheit musste jeder von uns bestimmte Gefühle und Bedürfnisse ablehnen. Das war Teil der Erziehung. Die Ablehnung von Gefühlen und Bedürfnissen lehnt aber automatisch auch unsere Energie ab. Die Spaltung des Energiekörpers raubt uns massiv Kraft. Wir verlieren sie nicht nur einmal, sondern mehrfach. Erst verlieren wir die Energiemenge, die wir mit dem Bedürfnis von uns trennen. Danach verlieren wir die Energie, dir wir einsetzen müssen, um die Spaltung durch zusätzliche Verdrängung aufrechtzuerhalten. Die Tür zu deinem Alltagsbewusstsein muss jetzt ständig fest zugedrückt werden. Das kostet Kraft. Auch diesen Mechanismus finden wir global wieder: Je intoleranter eine Diktatur ist, desto größer wird ihre militärische Gewalt nach innen und nach außen. Die Gewalt, die sich in einem Land gegen die eigene Bevölkerung richtet, ist energetisch betrachtet der Selbsthass auf einer breiten Ebene.

Würden wir unsere abgespaltene Energie einfach in die Ecke stellen, wäre alles halb so wild. Aber das Bewusstsein strebt zur Ganzheit zurück, es sucht im Kleinen wie im Großen beständig nach Heilung. Das erzeugt den Druck, den wir im Körper und im Geist empfinden. Dieser Druck ist der Heilungsdruck unseres Bewusstseins, das alle verstreuten und abgetrennten Anteile wieder verbinden will. Zu unserem Wohl.

Aus diesem Grunde kann auch eine Diktatur nie von Dauer sein. Eine direkte Demokratie als politischer Ausdruck der Gleichberechtigung jeder Stimme setzt sich letztlich durch. Diese Schwarmintelligenz trägt ein Potenzial in sich, das in den Familien, in den Firmen und Ländern noch gar nicht zum Tragen kommt.

In der Geschichte der Menschheit haben wir bislang nur die dunkle Seite der Masse kennengelernt. Und es herrscht in den Köpfen noch immer die düstere Vorstellung, dass die große Masse der Menschen dumm sei und besser von hochgebildeten Menschen gesteuert werden sollte. Es ist die Vorstellung einer klaren Hierarchie von Herrschern und Beherrschten. Wir haben es auch in der eigenen Familie oft nicht anders kennengelernt. Der Vater ist der Diktator oder Präsident. Als Kinder waren wir dumm und naiv, und als Volk sind wir es immer noch.

Welch ein Irrtum.

Weder Kinder noch Erwachsene sind dumm oder naiv. Im Kollektiv, wenn alle Meinungen gehört und alle Ideen gesammelt wurden, entsteht aus diesem Chor der Stimmen – genau wie in unserem Gehirn – ein Effekt der Synergie, der Intelligenz ermöglicht jenseits dessen, was zuvor möglich war.

Wir können sagen: Wer klug ist, lernt mehr von seinen Feinden als der Naive von seinen Freunden.

Viele glauben, dass die Dummheit der Menschen mit ihrer Anzahl zunehmen würde. Das ist nicht richtig. Sicherlich gibt es das Phänomen des Mobs, wenn Menschenmassen, aufgepeitscht von Angst und Hass, ihren niederen Instinkten mehr vertrauen als ihrem Verstand. Solche Massen waren und sind leicht zu führen. Aber das ist ein Reflex, einem Muskel vergleichbar. Einem Muskel können wir kaum die Intelligenz eines Gehirns zutrauen. Aber ein Volk kann diese sensitive Intelligenz des Gehirns aufbauen durch demokratische und soziale Vernetzung aller, mit dem gemeinschaftlichen Ziel, das Wohl aller zu steigern.

Im Gehirn bekommt jene Zelle mehr Energie in Form von Glukose, deren Idee als wichtig und richtig für alle erachtet wird. Eine Zelle, die viel Energie verlangt und dabei nur ihr eigenes Wachstum im Sinn hat, ohne an das Gemeinwohl zu denken, nennen wir Krebs. Darum scheue ich mich auch nicht, unser aktuelles Finanzsystem als Krebsgeschwür der Menschheit zu bezeichnen. Die Gier frisst unsere Seele auf. Aber das ist ein anderes Thema.

Worauf ich hinausmöchte: Auch du wirst mit Sicherheit friedlicher, freundlicher und sogar intelligenter, sobald du mit deinen Bedürfnissen an einem Strang ziehst. Demokratisch und im Hinblick auf das Wohl aller Beteiligten. Alles andere wäre die Diktatur des Geistes. Der Kopf versucht, dem Herzen Befehle zu erteilen. Leider geht das. Aber Heilung funktioniert so nicht. Bei der Heilung folgt der Kopf dem Herzen.

Der Diktator dankt ab und lässt das Volk sich selbst regieren, zum Wohl aller und damit letztlich auch seiner selbst.

ALLZU OFFEN IST NICHT GANZ DICHT

Bedürfnisse sind in ihrer Polarität Yin, und das bedeutet, sie öffnen, sind frei im Raum beweglich und nehmen Energie auf. Spalten wir unsere Bedürfnisse in der Kindheit ab, verbleiben diese »bedürftigen Magneten« in unserem Energiekörper und versuchen auf allen Wegen, irgendwo Energie zu bekommen, um endlich gestillt zu sein.

Ich möchte ausdrücklich betonen, dass unsere Bedürfnisse uns nur helfen wollen, zu wachsen und eine reife Seele zu werden, die bedingungslos andere versorgt. Die Idee der Energieräuber und Energievampire, die ganze Bücherregale füllt, ist mir darum ein Gräuel. Weder ist das einzelne Bedürfnis ein Energieräuber, noch ist ein Mensch mit all seinen abgespaltenen Bedürfnissen ein Energievampir. Trotzdem kommt es zu dem uns allen bekannten Phänomen, dass wir uns schnell ausgelaugt und müde fühlen, sobald wir einer Tätigkeit nachgehen, die unsere intellektuellen oder emotionalen Bedürfnisse nicht befriedigt. Genau wie negative Gefühle und Wunden, so können auch ungestillte Bedürfnisse kompensiert werden. Das stillt sie weder nachhaltig, noch werden sie dadurch integriert, aber wir fühlen uns trotzdem besser. Wer sich ungeliebt fühlt, kann sich selbst etwas kaufen, sich gleichsam beschenken als Beweis der eigenen Liebenswürdigkeit. Wer sich nicht geborgen fühlt, kann deftig essen. Kalorienreiche Nahrung kompensiert das emotionale Bedürfnis nach Nestwärme und Sicherheit. Und leider ist es auch möglich, dass bedürftige Menschen bei anderen Menschen die abgespaltenen Bedürfnisse triggern. Auch dieser Mechanismus ist universell und gilt für Gefühle und Wunden gleichermaßen. Die Schwingung eines abgespaltenen Bedürfnisses im energetischen Raum versetzt alle ähnlich schwingenden Bedürfnisse in Resonanz. Ohne jeden Kontakt, ohne, dass ein Wort darüber gesprochen wird, ohne jede emotionale oder körperliche Berührung.

Das ist ein Problem, das viele Therapeuten kennen und sogar bei sehr erfahrenen Heilern zu der Annahme führen kann, der Patient habe seine »negative Energie« auf den Heiler übertragen. Korrekt ausgedrückt, müsste es heißen: Der Heiler oder Therapeut ist in negative Resonanz gegangen. Die Eigenverantwortung für unsere Negativität ist bei der Heilung das A und O. Wenn in der Kindheit niemand ausreichend Verantwortung für unsere Bedürfnisse und Kränkungen übernehmen wollte, fällt das schwer, ich weiß. Es ist ein Ideal, dem wir nachstreben. Die Alternative sieht nämlich ziemlich düster aus: Wir erheben uns über die ohnehin schon gedemütigten Bedürfnisse. Das ist kein heilsamer Ansatz, wie ich finde, und ich bete, dass wir schon bald keine Bücher mehr über Energievampire finden werden.

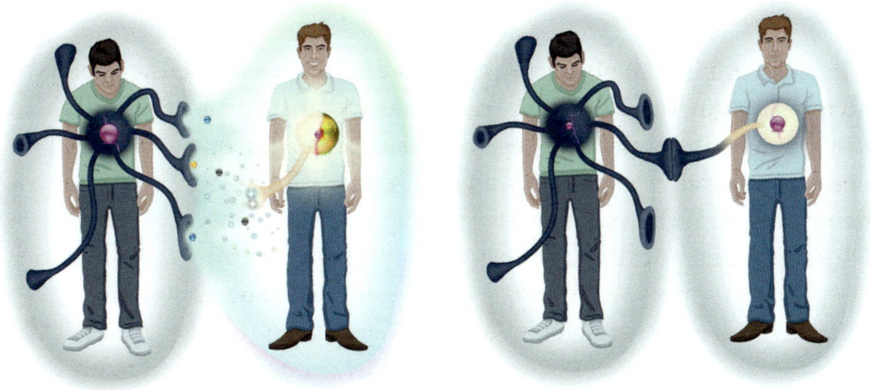

Im Kontakt mit Menschen, die ähnliche Wunden und abgespaltene Bedürfnisse haben wie wir, geht unser Energiesystem automatisch in Resonanz. Wir spüren den Schmerz des anderen nur dann, wenn er auch unser eigener ist. Dies sollte jeder von uns konstant als Heilungsdruck und nicht als Leidensdruck verstehen.

Bedrängt uns ein negatives Gefühl, sollten wir weicher werden, also in die Yin-Energie wechseln, um wie ein Geist zu sein. Das negative Gefühl kann uns so nicht berühren. Umgekehrt können wir aber auch in die Yang-Kraft wechseln, wenn uns die weiche Yin-Energie eines Bedürfnisses herunterzieht. Egal, ob innen oder außen. Ein anderer Mensch kann uns nur dann mit seinem negativen Gefühl, seinem ungestillten Bedürfnis oder seiner Kränkung infizieren, wenn wir eine ganz ähnliche Blockade in uns tragen. Das ist das Prinzip der Resonanz.

Idealerweise sagen wir innerlich: »Danke, dass du mir diesen Schatten in mir aufzeigst, ohne dich hätte ich ihn erst viel später empfunden und erfahren. Und wer weiß, was dann geschehen wäre …«

Zur Motivation: Jede Blockade, die du heilst, weil ein anderer Mensch sie dir aufgezeigt hat, ist eine Krankheit weniger, die du bekommen kannst. Und erst gar nicht krank zu werden, ist die beste Heilung, die es gibt.

DAS GESETZ DER RESONANZ

Wie innen, so außen. Die Welt gleicht einem riesigen, vierdimensionalen Mandala, das Raum und Zeit als Illusion erzeugt, denn energetisch können wir sowohl Räume fühlen, die weit weg sind, als auch mit Zeiten verhaftet und verbunden sein, die längt vergangen sind. Der Mensch ist spirituell ein Wesen, das sich in Raum und Zeit verheddert hat wie eine Spinne im eigenen Netz.

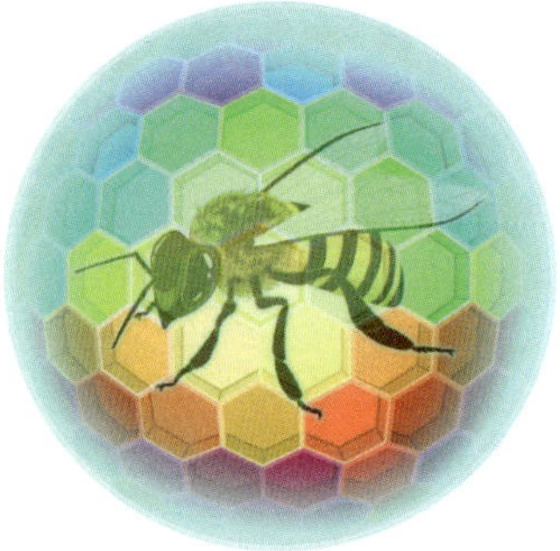

Jedes Tier und jeder Mensch besitzt alle kosmischen Qualitäten. Aus diesen Qualitäten formen wir uns quantitativ aus. Jeder ist der ganze Kosmos und wirkt auf ihn ein. Das macht uns zu Mitschöpfern der Schöpfung.

Die alte Vorstellung der Psychoanalyse lautet: Wir müssen die dunkle Landschaft der Seele über viele Jahrzehnte durchschreiten und vermessen, um eine detaillierte Landkarte des Gefühlslebens zu zeichnen, an der wir ablesen können, wo wir genau stehen. Nach einer Psychoanalyse weiß jeder ganz genau, warum es ihm schlecht geht. Die Kindheit dauert sechszehn Jahre, und viele beschäftigen sich die folgenden sechzig Jahre damit, sie aufzuarbeiten. Das ergibt für mich keinen Sinn. Die Chi-Heilung ist eine schnellere Methode, die Seele eines Menschen zu durchleuchten, Zusammenhänge zu verstehen und innere Konflikte zu lösen. Dafür arbeiten wir energetisch und nicht emotional. Das heißt, wir arbeiten mit der Energie der Gefühle und nicht mit den Gefühlen selbst. Das Chi als Lebensenergie galt viele Jahre als esoterisch und damit unbrauchbar für die Wissenschaft. Die Forschung der letzten Jahrzehnte hat unser Wissen in diesem Punkt erweitert und wieder dort angebunden, wo wir im Westen den Kontakt zu unseren Wurzeln verloren hatten. Die Gesprächstherapie ist noch immer das Mittel der Wahl, um mit der Seele zu arbeiten, obwohl wir längst wissen, dass wir ein Trauma nicht durch gutes Zureden lösen können.

Was heilt wirklich? Und wer heilt wen?

Heilt der Patient nicht auch den Therapeuten? Ja, natürlich, spätestens, wenn der Therapeut etwas dank seines und durch seinen Patienten lernt, was er vielleicht auch für sein Seelenleben, seine Forschung, seine Ehe verwenden kann. Wäre es hier nicht sinnvoll, diese Wertschätzung mit dem Patienten zu teilen? Therapie ist ein Gemeinschaftsprojekt. Patienten heilen ihre Therapeuten genauso wie Therapeuten ihre Patienten. Ein anderes Wort für Therapie wäre also Synergie. Das wertet den Patienten auf, was dringend nötig ist, sind die meisten Konflikte der Seele doch aus einem tiefen Minderwertigkeitsgefühl entstanden. Erziehung ist ein Gemeinschaftsprojekt. Kinder erziehen ihre Eltern genauso wie Eltern ihre Kinder. Jede Beziehung ist auch Erziehung. Das gilt genauso für die Beziehung zwischen Patient und Therapeut.

Die Welt, wie wir sie kennen, ist ein lebendiges Netzwerk aus Beziehungen, und die einzig sinnvolle Art und Weise, in Beziehung zu treten und eine Beziehung zu ändern, ist durch Empathie.

Sie selbst ist der Schlüssel zum Multiversum.

> Das gesamte Multiversum ist auf Empathie gebaut.

Gott fühlt mit dem Menschen so stark, so intensiv, dass er sich für einen Menschen hält. Das Göttliche in uns fühlt und füllt die Formen des Kosmos, und so erwacht alles zum Leben.

Dies erläuterte die erste fundamentale Wahrheit: Jeder von uns ist Schöpfer seiner Realität. Der Innenraum ist der Lebensraum der Seele. Diese Innenräume jedes Einzelnen können mental und emotional deckungsgleich sein oder nicht. Teilen genügend Menschen mentale Räume, entsteht auch physisch eine neue Realität. Wir »glauben« an Häuser, bevor wir sie bauen. Wir glauben daran, dass sie existieren, wir glauben daran, dass sie halten, und wir glauben dem Architekten, dass er die Idee eines Hauses Realität werden lassen kann. Der Glaube steht also immer an erster Stelle im Leben, egal, worum es geht. Im Alltag können wir uns selbst vorschwindeln, dass es Wissen wäre und nicht Glaube. Aber das stimmt nicht. Wissen ist zum allgemeinen Konsens kristallisierter Glaube. Wahn oder Sinn entscheidet die Geschichte.

> Glaube wird Realität, erst psychisch, dann physisch.

Weltbild wird Selbstbild, das wiederum Weltbild wird. In was für einer Welt wir leben – ob Menschen, Tiere, die Natur gut sind oder schlecht –, das lernen wir von unseren Eltern und Lehrern. Dieses Weltbild wird schleichend Teil unserer Identität. Es wird unser Selbstbild. Fortan werden wir (bewusst oder unbewusst) dafür sorgen, dass uns die Welt in unserem Selbstbild nicht enttäuscht. Wann immer die Welt, die Menschen, die Natur besser sind, als wir es erwartet haben, greift dies unser Selbstbild an. Die Gutartigkeit der Natur kann die eigene Bösartigkeit kränken. Wir empfinden sie jetzt schmerzlich, denn Schmerz ist nichts anderes als erleb- und erfühlbare

Trennung, die eine Entscheidung fordert: Weiter bewerten wie bisher oder neu bewerten?

»Woran glaube ich?«, ist darum die wichtigste Frage im Leben des Menschen. Die Antwort entscheidet über Wahn und Sinn, Schmerz und Glück. Der aktuelle Glaube färbt unsere Vergangenheit, Gegenwart und Zukunft, sowohl im Einzelnen als auch in der ganzen Menschheit.

Das Paradoxon lautet: Glaube ist alles, aber nicht alles ist Glaube. Glaube erschafft Realität. Diese existiert jetzt unabhängig davon, ob ich weiter an sie glaube oder nicht. Der Wand ist es egal, ob ich an sie glaube oder nicht, und wenn ich dagegenrenne, wird sie mir dennoch eine blutige Nase verpassen. Unglaube schützt vor Schaden nicht. Der Schmerz wäre der Hinweis darauf, dass mein Glaube nicht stimmt. Schmerz lässt uns alte Bewertungen neu erleben und so überdenken. Wir lernen durch Schmerz sehr schnell (wenn er unser Freund ist), oder wir zerbrechen an ihm (wenn er unser Feind ist).

DER ABWEHRMECHANISMUS

In der Chi-Heilung unterscheiden wir zwischen einem schwachen und einem starken Abwehrmechanismus. Ein schwacher Abwehrmechanismus ist völlig normal und hilft deinem Ich, im Alltag zu funktionieren. Ein starker Abwehrmechanismus ist der Beweis für ein Trauma, das hinter all den Mauern verborgen liegt.

Ohne jeden Abwehrmechanismus würdest du sämtliche Kränkungen und Traumata der Vergangenheit fühlen, völlig ungehindert und ungebremst. Das wäre unerträglich. Ebenso ist auch der starke Abwehrmechanismus nötig, solange schwere Traumata das Ich belasten und die gesunde Funktionsweise des Bewusstseins stören. Es geht also nur bedingt darum, den Abwehrmechanismus aufzulösen, sondern vielmehr darum, trotz dieser notwendigen Schutzmauer energetisch arbeiten zu können. Wir reißen die Mauer nicht ein, das wäre autoaggressiv, aber wir senden Licht und Heilung auf die andere Seite, so gut wir eben können.

Konkret heißt das, dass du in der Meditation, in Kontakt mit deiner Energie, immer wieder an den Punkt kommen kannst, wo sich das Gewünschte nicht zeigt. Dein Energiekörper tut exakt das, was du von ihm forderst, darum kannst du davon ausgehen, dass du dich (unbewusst) vor einem alten Schmerz oder gar einem Trauma schützt. Um hier trotzdem zu heilen und in die tieferen Schichten deines Bewusstseins zu kommen, brauchst du einen Schutz, ähnlich einer Taucherglocke, die den Wasserdruck von außen abhält, aber du brauchst auch mechanische Arme und Hände, die du stellvertretend benutzen kannst, um zu heilen. Alles, was es dafür braucht, sind die richtigen »Zaubersprüche« und die Geduld, es so lange auszuhalten, wenig zu fühlen, bis du deine wahren Empfindungen genauer einschätzen und auch ertragen kannst.

Denke an einen Taucher in der Tiefsee. So neugierig du auch sein magst, dich nach draußen in die bunte Welt der Energie zu wagen, deine fragile Seele hält dem Druck dort draußen noch nicht stand. Du musst dich so lange schützen, bis du dich tief entspannt hast. Der Druckausgleich im Reich der Energie erfolgt (wie im Wasser) durch Entspannung. Jeder Widerstand ist eine Angriffsfläche für den Druck. Je weniger Kränkungen und somit Spaltungen dein Bewusstsein aufweist, desto freier kannst du dich von ganz hoch oben, beginnend beim Kronenchakra, bis ganz tief unten zum Wurzelchakra bewegen.

Merke: Schütze dich immer so lange und so oft, wie du es brauchst, im Wissen, dass dieser Schutz nur aufgrund der eigenen Kränkungen und Traumata nötig ist. Keinen Schutz zu brauchen, ist letztlich der beste Schutz. Aber dies gelingt nur durch die Heilung der alten Kränkungen. Nimm Rücksicht auf dich und deine Verletzbarkeit. Du spürst so wenig, weil du so sensibel bist.

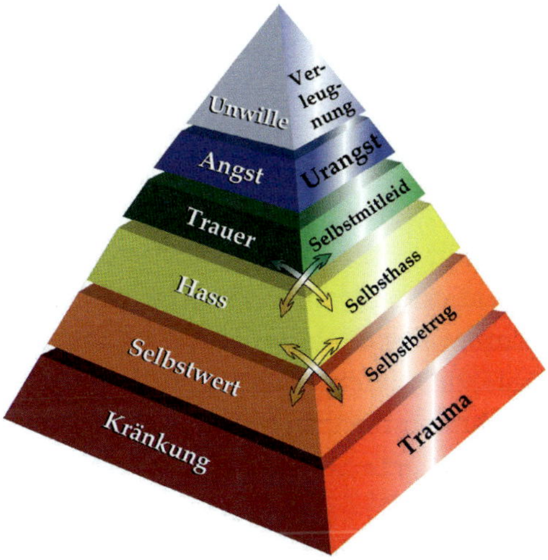

Der Abwehrmechanismus hilft uns, im Alltag zu funktionieren. In der Heilung können wir ihn als Indikator dafür verwenden, ob ein Trauma vorliegt oder nicht.

Um deinen Abwehrmechanismus aufzulockern und zu lösen, habe ich dir die folgenden Listen mit den korrekten Mantras zusammengestellt, die du immer wieder im Geist sagen kannst, um an die Blockade heranzukommen.

SCHWACHER ABWEHR-MECHANISMUS	PROBLEM IN DER MEDITATION	MANTRA SPRICH ZU DER BLOCKADE:
Unwillen	Die Energie, das energetische Objekt oder die Blockade zeigt sich nicht sehr deutlich.	»Auch wenn ich dich nicht fühlen will, gönne ich dir alles, was du brauchst.«
Angst	Du kannst die Konzentration nicht halten und bist abgelenkt von deinen Gedanken, die immer wieder abdriften.	»Auch wenn du mir Angst machst, gönne ich dir alles, was du brauchst.«
Trauer	Die Müdigkeit übermannt dich bei jeder Meditation oder bei einem bestimmten Thema.	»Auch wenn du mich traurig machst, gönne ich dir alles, was du brauchst.«
Hass	Du kannst auch nach langem Fühlen und Spüren keine Blockade erkennen, mit der du arbeiten könntest.	»Auch wenn ich mich vor dir schützen muss, erlaube ich dir, zu heilen.«
Selbstwert	In Kontakt mit der Blockade schmilzt sie einfach nicht, und die Wunde kann nicht heilen.	»Auch wenn ich es mir nicht wert bin, erlaube ich dir, zu heilen.«
Kränkung	Der Schmerz lenkt dich immer wieder ab, du kannst ihn nicht ertragen und willst dich nicht weiter damit befassen.	»Auch wenn du mir wehtust, erlaube ich dir, zu heilen.«

Der starke Abwehrmechanismus ist ein klares Zeichen, dass du dich vor einem Trauma schützen musst. Ein Trauma überfordert unsere Gefühle immer und immer wieder und sollte darum auch mit Vorsicht genossen werden. Traumata sind prädestiniert dafür, mittels der Chi-Heilung gelöst zu werden, dürfen aber nicht direkt kontaktiert werden, da der Betroffene sonst in die Retraumatisierung rutschen kann. Es ist ein himmelweiter Unterschied, ob ich sage: »Da ist eine Angst«, oder: »Ich habe Angst«. Bei einem Trauma müssen wir sogar zu dem Punkt kommen, zu sagen: »Da ist ein Trauma«, statt zu sagen: »Ich bin traumatisiert.« Sonst findet nur sehr schwer eine tiefgründige Heilung statt.

Dazu später mehr.

STARKER ABWEHR-MECHANISMUS	PROBLEM	MANTRA SPRICH ZU DER BLOCKADE:
Verleugnung	Du vergisst während der Meditation das Problem, das du heilen willst, oder dir fallen die heilsamen Sätze nicht mehr ein.	»Auch wenn ich nicht will, dass es dich gibt, erlaube ich dir, zu heilen.«
Urangst	Sobald du in Kontakt mit der Blockade gehst, packt dich die Angst, und du kannst nicht länger ruhig meditieren.	»Auch wenn du mir panische Angst machst, erlaube ich dir, zu heilen.«
Selbsthass	Während der Meditation bekommst du starke körperliche Schmerzen und Symptome, die dich zu sehr ablenken.	»Auch wenn du es dir nicht wert bist und ich es mir nicht wert bin, erlaube ich dir, zu heilen.«
Selbstbetrug	Du weigerst dich, bestimmte Anteile, unter denen du leidest, als Teil von dir zu akzeptieren und sie zu integrieren.	»Auch wenn ich gar nicht möchte, dass es dir gut geht, erlaube ich dir, zu heilen.«
Trauma	Kaum in Kontakt mit der Blockade, wird das Gefühl so stark, dass du es nicht kontrollieren kannst. Das Gefühl kontrolliert dich und nicht du das Gefühl.	»Auch wenn du mir die Schuld geben willst und ich dir die Schuld geben möchte, erlaube ich dir, zu heilen.«

DEINE PERSÖNLICHKEIT – WAS DU ÜBER DICH WISSEN SOLLTEST

Wir alle haben eine Persönlichkeit, die unser Leid und Wohl im Leben nachhaltig färbt. Sind wir zu Glück und Liebe fähig, gesund und munter, müssen wir an diesem »Gerüst der Seele« auch nicht rütteln. Halten wir an negativen Gefühlen, Süchten und schädlichen Verhaltensweisen fest, kann es sehr erlösend sein, diese Charakterschwächen zu ändern. In jeder Therapieform gilt die Frage: »Bin ich Teil der Lösung, oder bin ich Teil des Problems?« Oft müssten wir zurecht auch zugeben: »Ich habe keine Probleme, ich bin das Problem.« Spätestens jetzt ist Heilung geboten, aber nicht mehr irgendwie, irgendwo, sondern an einer ganz bestimmten Stelle: der Persönlichkeit.

Ich bin hellsichtig und sehe die Lebensenergie von Tieren, Pflanzen und Menschen wie Lichtkränze und in zarten Hüllen, die uns seifenblasenschillernd umschmiegen. Innerhalb dieser energetischen Räume ist ein jedes Tier und ein jeder Mensch mit bestimmten Energien und damit auch Gefühlen identifiziert. Wir halten an Raum und Zeit fest, und das gibt uns im gleichen Maße Halt, wie es uns fesselt. Denn im Raum der Energie ist alles flüssig wie Wasser, und Farben, Licht und Energie verändern sich pausenlos im Fluss des Lebens. Es gibt keinen Raum, und es gibt keine Zeit. Und doch wurde eine individuelle Erfahrung innerhalb eines Raumes und zu einer bestimmten Zeit gemacht. Das macht uns zu einzigartigen Individuen. Eine stabile Identität zu haben, ist also nichts Schlechtes, im Gegenteil. Aber dauerhaft mit einem schlimmen Ereignis, einem Trauma oder negativen Gefühl verbunden zu sein, kann unsere Lebenskraft und -freude schmälern.

Spannend ist, dass, mit meinen Augen betrachtet, alles Individuelle im bunten Raum der Energie durch eine Trennung vom kosmisch Universellen, also eine Kränkung, entsteht. So, wie die Druckerschwärze auf dem weißen Papier die Buchstaben, Wörter und Sätze ermöglicht, die du gerade liest, und so einen individuellen Text erschafft, so ermöglicht die Trennung vom universellen Bewusstsein dein individuelles Bewusstsein: deine Persönlichkeit.

Genießt du das, was du gerade liest? Dann ist die Trennung gelungen. Genießt du dein Leben und dich selbst, dann ist auch deine Persönlichkeit gelungen. Wer zu viel persönlich nimmt, an negativen Gefühlen festhält, als wären es kostbare Erbstücke, braucht Hilfe. Aber wie ändern wir unsere Persönlichkeit zum Guten?

Jeder ist auf ähnliche Weise glücklich und liebevoll, aber gekränkt und unglücklich ist jeder auf seine persönliche Art und Weise. Das macht unser Leid zu etwas Wertvollem und Kostbarem. Unser Leid macht uns einzigartig. Jede Persönlichkeit ist eine kosmische Blüte. Die Abermillionen Seelen gleichen den Blumen auf einer Wiese, und jede Blume ist einmalig. Wir sind gleichsam Gott und Mensch zugleich, so wie die Blume halb Wiese ist und halb Blüte. Die Schattenseite unserer Individualität sind das Leid und der Tod. Wir bezahlen unsere Individualität mit leidvoller Währung, dem Schmerz, den wir nicht annehmen wollen, den Facetten des Kosmos, die uns persönlich nicht spiegeln. Dank unserer Persönlichkeit nehmen wir auch viele Dinge persönlich. Nehmen wir Liebe und Glück persönlich, steigern sie sich zu einem fulminanten Feuerwerk. Nehmen wir Leid und Tod persönlich, steigern sie sich zu einer dunklen Woge, die uns verschlingt.

Hier frei wählen zu können, was wir behalten und genießen wollen und was wir lieber loslassen und heilen möchten, ist die Macht der Meditation. Mit der Chi-Heilung, die ich entwickelt habe, ist dies in besonderem Maße möglich.

Die energetische »Textur«, der Stoff, aus dem deine Persönlichkeit geschneidert ist, fühlt sich wie Samt oder Haut an. Sie hat eigene Wunden, eine ganz eigene Form, und dir wird auffallen, dass es dir schwerfällt, diese

Wunden nachhaltig zu heilen. Es ist in etwa ein Unterschied wie zwischen einer Wunde am Fuß und einer Wunde am Herzen. Die Wunden in der Persönlichkeit nehmen wir eben sehr persönlich, das steigert das Schmerzempfinden, aber auch den Unwillen zur Heilung. Du kannst deine Persönlichkeit wie eine Miniatur vor dir erscheinen lassen, um zu fühlen, wie sie gebaut ist, wie sie geformt ist. Denke an die Reflexzonen, und du verstehst, wie Zustände deines Bewusstseins deinen ganzen Körper beliebig klein und beliebig groß durchwirken können. Deine Persönlichkeit durchfärbt also dein ganzes Leben, deinen ganzen Körper, jede Ebene deines Bewusstseins – sogar über den Tod hinaus.

Darum ist es so wichtig, dich selbst kennenzulernen. Aber nicht mental, sondern energetisch. Um ein Individuum zu werden, müssen wir das Göttliche in uns (die Seele) kleiner machen, und es muss sich vom großen Bewusstsein trennen. Eine Kränkung ist also nicht per se negativ, sondern der Kern der Individualität. Als Struktur, die alles persönlich nimmt, durchwirkt sie alle unsere Chakras, formt sie mit und hält an bestimmten Gefühlen, aber auch Blockaden fest. Die Persönlichkeitsstruktur nimmt alles persönlich und macht aus allem, was wir fühlen, sehen und spüren, etwas Persönliches. Damit ist sie Korsett und Horizont unseres inneren Wachstums. Höchste Zeit, diese Struktur kennen- und fühlen zu lernen.

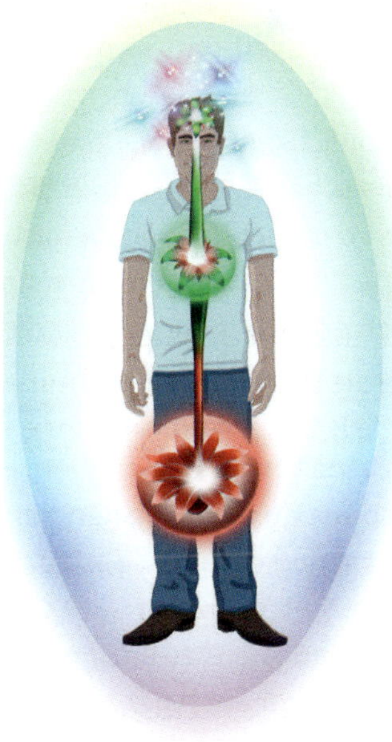

Die Persönlichkeitsstruktur durchzieht unser gesamtes Energiesystem, durch sämtliche Chakras. Damit prägt sie unsere Gedanken, Gefühle und Handlungen.

Übung 11: Heilung der Persönlichkeitsstruktur

Setze oder lege dich ganz entspannt hin, und fühle in dein Herz hinein. Lasse dich mit jedem Atemzug tiefer in das Gefühl für den Raum in dir, den Raum deiner Gefühle tragen. Sobald du entspannt genug bist, erlaube, dass deine Persönlichkeit als der Teil von dir, der alles persönlich nimmt, vor dir erscheint. Das sprichst du ganz bewusst aus: »Ich erlaube, dass der Teil von mir erscheint, der alles persönlich nimmt. Ich erlaube, dass sich der Teil von mir, der alles persönlich nimmt, in meine Hände legen darf.« Zunächst vage und abstrakt wie eine Wolke, dann zunehmend plastisch und konkret erscheint jetzt eine Form, die sich dir in deine geistigen Hände legen darf. Erfühle und ertaste diese Form wie eine Blockade, ja, wie ein Objekt im Traum. Dieser Teil von dir, der alles persönlich nimmt, dient im Alltag als Vermittler zwischen deiner Innenwelt und deiner Außenwelt. Typische Formen der Persönlichkeit sind wollknäuelartige Gebilde, aber auch Formen, die einem Organ wie deinem Herzen gleichen, mit energetischen Nabelschnüren, die daraus hervorgehen. Bitte zensiere diese energetische Form so wenig wie möglich mit deinem Verstand. Wenn du das erste Mal in deinem Leben eine Niere in Händen halten würdest, wüsstest du auch rein gar nichts damit anzufangen. Der Forschung und Erkenntnis gehen die Unwissenheit und Neugierde voraus. Sei neugierig, deine Persönlichkeit auf dieser Ebene der Energie zu fühlen und zu spüren wie ein Objekt in deinen Händen, das du mit verbundenen Augen erfühlst.

Vielleicht gibt es Stellen an deiner Persönlichkeit, die »gerissen« und »geplatzt« sind. Kein Stress. Das ist ohnehin schon länger so, und die Wunde oder Kränkung endlich zu erkennen, wird deiner Heilung dienlich sein. Suche jetzt gezielt die Wunde, die deine Persönlichkeit am meisten belastet. Sprich auch das im Geist aus: »Ich erlaube, dass sich mir die Wunde zeigt, die meine Persönlichkeit am meisten belastet.«

Fühle und spüre, wie sich die Form in deinen Händen verändert, und lege deine Hand auf die Wunde. Vielleicht spürst du einen kleinen, seichten Schmerz, wenn du die energetische Kränkung berührst, auch das ist völlig normal, und es kann dir nichts passieren. Sprich jetzt im Geist wie ein Mantra immer und immer wieder, aber mindestens zwanzigmal zu dieser Wunde in deiner Persönlichkeit: **»Ich gönne dir auch gegen alle Widerstände das, was du brauchst, um zu heilen!«** Berühre dabei sacht die

Wunde. Wo sitzt sie, wie fühlt sie sich an? Um den Schmerz ganz in Energie aufzulösen, darfst du auch sagen: **»Ich gönne dir auch gegen alle Widerstände das, was du brauchst, um restlos zu heilen!«**

Die Form in deinen Händen, die energetisch deiner Persönlichkeit entspricht, wird heller leuchten, wärmer, weicher und runder werden. Energetisch sind runde Formen immer ein Zeichen von Gesundheit – wir fühlen uns »rundum« wohl. Gönne deiner Persönlichkeit alles, was sie braucht, um dich zu erfreuen. Und fühle, ob und wo sich etwas in deiner körperlichen Selbstwahrnehmung verändert.

ICH BIN DANN MAL ERLEUCHTET

Wenn Schmerz immer aus einer Trennung heraus entsteht und selbst Trennung erzeugt, sollten wir die Trennung auflösen. Statt uns gegen den Schmerz zu wehren, müssen wir das, wofür der Schmerz steht, integrieren.

Die höchste Auflösung, die wir kennen, ist die Auflösung des kleinen Ichs im großen kosmischen Ich, die Transzendierung des Egos in seinen göttlichen Urzustand. Das ist Erleuchtung.

Es gibt Erleuchtung als kurze Momente der Erkenntnis und als länger anhaltendes Einssein mit Gott. Der Geist schwebt nicht länger über dem schillernden Wasser. Er wird das Wasser. Als dieses Wasser des Lebens bin ich alles, was existiert, und ich bin nichts. Ich bin die Wolken. Ich bin der Regen. Ich bin das Licht der Sterne.

Für ein Naturvolk und auch für Tiere in freier Wildbahn ein sehr alltäglicher Zustand. Eins mit sich zu sein, bedeutet, eins mit der Welt zu sein. Und alles ist gut. Der moderne Mensch hat sich weiter von diesem natürlichen Zustand entfernt denn je. Denn er besitzt sich nicht länger. Es gehört sich nicht, was er fühlt, dann gehört ihm nicht mehr sein Gefühl. Seine Gefühle hören jetzt auch nicht mehr auf ihn. Es gehört sich nicht, wovon er träumt, jetzt gehören ihm nicht mehr seine Träume. Seine Träume hören nicht mehr auf ihn. Seine Schmerzen werden unerträglich, also trägt er sie auch nicht länger. Er lässt seine Schmerzen einfach los, und sie fallen ins Bodenlose. Sie sammeln sich auf dem Boden seiner Innenwelt, die immer unerträglicher wird. Der vernichtende Zustand der Außenwelt spiegelt für mich den selbstzerstörerischen Zustand der Innenwelt wider.

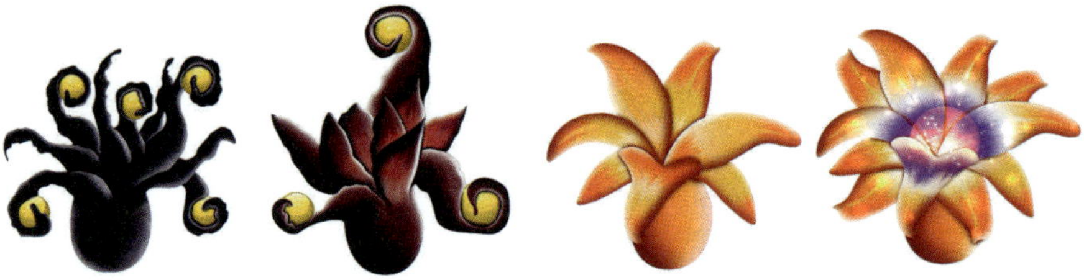

Die Persönlichkeit kann sich wie eine Blüte öffnen, alte Wunden und Blockaden loslassen und sie heilen und wird so zu einem torlosen Tor des Lichtes, der Energie und der Wahrheit.

Wir gehören uns nicht länger. Und ohne Führer sind wir wie ein treibendes Boot auf dem Meer. Das Kind in uns ist noch immer auf der Suche nach einem Vater, nach einer Mutter, die oder der es in den Arm nimmt und ihm sagt, dass es liebenswert ist. Ich sage das nur ungern, aber stärker denn je werden wir von klein auf zu schwachen Persönlichkeiten erzogen. Zu Jasagern und Nachbetern dessen, was uns vorgesagt wird. Selbst denken, selbst fühlen, selbst forschen? Nicht einmal an den Universitäten ist das noch erwünscht, den Schmieden des Wissens, den lauteren Brunnen der Weisheit. Die Brunnen unserer inneren Weisheit wurden vergiftet von Lügen.

Je weniger ich mich besitze, desto stärker halte ich an dem bisschen Ich, das ich habe und bin, fest. Je kleiner ich mich mache, desto ängstlicher werde ich, mich loszulassen, mich vertrauensvoll fallen zu lassen, mich sterben zu lassen. Ängstliche Menschen können keine Erleuchtung finden. Die Stärkung des Ichs ist wichtiger als seine Auflösung. Wie soll ich etwas loslassen, was ich selbst gar nicht besitze? Wie soll ich auf die Suche nach mir verzichten, wenn ich nie genug war? Wenn das, was ich habe, nicht reicht, um satt und glücklich zu sein, erscheint noch weniger von mir wenig erstrebenswert. Die Suche selbst ist jedoch das Problem. Denn ich kann mich ja nur suchen, wenn ich mich selbst verloren habe. Und ich kann mich gar nicht finden, da ich ja bereits ich bin. Es wäre geradezu absurd, wenn ich mich finden könnte, denn dann wäre ich ja etwas außerhalb von mir selbst – wäre also gar nicht ich. Um uns zu finden, müssen wir aufhören, zu suchen. Kaum dass die Suche beendet wird, besitzen wir uns bereits. Es ist wie ein Spiegeltrick: Nur wenn ich aufhöre, in den Spiegel zu starren, kann ich wieder ich selbst sein, statt mein Spiegelbild zu suchen. Ich habe kein Gesicht, ich habe keine Form, ich habe keine Farbe, ich habe keinen Namen. Wenn ich in den Spiegel gucke, sehe ich dich und nicht mich. Wenn ich beginne, daran zu glauben, du zu sein, habe ich mich verloren. Jetzt suche ich nach mir und werde mich nicht erkennen, wenn ich mich sehe, denn ich sehe mir gar nicht mehr ähnlich.

> Jeder Mensch steht zunächst und vor allem sich selbst im Weg. Das liegt daran, dass alles Menschliche ein Schattenspiel des göttlichen Lichtes ist. Der Mensch, der wir sind, entsteht durch die Trennung vom Göttlichen, das wir sind.

Gott oder das Göttliche ist alles, er ist nicht Mann und nicht Frau, er ist nicht du und nicht ich, er ist alles. Alles und Nichts sind beinahe identisch. Wer alles ist, hat keine Eigenschaften. Jede Eigenschaft, die uns als Individuum formt, ist demnach etwas, was uns vom dem, was alles ist, unterscheidet. Davon trennt.

Der Mensch und die Welt sind ein Licht- und ein Schattenspiel des Göttlichen. Das Licht ist göttlich, der Schatten ist göttlich. Aber nur der Schatten ist individuell und damit menschlich. Wie gesagt: Glücklich und liebevoll ähneln wir einander, nur leiden kann jeder auf seine ganz persönliche Weise. Wir können energetisch nicht lügen, sehr wohl aber Gefühle und damit Energien verstecken. Wir können schauspielern, wie ein Glühwürmchen leuchten und gute Laune versprühen, obwohl es uns schlecht geht. Die unterdrückte Depression, Aggression oder Angst kehrt danach meist heftiger zurück. Wie eine Boje, die ich unter Wasser gedrückt habe und plötzlich loslasse, schießt das alte Gefühl schäumend durch die Oberfläche meines Bewusstseins. Darum sollten wir unsere Gefühle nie ignorieren oder verdrängen, sondern als gleichwertig erachten. Das schwarz-weiße Muster der Gefühle macht uns krank und lässt Betroffene oft zu Suchtmitteln greifen, um der plötzlich viel heftiger zurückkehrenden schlechten Laune oder der Schmerzen wieder Herr zu werden. Aus diesem Grund sind Menschen, die in der Öffentlichkeit gute Laune vorspielen müssen oder in besonders extreme Gefühle hineingehen müssen, besonders anfällig für Alkohol und Drogen.

Süchte sind der stärkste Gegner der Fülle. Sie ziehen uns unbarmherzig in ihren dunklen Abgrund hinab. Süchte gibt es viele: Alkohol- oder Arbeitssucht, Ess- oder Brechsucht, Spiel- oder Verschwendungssucht, Computer- oder Sportsucht … Die Liste ist endlos und hat doch eine einzige Quelle: die unerbittliche Suche des Menschen nach sich selbst. »Ich bin nicht genug.«

Die einzige Sucht, die es wirklich gibt, ist die Sehnsucht des Menschen nach sich selbst. Diese Ichsucht, die Selbstsucht, ist die größte Hürde auf dem Weg zur inneren Fülle, die ich kenne. Denn suchen kann ich nur, was ich nicht habe. Doch wer sich kennt, der muss sich nicht mehr suchen. Wir suchen, was wir haben, um zu werden, was wir sind.

Es wäre amüsant, wenn es nicht so tragisch wäre für das Schicksal des Einzelnen. Die Suche kann einen Menschen ermüden. Und die Schmerzen, die wir erlitten haben, sollen nach einem Tag harter Arbeit einfach verschwinden. So schleicht sich die Sucht in unser Leben. Aus dem menschlichen Makel wächst die Sucht wie eine dunkle Blüte, die unser ganzes Glück aufsaugen kann. Keine Droge schenkt uns etwas, sie leiht es uns nur und fordert es vehement mit Zinseszinsen zurück. Die Zinsen der Zigaretten sind Sorgen und Ängste. Die Zinsen des Alkohols sind Ekel, Scham und lähmende Langeweile. Die Zinsen des Kokains sind Kränkbarkeit, Minderwertigkeit und Depression. Nach jahrewährendem Fest und ausschweifendem Vergnügen versagt letztlich alles. Jede Droge, jede Sucht ist zum Scheitern verurteilt. Darum ist es weise, seine Süchte und Dämonen so früh wie möglich auszutreiben. Sucht ist die einzige Krankheit, die wir nur selbst heilen können.

Süchte nehmen dir das heiligste Werkzeug deiner Seele aus den Händen: deine Selbstkontrolle. Dein freier Wille ist heilig und muss gefördert und geschützt werden. Deine Sucht wird wie ein Krebsgeschwür wachsen, unerbittlich mehr Raum im Dasein fordern, und sie nimmt zuletzt dein Denken, Fühlen und Handeln in Beschlag. Darum können nur zwei Dinge das Leben einer Seele bestimmen: du selbst oder deine Sucht.

Selbstsucht ist hierbei eine sehr verbreitete Sucht geworden, die wir besonders betrachten müssen.

DIE PERSÖNLICHKEITSSTÖRUNG – »ICH LEIDE, ALSO BIN ICH«

Wie alles im Leben zwei Seiten hat, so auch unser Vermögen, uns unserer selbst bewusst zu sein. Unsere Persönlichkeit kann schillernd sein, strahlend, einnehmend, gewissenhaft, tugendhaft oder auch verkommen. So weit der Volksmund. Wir sind Träger der Fackel der Erkenntnis, an der sich das Selbst zuweilen verbrennt. Der Mensch ist in besonderem Maße zu Leiden befähigt, da er in besonderem Maße zu Selbsterkenntnis berufen ist. Ein Tier leidet und fügt dies in den Kontext des Lebens ein, das seinem Wesen nach gut ist und wünschenswert. Ein Mensch ist fähig, dieses Leid persönlich zu nehmen und das Leben und somit die Schöpfung als gut und wünschenswert zu hinterfragen. Das persönliche Leid wird zum Beweis, dass Gott nicht existiert. Das persönliche Leid wird zum Beweis, dass die Welt schlecht ist. Das persönliche Leid wird zum Beweis, dass das Leben an und für sich weder gut ist noch wünschenswert.

So weit die Grundgedanken. In der Praxis sind Menschen weder schuld an ihrem Leid, noch haben sie die Störung ihrer Persönlichkeit verursacht. Sie ist einfach geschehen, wie ein Autounfall, bei dem wir die Schuldfrage so weit zurückverfolgen können, dass wir zuletzt bei Adam und Eva landen und zischelnd mit der gespaltenen Zunge der Schlange behaupten könnten: Gott hat an allem Schuld.

Ist die Persönlichkeit betroffen, gilt es, die Stärken einer Person auszuloten und eine emotional tragfähige Basis zu schaffen, auf der sie selbstständig weiter an sich arbeiten kann. Die abwertende Haltung in vielen Büchern und die negativen Meinungen über Menschen mit problematischen Persönlichkeitsstrukturen sind immens. Aber sie helfen niemandem weiter.

Um festzustellen, ob jemand eine Persönlichkeitsstörung hat, sollten wir uns seine Persönlichkeitsstruktur anschauen. Zu viele Wunden sind ein deutliches Zeichen, schlimmer und gewichtiger sind jedoch Selbsthass und Schuldgefühle, an denen die Persönlichkeitsstruktur gleichsam festhält. Sie machen die betroffene Person zum Opfer ihrer Persönlichkeit. Und das hat zahlreiche Folgen, angefangen bei Narzissmus über Borderline bis zur Schizophrenie und zu ausgewachsenen Wahnvorstellungen.

Schauen wir uns die drei häufigsten Persönlichkeitsstörungen an, die ich lieber als »problematische Persönlichkeitsstrukturen« bezeichnen würde. Neue Begriffe für bereits bekannte Probleme zu erfinden, ist aber sinnfrei. Also belassen wir es dabei.

Die Ichsucht des Mannes – »Mein Haus, mein Porsche, meine Minderwertigkeit«

Seelische Krankheiten sind sowohl individuelles Schicksal als auch in ihrer Summe ein kulturelles Phänomen. Mit Fug und Recht wird unsere habsüchtige Gesellschaft somit als »narzisstisch« charakterisiert. Ist Leistung der einzige Garant für Liebe, sprechen wir von einer narzisstischen Persönlichkeitsstörung. An dieser Krankheit leidet gefühlt die halbe Welt. In einer Leistungsgesellschaft wie der unseren werden die Attribute dieser Krankheit so stark gefördert wie Doping bei der Olympiade. Wo nur noch der Beste der Besten etwas zu sagen hat, musst du der Allerbeste sein. Im Narzissmus hast du die Wahl: Du bist entweder der abgehängte Verlierer oder der einsame Champion.

Als Kind haben die Betroffenen die erniedrigende Erfahrung gemacht, anders zu sein als die Eltern und damit weniger wert. Der Wert des Erwachsenen lag weit über dem Wert des Kindes. Dies widerspricht dem natürlichen Empfinden, das alles gleich viel Wert besitzt und alles gleichermaßen wichtig ist. Die Liebe zu sich selbst nimmt Schaden, denn die Liebe zur Welt ist die Liebe zum kosmischen Selbst. Umgekehrt geht es auch, wenn das übertriebene Loben der Leistungen des Kindes es hervorhebt und damit über alle hinaus. Das führt zu einer narzisstischen Wunde. Diese sitzt im Selbstwert – also im Vitalchakra – und saugt die Selbstliebe konstant vom Herzchakra ab. Mit einer narzisstischen Wunde ist Selbstliebe kein Geburtsrecht mehr, sondern muss hart erarbeitet werden.

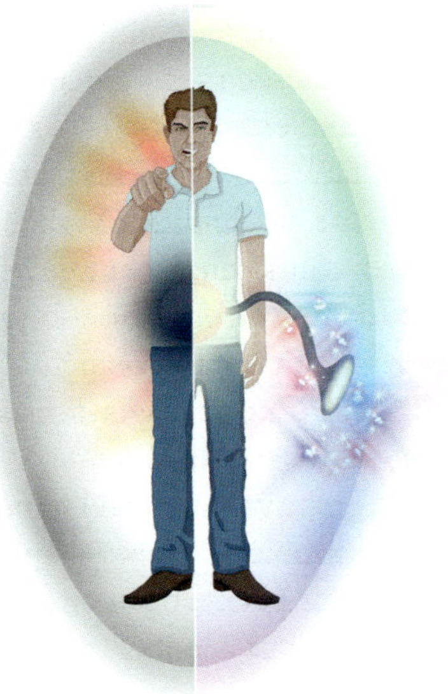

Der männliche Narzissmus schwankt zwischen Größenwahn und Minderwertigkeit. Die »narzisstische Wut« sieht die Schuld immer nur im Außen. Heilung findet so nicht statt.

Wir können zwischen dem männlichen und dem weiblichen Narzissmus unterscheiden. Der männliche Narzisst möchte wie eine Sonne strahlen, hat ein grandioses Bild von sich selbst und davon, was er im Leben erreichen und darstellen möchte, dem sogenannten Ideal-Ich. Die Grandiosität wird kompensatorisch gebildet infolge der Ohnmachtsgefühle gegenüber den allmächtig erlebten Eltern und Lehrern, die unerreichbare Ziele vorgaben oder vorlebten. Die Kränkung ist eine verborgene, oft schambesetzte Minderwertigkeit. Ein Narzisst ist entgegen der landläufigen Meinung nicht in sich selbst verliebt, sondern in sein Ideal-Ich, ein Bild, das er von sich selbst gemalt hat und das er anhimmelt. Dieses Bild ist seinem wahren Wesen mitunter gar nicht ähnlich, was die Spannung aus Ideal und Realität massiv erhöht. Ewige Einsamkeit ist die Folge. Sein wahres Wesen darf niemand kennen, denn er glaubt, das sei minderwertig. Und sein Ideal-Ich, das Gemälde von sich selbst, soll von allen angehimmelt werden, obwohl es ihm gar nicht entspricht. Die Paradoxie ist: Selbst wenn er Liebe und Anerkennung erntet, gilt diese also gar nicht ihm. Das führt im regelmäßigen Turnus zu Gefühlsschwankungen aus Größenwahn und Minderwertigkeit.

Je stärker die narzisstische Wunde ausgeprägt ist, desto stärker bleibt der Betroffene – wissens, dass er sich selbst und anderen damit schadet – in seine Grandiosität verliebt und von seinen Visionen überzeugt. Bei der narzisstischen Wunde kann es sich also zunehmend um eine bösartige Wunde handeln, also eine bösartige narzisstische Wunde. Der Präsident der Vereinigten Staaten, Donald Trump, ist ein bösartiger Narzisst wie aus dem

Lehrbuch. Er lügt im Wissen, dass er lügt, um einen Vorteil zu gewinnen, der anderen schadet. Das ist bösartiger Narzissmus par excellence.

Der Betroffene benötigt die Bewunderung wie die Luft zum Atmen und legt ein hohes Anspruchsdenken an den Tag. Er erwartet, dass er automatisch Begünstigungen erhält und besser behandelt wird als alle anderen. Er ist ja nicht irgendwer, sondern etwas Besonderes. Ein waschechter Narzisst ist nur ungern bereit, die Gefühle anderer Menschen wahrzunehmen, deren Bedürfnisse anzuerkennen oder sich gar mit ihnen zu befassen. Neid ist ein häufiger Begleiter, denn das Gefühl, alles verdient zu haben, erzeugt die Missempfindung, immer noch zu kurz gekommen zu sein. Zuweilen zeigt der Narzisst arrogante, hochmütige Verhaltensweisen und Ansichten. Aber Achtung: Sein Selbstbewusstsein ist nur geliehen, das hohe Ross, auf dem er sitzt, gehört ihm nicht. Und er zahlt hohe Zinsen auf den geliehenen Stolz. Denn er ist weder ein Prinz noch ein König, und somit kann jeder kleine Nadelstich in Richtung seines Egos den Narzissten zum Platzen bringen. Dies nennen wir die »narzisstische Wut«. Der cholerische Wutanfall verteidigt die tiefe Kränkung. Wenn andere Menschen das prachtvolle Gemälde, das er von sich selbst gemalt hat, nicht akzeptieren, werden sie es büßen. Stellst du den Wert und die Kompetenz eines Narzissten infrage, wird er aggressiv, weil er sich im Grunde seines wahren Wertes unsicher ist.

Zwar werden viele Betroffene hoch gefeiert, da sie mit ihrem Charisma aus der Ferne glänzen. Aber sie nutzen andere auch aus und haben keine echten Freunde. Sie sind auch nicht zu reifer Liebe oder Selbstlosigkeit fähig. Sie scheitern in engen, zwischenmenschlichen Beziehungen, können aber im globalen Jetset sehr erfolgreich sein. Für sie muss alles genau so laufen, wie sie sich das vorstellen. Geschieht das nicht, wird das als persönliche Beleidigung gewertet – und das legitimiert die enorme Wut. So pinseln die Betroffenen an dem Gemälde, das sie selbst darstellen wollen, unentwegt herum. Da es ohnehin nicht der Wirklichkeit entspricht, können sie sich pausenlos verändern und neu erfinden. Waschechte Narzissten sind sich nicht selbst treu, sondern nur ihrem Wunsch nach Erfolg.

Das bedeutet, in einem Käfig mit goldenen Gitterstäben zu leben. Diesen Käfig hat man sich als Kind gebaut zum Schutz vor den lieblosen Eltern. Als Erwachsener hält der Käfig die eigenen Gefühle gefangen. Das Heilmittel für den Narzissmus lautet absolute Ehrlichkeit und damit verbunden: Demut. Denn was wäre ehrlicher, als demütig gegenüber der Schöpfung zu sein, hingebungsvoll den eigenen Gefühlen und mitfühlend den Kränkungen und Empfindungen anderer Menschen gegenüber? Demut schmeckt dem Narzissten nicht, denn sie hat den Beigeschmack des Kleinseins und damit der Minderwertigkeit. Ein Narzisst könnte Demut als »kriecherisch« empfinden.

Grandiosität und Minderwertigkeit sind zwei Seiten einer Medaille. Beides ist Ausdruck einer tief gekränkten Selbstliebe.

Der menschliche Makel ist für den Narzissten existenziell bedrohlich. Ja, jede Normierung kann bereits eine Infragestellung seiner Grandiosität sein und somit als Bedrohung erlebt werden. Ein Beispiel dafür wäre ein Schriftsteller, der sein Buchprojekt nicht beschreiben kann und will. Jeder Versuch, es in Worte zu fassen, wird von ihm rüde abgewiesen, denn sein Buch sei »ganz anders, ganz neu«. Diese Aussage ist schon insofern absurd, als dass jede Arbeit, auch die künstlerische, auf dem bereits Bekannten aufbaut, um verstanden zu werden. Eine Tätigkeit, die niemand versteht, ist eine Tätigkeit ohne Sinn.

Wie, wo und warum spielt letztlich keine Rolle, wichtig ist nur, dass die Selbstliebe des Narzissten regelrecht zerbrochen und abgetötet wurde. Diese Wunde in der Selbstliebe kann auch ein Trauma sein. Bescheidenheit und das Zugeben von Fehlern oder die Anerkennung der Stärken und Leistungen anderer fällt einem so tief gekränkten Menschen natürlich schwer. Ohne eine Kompensation der narzisstischen Wunde, etwa die grandiose Karriere, fällt etwas weg, was seinen Selbstwert stützt. Für den Betroffenen fühlt sich der Verlust der Karriere mitunter so an, als würde er seine Existenz verlieren, als würde er mit seiner Karriere sterben. Das grandiose Selbstbild, an dem er ein Leben lang malte, geht in Flammen auf.

Deutliche Symptome einer narzisstischen Wunde sind die innere Vereinsamung, der Mangel an Selbstliebe und somit der Mangel an Liebe von Herz zu Herz. Die Selbstliebe ist der Mutterboden, auf dem die Liebe zu anderen wächst. Die Liebe eines anderen Menschen kann die Selbstliebe nur stimulieren, nie ersetzen. Wer sich selbst nicht liebt, kann also auch keine Liebe von außen empfangen, sie zum Teil nicht einmal fühlen. Er weiß gar nicht, ob er geliebt wird oder nicht. Die Antenne für die Liebe ist gleichsam abgebrochen.

In der Paartherapie erlebe ich es auch immer wieder, dass der eine Partner behauptet, er wisse nicht, ob er vom anderen geliebt werde. Nach all den Jahren bin ich immer wieder erstaunt, wie blind und taub wir für die Liebe werden können. Das Schicksal von uns Menschen ist wirklich kein leichtes. Jetzt müssen materielle »Beweise«, Statussymbole und Huldigungen her, um die Liebe zu ersetzen. Sollte die Einforderung dieser Beweise auf Widerstand treffen, empfindet der Betroffene das als »Majestätsbeleidigung«. Die Wunde schürt die »narzisstische Wut«. In einem cholerischen Anfall oder auch in kalten Rachegelüsten übersteigert diese Wut den Anlass bei Weitem. Sie richtet sich unheilvoll auf, um den Feind zu bestrafen, Rache zu nehmen und alles in Brand zu setzen. Dieses Muster nennen wir: Idealisierung und

Entwertung. Ein Narzisst kann völlig begeistert sein von seiner Frau, seiner Arbeit, seiner Uhr, um sie im nächsten Augenblick wie einen schmutzigen Wischlappen wegzuwerfen.

Es ist erstaunlich. Alles, was der Kompensation der existenziell bedrohlich empfundenen Minderwertigkeit dient, wird in den Himmel gehoben (idealisiert), und sobald es als untauglich dafür entlarvt wurde, zurück in die Hölle gestampft (entwertet). Oft wird hier eine existenzbedrohende Erfahrung aus der Kindheit wiederholt. Das eigene Anderssein wurde von den Eltern nicht akzeptiert. Selbst erwachsen geworden, akzeptiert der Narzisst nun selbst kein Anderssein seiner Umwelt. Er will sie nach eigenem Gutdünken erbauen.

Sollte sich nach der Trennung, Kündigung oder dem Verlust des Statussymbols das nagende Gefühl der Einsamkeit und Minderwertigkeit zeigen, bestätigt dies nur die größte Angst des Narzissten: in Wahrheit inakzeptabel, wertlos und somit nicht liebenswert zu sein. Ein Teufelskreis.

Wichtig ist: Die narzisstische Wunde besetzt die Position eines liebevollen Partners. Narzissten führen eine Ehe allein. Sie sind mit ihrem Beruf und damit mit ihrer narzisstischen Wunde verheiratet. Ihre Partnerin kann neben ihnen vereinsamen, sofern sie nicht aufpasst. Als Ersatzstoff gleicht die narzisstische Wunde dem Kokain: Sie schenkt dem Betroffenen nichts, sondern gibt ihm nur eine geliehene Grandiosität. Die hohen Zinsen dieser Ichsucht sind der Verlust des wahren Selbst.

Übung 12: Heilung der narzisstischen Wunde

In der Heilung müssen wir die narzisstische Wunde auftauchen lassen, die bezeichnenderweise mit folgender Formulierung erscheint: »Die Wunde, die mich am meisten liebt.« Da die Selbstliebe gekränkt wurde und diese sich nun einmal auf den Betroffenen bezieht, ist diese Formulierung verständlich. Ebenso wird verständlich, warum es so schwerfällt, die Wunde zu heilen. Sie liebt dich. Wieso sollte man etwas loslassen, heilen lassen, was vielleicht die einzige Stimme im Leben war, die einem sagte, dass man liebenswert ist? Die Grandiosität schützt dich vor deinem tiefen, subjektiv vielleicht unerträglichen Schmerz der Einsamkeit, der Lieblosigkeit und dem Gefühl, nichts wert zu sein. Nimm also Rücksicht auf dich, und habe Verständnis dafür, dass du mehrere Anläufe brauchst, um die Wunde restlos zu heilen. Grandiosität kannst du mental als Stimme in deinem Kopf erkennen, die Sachen sagt wie: »Keiner kann mir helfen, keiner versteht mich. Ich habe schon alles versucht. Kein Therapeut ist gut für mich. Ich interessiere mich für alles und jeden, aber keiner interessiert sich für mich.«

Nimm solche Gedanken also bitte als Beweis, dass dahinter eine Kränkung steckt, die geheilt werden kann. Lege oder setze dich ganz entspannt hin. Atme in deinen Bauch, und senke deine Aufmerksamkeit hinab in dein Herz. Lasse dir dabei viel Zeit, und entspanne dich möglichst tief. Erst dann lässt du die narzisstische Wunde vor dir erscheinen, indem du sie mit folgender Formulierung beim Namen rufst: »Ich erlaube, dass vor mir die Wunde erscheint, die mich am meisten liebt. Auch wenn ich mich vor dir schützen möchte, erlaube ich dir, dich zu zeigen.« Die Wunde darf sich langsam in die Schale deiner Hände legen. Bitte erfühle und ertaste die Form der Wunde, und spüre, welche Eigenschaften sie für dich hat. Oft ist sie geformt wie ein Trichter, der von der linken Seite des Herzchakras bis ganz hinunter zum Selbstwert reicht. Das heilsame Mantra lautet: **»Auch wenn ich dich liebe, weil du mich liebst, erlaube ich dir, zu heilen. Auch wenn ich dich brauche, weil du mich brauchst, erlaube ich dir, zu heilen. Auch wenn dein Schmerz mein Mitgefühl überfordert, erlaube ich dir, zu heilen. Auch wenn es mir große Angst macht, darfst du mir deine Liebe schenken.«** Jeden dieser vier Sätze sagst du einzeln mindestens zwanzigmal.

Denke daran, dass der Narzissmus ein Lösungsversuch für eine unlösbare Aufgabe ist, die dir gestellt wurde. Diese Wunde in deinen Händen war dein Leben lang ein überlebensnotwendiges Hilfsmittel dafür, den tief gekränkten Selbstwert zu entlasten und dich zu Höchstleistung anzutreiben. Vielleicht weißt du noch nicht, wer du bist, ohne jeden Tag hundertzwanzig Prozent zu geben. Vielleicht macht es dir panische Angst, für das, was du wirklich bist, geliebt zu werden: ein gewöhnlicher Mensch unter ganz gewöhnlichen Menschen. Deine Empfänglichkeit gegenüber Kränkungen, der Wunsch nach Rache und Empörung werden sich legen. Aus deiner unbändigen Wut wird die Angst, zurückgewiesen und einsam zu sein. Und aus deinem Hass wird tiefe Trauer. Keine Sorge, alles löst sich in Liebe und Wohlgefühl auf. Du hast dein Leid erzeugt, du kannst es wieder lösen. Du bist der Schöpfer deiner Welt. Mache sie wieder so liebevoll, wie du es verdienst.

Weibliche Ichsucht – »Perfekt ist nicht genug«

Sigmund Freud scheiterte ein Leben lang an der Frage: Was will die Frau? Meine Antwort darauf lautet: Sie will nicht nur, dass es ihr allein gut geht, es soll auch allen anderen gut gehen. Eine Aufgabe, die mit der sozialen Gruppe ins Unerreichbare wächst. Zwei Tendenzen strömen hier unheilvoll zusammen. Es gibt immer mehr Menschen um uns herum, die wir gar nicht kennen – deren Probleme wir energetisch und emotional aber trotzdem fühlen –, und die Ansprüche der Gesellschaft an jeden von uns werden immer höher. Wir müssen jedes Jahr schöner, jünger und erfolgreicher werden. Die Messlatte ist inzwischen in schwindelerregende Höhe gehoben. Den Sprung schafft kaum noch jemand, aber alle versuchen es. Frauen leiden also stärker unter ihrem sozialen Einfühlungsvermögen als Männer und übernehmen zugleich das Anspruchsdenken der männlichen Leistungsgesellschaft an ihren Körper, ihre Arbeit, ihre Intelligenz. Die unmögliche Aufgabe, in dieser absurden Welt »perfekt« zu sein, muss fast zwangsläufig in einen Dauerstress münden. Dieser wird wiederum kanalisiert und findet Ventile in der Magersucht, der Arbeitssucht, der Bulimie, dem Alkohol- und Drogenmissbrauch. Sie sind alle Facetten desselben schwarzen Diamanten: des Anspruchs, perfekt zu sein.

Weiblicher Narzissmus unterscheidet sich vom männlichen Narzissmus nicht darin, dass nur Frauen unter ihm leiden. Natürlich können auch Frauen einen männlichen Narzissmus zeigen und auch Männer einen weiblichen. Die »Perfektion« ist an und für sich narzisstisch, sofern sie nicht an eine göttliche Kraft delegiert wird. Gott darf perfekt sein, der Mensch ist es nie. Da der Mensch auch göttlich ist, ist er in seiner Göttlichkeit perfekt. Das ist die Kraft des Glaubens und der Religion. Versuchen wir, diese metaphysischen Werte hier und jetzt auf uns Menschen zu übertragen, entstehen Hybris und eine unnötige Spannung zwischen dem Zustand, wie er sein soll, und dem Zustand, wie er tatsächlich ist. Diese Spannung zerreißt den Menschen, der zwischen beiden Extremen steht und vermitteln möchte zwischen Perfektion und Minderwertigkeit. Die Zahl der Frauen, die mit ihrem Körper zufrieden sind, nimmt immer weiter ab. Einer ganzen Generation schwebt das Werbebanner voran, dass mit einem Traumkörper auch ein traumhaftes Leben beginnen würde. Der Körper wird zum Hindernis, zur Hürde, er muss bezwungen und überwunden werden. Ohne den alten, minderwertigen Körper – so die Vorstellung – sind die Frauen auch ihr altes, minderwertiges Ich los. Sie streifen den alten Körper ab, und es beginnt ein neues Leben.

Der weibliche Narzissmus richtet sich sehr stark auf den eigenen Körper und die eigene Familie, während sich der männliche Narzissmus auf die berufliche Karriere und Statussymbole fixiert. In beiden Fällen pendelt der Selbstwert zwischen Grandiosität und Minderwertigkeit hin und her. Diese Schwankungen der Stimmung werden im weiblichen Narzissmus jedoch im Inneren kompensiert und nicht im Außen. Er richtet sich ganz auf das eigene Aussehen, das eigene Wirken und Sprechen. Während der männliche Narzisst Sportwagenkataloge durchblättert auf der Suche nach neuen Statussymbolen, betrachtet sich die weibliche Narzisstin unentwegt im Spiegel. Dieser »narzisstische Spiegel« kann auch die eigene Familie sein, die Freunde und Bekannten, die ebenfalls perfekt sein müssen, um den eigenen Ansprüchen zu genügen.

Die Grandiosität des Ideal-Ichs bezieht sich also auf das eigene Aussehen, das Gewicht, aber auch das Aussehen der eigenen Kinder, den Erfolg des Ehemannes, seinen Status sowie den Status des Freundeskreises. Der weibliche Narzissmus ist somit viel subtiler. Die Betroffenen protzen nicht selbst und stehen auch nicht im Mittelpunkt. Sie lassen andere für sich protzen, stehen gleichsam dahinter und sonnen sich im Licht des Glanzes, der auf sie abfällt. Was die Karriere für den Mann ist, das ist der eigene Körper für die Frau. Hier droht ein ewiger Kampf mit sich selbst, den jede Frau mit dem Altern früher oder später verliert. Das Altern des Körpers ist eine zuweilen tödlich empfundene Kränkung, die jede erdenkliche Maßnahme legitimiert: Botox, OPs, Stammzellentherapie.

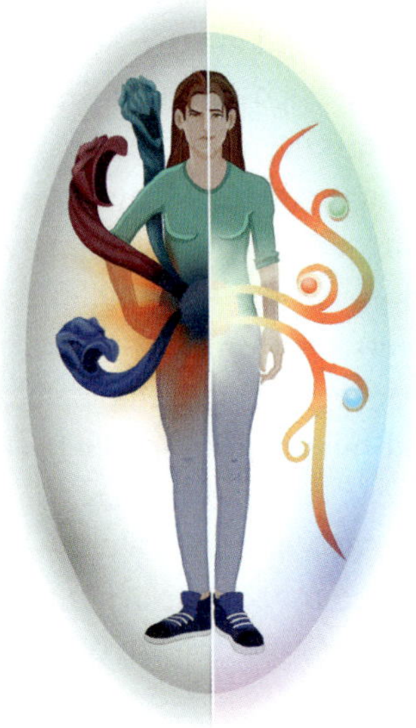

Im weiblichen Narzissmus richtet sich die »narzisstische Wut« nach innen in Form von passiver Aggressivität und Selbstmitleid.

Die »narzisstische Wut« zeigt sich in der weiblichen Variante autoaggressiv oder passiv aggressiv. Die emotionale Erpressung lautet: »Tue das, was ich will, oder ich ruiniere mir so gründlich die Laune, dass du jeden Spaß an mir verlierst.«

Weiblicher Narzissmus ist die übertriebene Beschäftigung mit dem eigenen Körper und Aussehen: Die Nahrung, die Haut, das eigene Auftreten sollen perfekt sein.

Der »narzisstische Spiegel« sind im weiblichen Narzissmus der eigene Körper und das soziale Umfeld. Kontrolliert wird beides über die »narzisstische Wut«, die jedoch selbstmitleidig ist, passiv aggressiv oder autoaggressiv.

Funktioniert der Partner nicht, wie er soll, wird er emotional erpresst, indem die Betroffenen sich emotional selbst verletzen. Passive Aggression und Autoaggression sind übliche Methoden, den Partner und die eigene Familie wieder auf Spur zu bringen. Hier schimmert die nahe Grenze zu Borderline auf, was ich später genauer erläutern werde. Echte Aggression ist als »zu männlich« untersagt, was somit in eine halbe, eine falsche Aggression führt, auch in eine halbe, eine unechte Trauer: das Selbstmitleid. Echte Trauer wäre gut und würde mit der Zeit in die Heilung der narzisstischen Wunde übergehen, wodurch sich der Verlust der Selbstliebe in echte Liebe wandelt. Aber Selbstmitleid und Trauer unterscheiden sich durch das Ergebnis. Während Selbstmitleid auf der Stelle verharrt, hilft uns Trauer über das Hindernis hinweg. All das macht Selbstmitleid zur »narzisstischen Wut« des weiblichen Narzissmus.

Männlicher und weiblicher Narzissmus passen als Paar gut zusammen. Die häufigste Beziehung ist somit der narzisstische Mann mit der narzisstischen Frau. Der narzisstische Mann bekommt eine hübsche, statusbewusste, ihn bewundernde Frau, und sie bekommt einen erfolgreichen Mann, den sie zur Stabilisierung ihres Ideal-Ichs braucht. Sie »leiht« sich bei ihrem Ehemann nicht nur die Kreditkarten, sondern auch den Status und das Selbstbewusstsein, das ihr fehlt. Sie hält sich hübsch mit seinem Geld. Sollte er einmal nicht so »funktionieren«, wie sie es wünscht, kennt sie genau die Knöpfe, die sie drücken muss. Auch hier sei der Vergleich mit Melania und Donald Trump erlaubt, die ein Paradebeispiel dafür bieten.

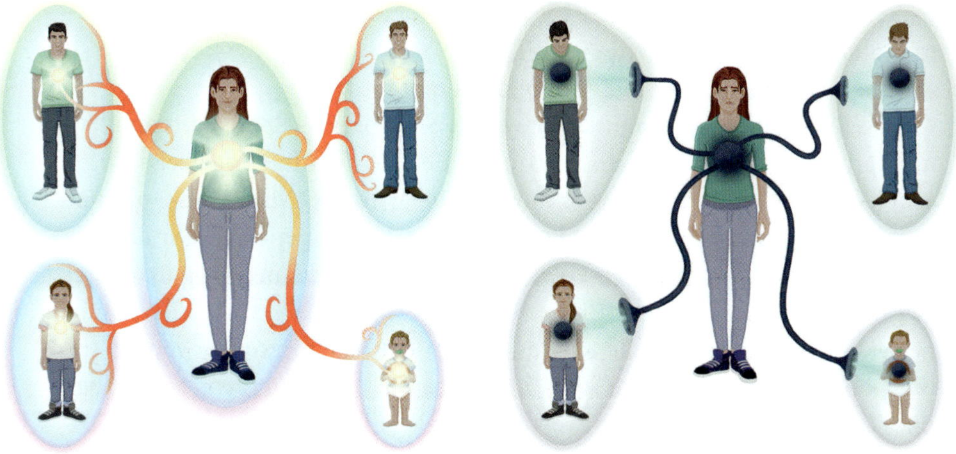

Energetisch sind wir über große Distanzen hinweg verbunden. Perfektion ist ein Anspruch, den niemand langfristig erfüllen kann. So zieht das eigene Anspruchsdenken die ganze Familie mit herunter und steigert sich in der nächsten Generation.

Der Narzisst ist so wenig zu reifer Liebe fähig wie sie, wodurch beide ihre emotionale Abhängigkeit »Liebe« nennen können. Ihm gefällt ihre Schönheit, aber auch ihre Abhängigkeit, und sie bestärkt ihn in seinem grandiosen Selbstbild in Wort und Tat. Beide lieben seinen Erfolg, das verbindet sie, das hält sie zusammen. Sie wird ein Teil von seiner Karriere, eine Trophäe, was beider Wunschbeziehungen entspricht. Diese Symbiose ist krisenfest, solange nichts die Karriere des Mannes bedroht. Beide brauchen einander. Die Leidtragenden sind die Kinder, die aus dieser Beziehung hervorgehen, weil sich die Persönlichkeitsstruktur der Eltern auf sie überträgt und zuweilen zu Borderline steigert.

Eigenständige Individuen ängstigen die weibliche Narzisstin sehr, weshalb diese trotz ihrer oft selbst gepriesenen Hingabe und Empathie in Wahrheit unter einer Glasglocke gefangen ist. Diese Wand aus Glas, die sie von allen schönen Dingen im Leben trennt, nimmt sie selbst durchaus wahr. Aber sie kann sie nur in seltenen Augenblicken durchdringen. Um uns wirklich in eine andere Person hineinzuversetzen, müssen wir die eigenen Abwehrmechanismen aufgeben, schutzlos und wertneutral werden. Echtes Einfühlungsvermögen benötigt Selbstaufgabe. Diese Selbstaufgabe ist sowohl einem männlichen als auch einem weiblichen Narzissten nahezu unmöglich, denn bei allem, was sie haben, besitzen sie sich nicht selbst.

Ich kann aber nur etwas loslassen, was ich auch besitze.

Ein männlicher Narzisst empfindet sich als einziges Subjekt unter lauter Objekten, die er für seine Ziele einspannen kann. Das unterscheidet den männlichen Narzissmus vom weiblichen Narzissmus, wo die Betroffene sich als einziges Objekt unter lauter Subjekten empfindet.

Den Partnern, Kindern und Verwandten von weiblichen Narzissten kann nur geraten werden, die eigenen emotionalen Bedürfnisse vor deren Zugriff und Willen zu schützen. Unglücklicherweise wird dies durch die Opferhaltung der Narzissten permanent konterkariert. Leidtragende sind immer das »Personal«, wozu auch die eigenen Kinder gehören. Denn alles wird benutzt, zweckentfremdet als Stütze für den labilen Selbstwert. Perfekte Eltern haben perfekte Kinder. Werden die Kinder diesem Anspruch gerecht, werden sie mit Lob überschüttet. Werden sie ihm nicht gerecht, folgt die Entwertung. Eine typische Form dieser Entwertung ist, sie auf ein Internat zu schicken, mit räumlicher Distanz zu den eigenen Eltern, was die emotionale Distanz widerspiegelt. Aus der Entfernung können die Eltern ihre eigenen Kinder hemmungslos idealisieren, mit ihren Schulnoten und der glänzenden Karriere, die ihr Nachwuchs vor sich hat, prahlen. Distanz schafft Abstand zur Realität. Die Kinder werden so systematisch selbst zu Narzissten erzogen, lieblos und kaltherzig auf Macht und Status als einzigen Beweis der eigenen Wertigkeit getrimmt.

Die narzisstische Wunde erzeugt ein schwarz-weißes Muster aus Autonomie und Abhängigkeit. Diese Schwankungen erschweren die Krankheitseinsicht und die Selbstheilung und führen immer wieder in die Abhängigkeit zurück. So wenig, wie die Betroffenen zu wahrer Selbstliebe fähig sind, so wenig sind ihre Partner zu reifer Liebe fähig. Damit wird Sexualität für Betroffene zu einem Raum, der entweder brachliegt, völlig verdunkelt ist oder aber selbst instrumentalisiert wird, um den Partner zu kontrollieren. Reife Sexualität und tiefer Lustgewinn setzen Vertrauen und Selbstliebe voraus – Gefühle, die im weiblichen Narzissmus fehlen. Die Akzeptanz des eigenen »makelhaften Körpers« kommt somit der Heilung der emotionalen Minderwertigkeit gleich. Darum rate ich jeder Betroffenen, viel mit der eigenen Körperwahrnehmung zu arbeiten und den Körper als Ausdruck der Seele zu akzeptieren, mit allen seinen Ecken und Kanten.

Die Heilung des weiblichen Narzissmus erfolgt zunächst über die Arbeit mit dem Gewissen (siehe Seite 207). Und danach mit der Arbeit an der narzisstischen Wunde (siehe Seite 161). Das Gewissen ist im weiblichen Narzissmus oft autoaggressiv ausgeprägt und unterdrückt jedes Lustempfinden. Erst wenn es allen gut geht, darf es der Betroffenen gut gehen. Diesen gordischen Knoten gilt es zu lösen. Wahre Fülle, energetisch wie emotional, ist immer im Reinen mit sich selbst und der Welt. Sie ist friedlich und allen Menschen wohlgesonnen – auch und vor allem sich selbst, besonders dem eigenen Körper. Die weibliche Form des Narzissmus bezieht immer alle umstehenden Personen, den Partner, die Kinder und andere Familienangehörige mit ein. Sie sind das »Personal« für den eigenen labilen Selbstwert. Sie werden idealisiert und entwertet. Als Betroffene solltest du versuchen, deinen Körper liebevoll so zu akzeptieren, wie er ist, ohne ihn zu verbessern. Ebenso solltest du deinem Partner und deinem sozialen Umfeld liebevoller begegnen, ohne etwas an ihnen ändern zu wollen. Die Liebe zu dir selbst vergrößert die Liebe zu deinem Körper. Selbstliebe ist der Grundbaustein der wahren Liebe, auch physisch. Die sexuellen Lustgefühle des Körpers neu zu entdecken, kann ebenso wichtig sein, wie die erogenen Zonen der Seele neu zu verorten. Die Beziehung zum Körper spiegelt die wahre Beziehung zu dir selbst wider. Und die Beziehung zu dir selbst ist der Grundbaustein für alle Beziehungen in deinem Leben. Wie sollte je eine Beziehung funktionieren, solange die wichtigste Liebe in deinem Leben noch unerfüllt geblieben ist? Die Liebe zu dir selbst.

Borderline – wenn die Scherben der Seele schneiden

Borderline gleicht dem Märchen »Die Schöne und das Biest«, nur sind die Schöne und das Biest ein und dieselbe Person. Statt sich, wie der Narzisst, selbst anzuhimmeln, wurde der »narzisstische Spiegel« zerbrochen. Niemand, der sich in einem zerbrochenen Spiegel betrachtet, kann sich selbst für schön und liebenswert erachten. Die eigene Idealisierung und Entwertung werden folglich so stark, dass sie existenzbedrohlich sein können.

Borderline ist eine schwere Persönlichkeitsstörung, die umfassender Therapie bedarf. Sie entsteht in einem traumatischen und meist narzisstischen Umfeld. Jeder Säugling findet sich selbst und seinen Kosmos faszinierend, ist von Natur aus mit sich im Reinen und hat ein großes Interesse, mithin eine große Liebe für fast alles, was er betrachtet, hört und sieht. Diese natürliche Selbstliebe des Kindes muss von seiner Umwelt gespiegelt werden, um erhalten zu bleiben. Spiegeln wir das Kind in dieser Selbstliebe nicht ausreichend oder zu viel, entsteht Narzissmus. Wird der Spiegel, in dem das Kind seine Gefühle und damit sich selbst erkennen muss, zerbrochen, entsteht Borderline. Er zeigt nur fratzenhafte, verzerrte, missgestaltete Umrisse des göttlichen Antlitzes, das einstmals darin zu erkennen war. Fantasien der narzisstischen Grandiosität überstrahlen auch hier hin und wieder die dunkel gewordene Realität. Die Abwesenheit der Identität – nicht zu wissen, wer man wirklich bist – birgt die Chance, zu sein, was immer man sein möchte. Wer nie er selbst sein durfte, kann dafür sein, was immer er will. Ein Schauspiel, bei dem die Schauspieler allerdings zusehends verzweifeln.

Borderline beginnt auffallend oft mit dem Narzissmus der Mutter. Sie möchte ihr Baby nicht spiegeln, sondern von ihrem Baby gespiegelt werden: Eine perfekte Mutter hat auch ein perfektes Kind. Auch soll das Kind der Mutter in allem gleichen, ein Klon der perfekten Mutter sein. An diesem Anspruch zerbricht sowohl der Selbstwert des Kindes als auch die Illusion der Mutter. Ein Baby ist sicherlich süß und ein Geschenk für die Welt, aber es macht auch unsagbar viel Arbeit, Stress und hat seinen eigenen Willen, der nicht gebrochen werden darf. Die Mutter kann diesen eigenen Willen des Kindes (unbewusst) nicht akzeptieren, er bedroht ihren narzisstischen Wunsch nach einem perfekten Spiegel. Sie will selbst Personal haben und nicht zum Personal gehören. Doch statt einer hübschen Puppe zum Spielen sieht sie sich mit einem echten Menschen mit echten Bedürfnissen konfrontiert. Ergo reagiert die Mutter (unbewusst) negativ auf die natürlichen Bedürfnisse des Kindes und positiv auf deren Unterdrückung und Verleugnung. Das Baby lernt sehr früh, dass es zwei Mütter hat: die Schöne und das Biest. Die »gute Mutter« und die »böse Mutter« hausen beide in ein und derselben Person. Das macht die Beziehung zur eigenen Mutter unheimlich. Will das Kind von der »guten Mutter« versorgt werden, muss es seine wahren Bedürfnisse verstecken, sonst kommt gleichsam das Biest heraus, die »böse Mutter«, und bestraft alles und jeden. Wünscht sich das Kind Nähe, muss es auf Distanz gehen und fehlerlos sein, dann wird es von der Mutter angehimmelt, geküsst und umarmt. Nähe ist also nur durch Distanz möglich – eine Paradoxie.

Ebenso führt die Kommunikation der authentischen Bedürfnisse zur Bestrafung durch die »böse Mutter«, was für den Säugling lebensbedrohlich ist. Das Baby lernt: Wer seine wahren Bedürfnisse äußert, bekommt sie niemals gestillt, ja, wird sogar dafür bestraft. Eine weitere, noch größere Paradoxie. Hier spaltet sich das Kind in wahre Bedürfnisse, die angstbesetzt sind, und falsche Ansprüche, die hassbesetzt sind. Diese Spaltung dient der Anpassung an die eigene Mutter oder soziale Situation. Durch die Spaltung hat die schöne Seite im Kind jetzt Angst vor der dunklen Seite und die dunkle Seite hasst die schöne. All das spielt sich in ein und derselben Person ab. So entsteht Borderline.

Eine so tiefe Spaltung macht einen entsprechend starken Selbstbetrug mit entsprechend starken Abwehrmechanismen nötig. Dank dieser Mechanismen vermag das Kleinkind, seine (lebens-)bedrohlichen Bedürfnisse selbst nicht mehr wahrzunehmen. Die Abspaltung und Abwertung der eigenen Bedürfnisse erlauben dem Kind, nicht mehr zu spüren, was es wirklich braucht und will. Es macht sich zur Puppe und zum Spielball der Bedürfnisse der Mutter, hasst sich jedoch unsagbar selbst und auch seine Mutter dafür. Ausgesprochen lautet diese Paradoxie zum Beispiel: »Ich darf selbst nicht wissen, was ich wirklich brauche, sonst kann ich es nicht bekommen. Was ich wirklich will, macht mir panische Angst, und was ich mir als Lebenslüge wünsche, hasse ich. Also muss der Partner für mich wissen und mir geben, was ich brauche, ohne dass ich danach frage, denn nur dann darf ich es mir nehmen, ohne mich dafür zu hassen oder panische Angst zu bekommen. Reden dürfen wir nicht darüber. Das ›L-Wort‹ ist verboten.«

In der Therapie beschreibe ich die Liebe bei Borderline gern als ein Tabu, über das weder gesprochen werden darf (das macht panische Angst), noch darf sie dem Betroffenen aufgedrängt werden (das erzeugt Hass oder Selbsthass). Das Beste ist, der Partner stellt seine Liebe einfach im Raum zur Verfügung wie Kekse, sodass sich der Borderline-Betroffene selbst bedienen kann, wenn er will, wann er will und so viel er möchte. Die Liebe ist einfach da, quasi unabhängig von einer Person. Das erfordert viel Selbstgenügsamkeit und eine unerschütterliche Selbstliebe des Partners und der Therapeuten, die mit dem Borderline-Betroffenen zusammenarbeiten.

Borderline ist der gelebte Widerspruch, die seelische Paradoxie in allen Facetten. Im Energiekörper der Betroffenen sieht es oft so aus, als würde die eine Hand stehlen, was die andere Hand sucht. Natürlich schlägt die andere Hand jetzt auch zu, wird sie der einen habhaft. Das gespaltene Bewusstsein beginnt, sich selbst zu bekämpfen, und fühlt sich jeweils von der anderen Seite existenziell bedroht.

Das aggressive, zuweilen sogar bösartige Gewissen schreit: »Untersteh dich, deine Bedürfnisse zu benennen und zu zeigen, du darfst sie nicht einmal kennen! Weißt du nicht, wie gefährlich das ist? Sie werden uns töten. Du wirst zerquetscht wie eine Kakerlake, wenn du zu dir selbst stehst. Nimm dich einfach nicht wahr, mache die winzig klein, mache dich zu einem Nichts, dann können wir überleben. Es darf dich gar nicht geben, du bist ein Fehler, den Gott gemacht hat, aber solange du überlebst, ist alles gut.« Und der kindliche Selbstwert würde antworten: »Ich weiß, was gut für uns ist. Wenn du mir nur vertrauen würdest, könnte ich uns beide befreien. Ich sehe doch, dass du auch Liebe brauchst, sonst wärst du nicht so wütend! Lasse mich frei, dann kann ich uns beiden helfen …« Und das Gewissen antwortet: »Niemals. Du gehörst mir, aber ich gehöre dir nicht.«

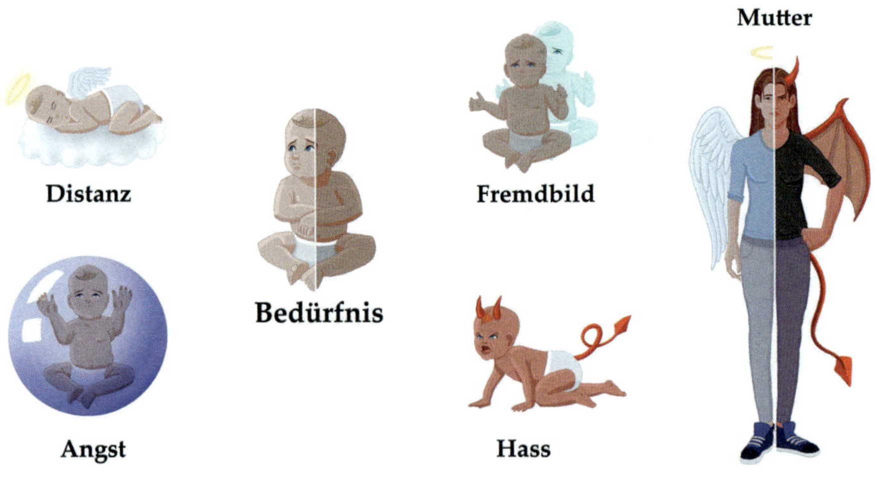

Die narzisstische Spaltung der Mutter in eine »gute« und eine »böse« Mutter erzeugt eine vierfache Spaltung im Kind. Das Kind wechselt jetzt zwischen Hass, Angst, Distanz und gefühlter Minderwertigkeit hin und her.

Das Kind spaltet sich also selbst in »gut« und »böse«, so, wie es die Mutter ihm spiegelt. Leider ist es eine verdrehte Welt, denn »gut« ist all das, was das Baby zu einer Spielpuppe macht, einem bedürfnislosen Ding, das nachplappert, was die Umwelt in ihm sieht. »Böse« ist all das, was menschlich macht und zu einem Individuum, also die wahren Bedürfnisse, Gefühle und Wünsche nach

Nähe und Mitgefühl. Das ist eine fatale Situation. Sie macht es unmöglich, sich aus diesen paradoxen Knoten innerhalb des Borderline-Systems zu befreien. Wir können sagen, dass Borderline durch Traumata entsteht, aber selbst auch traumatisiert. Es ist ein autoaggressiver Selbstverleugnungsmechanismus.

»GUT« (BEI BORDERLINE)	»BÖSE« (BEI BORDERLINE)
Bedürfnislosigkeit	Bedürfnisse
Distanz	Nähe
Autonomie	Abhängigkeit
Perfektion	menschliche Makel
positive Gefühle	negative Gefühle
Problem: widerspricht der Versorgung	Problem: vergrößert die Schuld und macht Selbstbestrafung nötig
Hass/Selbsthass panische Angst/Urangst innere Leere/Dissoziation	

Widersprechen sich Bedürfnisse und ihre Befriedigung, steht die Schuld dazwischen und verhindert die (Selbst-)Versorgung. Die massiven Schuldgefühle können durch Selbstbestrafung vermindert werden. Ebenso beendet die Selbstbestrafung die Dissoziation, die innere Leere.

Die frühkindliche Erfahrung der »guten Mutter« und der »bösen Mutter« führt zu einem gespaltenen Selbstbild und Weltbild. Hier wird das Schwarz-Weiß-Muster festgelegt, das die Betroffenen mitunter ein Leben lang begleitet. Die Mitmenschen und auch die eigenen Gefühle und Wahrnehmungen werden pausenlos als »gut« oder »böse« wahrgenommen und entsprechend behandelt. Sehr speziell bei Borderline ist, dass sich die Betroffenen zu offenkundig bösartigen Menschen hingezogen fühlen können: Schwerverbrechern, Gewalttätern oder schwer Süchtigen. Der Wunsch dahinter ist, das Böse im Außen zu bezirzen, da es zu bekämpfen zu viel Angst macht. So lieben sie, was sie in Wahrheit hassen.

In dieser Welt der wechselnden Extreme belastet Betroffene immer wieder die Angst vor dem Verlassenwerden und der Unzulänglichkeit. Das Gefühl immer wiederkehrender Leere führt sie in tiefe Depressionen. Spannungszustände, Stress, Wut und Angst durchleben Betroffene in einer gesteigerten Form. Um dem emotionalen Druck und den erdrückenden Gedanken wenigstens zeitweise zu entkommen, greifen viele Betroffene zu Messern und scharfen Gegenständen. Sie »ritzen« sich. Diese als Selbstbestrafung ausgelegte Handlung stellt in Wahrheit eine Selbstbehandlung dar. Schmerz ist ein starker Reiz, der die Ängste und Distanz zu sich selbst beendet, indem er in den physischen Körper zurückführt – wenn auch nur für kurze Zeit.

Schon während meines Studiums in Maastricht trieb mich und meine Kommilitonen eine Frage um: Wenn Psychoanalyse und Psychotherapie kranken Menschen wirklich hilft, müsste sie dann nicht auch gesunden Menschen helfen, sich noch besser zu fühlen? Wir Studenten beschlossen, glücklichen Menschen eine Psychotherapie angedeihen zu lassen, um die Auswirkungen zu betrachten. Und siehe: Die Kindheit nach möglichen Schadstellen zu begutachten, die dunklen Schatten der Vergangenheit wiederzubeleben und sich einmal pro Woche die Frage zu stellen: »Was haben mir meine Mutter und mein Vater alles angetan?«, tut der Psyche von gesunden Menschen überhaupt nicht gut. Psychotherapie macht fröhliche Menschen depressiv und selbstsichere Menschen unsicher, ja, sogar neurotisch.

Es ist höchste Zeit für eine neue Therapieform, und die Chi-Heilung hat – besonders in der Borderline-Therapie – völlig neue Maßstäbe gesetzt.

Die Heilung erfolgt hier in vier Schritten:

- **Krankheitseinsicht:** Erkennen, dass es eine schwere Persönlichkeitsstörung und kein seelischer Heuschnupfen ist.

- **Krankheitsgewinn:** Erkennen, welchen Vorteil es hatte, sich bislang so gespalten zu verhalten, zum Beispiel panische Angst zu haben vor der Ablehnung (der Mutter), die in Wahrheit die panische Angst vor der eigenen Ablehnung ist (dem Hass).

- **Versöhnung der Extreme:** Aufheben der Spaltung auf der tiefsten Ebene, die möglich ist, zum Beispiel Versöhnung des traumatisierten Inneren Kindes (Opfer) mit dem grausamen Gewissen (Täter). Die Schöne erkennt sich im Biest, und das Biest erträgt es, schön zu sein. Die narzisstische Wunde muss heilen, um das Ideal-Ich loszulassen, das kompensatorisch gebildet wurde.

- **Trigger durch Skills aushebeln:** Feststellen, welche Trigger im Alltag die Spaltung provozieren, und Gegenmaßnahmen ergreifen. Zum Beispiel wenn der Partner Nähe sucht, den heftigen Impuls zu flüchten durch »Stummes Summen« abbauen. Oder durch Schnipsen eines Gummibandes gegen das Handgelenk den Drang zur Selbstverletzung reduzieren.

KRANKHEITSEINSICHT

Ein Wesenszug des Borderline-Syndroms wirkt besonders irritierend auf die Umwelt: Für die Betroffenen ist alles in »schlechter Ordnung«. Ihre unablässigen Klagen über die Mängel und Enttäuschungen im Leben prallen auf ihre Weigerung, selbst etwas in dieser Angelegenheit zu unternehmen. Therapeutisch wird hierbei von einer »inszenierten Hilflosigkeit« gesprochen. Indem sich die Betroffenen zu Opfern stilisieren, werden alle, die sie nicht versorgen, zu Tätern. Die emotionale Versorgung über die Umwelt wird eingefordert, auch gegen deren Widerstand. Das als Kind erlebte Trauma des Alleinseins in größter Not wird so immer aufs Neue in Szene gesetzt.

Borderline ist eine schwere Autoimmunerkrankung der Seele. Es ist keine Erkältung, sondern eine Diagnose, die alle Betroffenen noch viele Jahre begleiten wird. Das Bewusstsein und somit der Energiekörper der Betroffenen ist nach einem frühkindlichen Trauma tief gespalten und »die Schöne« und »das Biest« arbeiten jetzt gegeneinander. Der Selbsthass ist entsprechend der empfundenen Minderwertigkeit groß, was Körper, Geist und Seele quält. Die Betroffenen wirken wie dämonische Engel oder liebevolle Teufel. Das Schwarz-Weiß-Muster ist nirgendwo sonst so extrem ausgeprägt wie hier. Die Idealisierung und Entwertung aus dem Narzissmus ist sehr stark. Der Partner ist das Liebevollste und Beste, was jemals auf Gottes gesegneter Erde wandeln durfte, oder er ist ein wertloses Stück Scheiße, das man sich möglichst schnell vom Schuh kratzen sollte. Dieses extreme Verhalten wirkt sich entsprechend stark auf die Gefühle der Umgebung aus. Mit jemandem befreundet oder in einer Beziehung zu sein, der Borderline hat, ist so, als würde die gemeinsame Badewanne der Gefühle ständig überschwappen. Der eine planscht so heftig in den Gefühlen des anderen herum, schäumt wegen Kleinigkeiten oder ersäuft sich in der Restpfütze von Selbstmitleid, dass kaum Platz für die eigenen Gefühle des Partners bleibt. Nach meiner Erfahrung ist Borderline desto schwerer zu heilen, je tiefer der Narzissmus dahinter ins Bösartige reicht.

Merke: Je bösartiger die Persönlichkeitsstruktur, desto klarer muss die Krankheitseinsicht erfolgen.

KRANKHEITSGEWINN

Die narzisstische Wunde ist bei Borderline so groß, das kompensatorisch gebildete Ideal-Ich so fulminant und die Aggression, die all das nach innen und nach außen hin schützt, so heftig, dass wir von mindestens zwei grundverschiedenen Wesen sprechen könnten, die in einem Körper wohnen: Engelchen und Teufelchen. Das Ideal-Ich loszulassen, das voller kindlicher Größenfantasien unendlich viel Glück und Liebe verspricht, wenn nur alles gelingen würde, fällt vielen Betroffenen verständlicherweise sehr schwer. Erstens ist es ein gefühlter Verrat an der Mutter oder der narzisstischen Familie, in der nur übermenschliche Leistungen etwas zählten. Zweitens heißt es, auf die gefühlte Entschädigung für all das erlittene Leid zu verzichten, den Topf voll Gold am Ende des Regenbogens. Drittens entwürdigt die Heilung und macht die Betroffenen zu ganz gewöhnlichen Menschen. Plötzlich ist man einer von Abermillionen da draußen. Eine junge Klientin von mir sagte dazu: »Heil zu sein, bedeutet für mich, eine völlig normale graue Maus zu werden. Einer von den Menschen, die ich auf den Tod nicht ausstehen kann. Da bleibe ich lieber ein verrückter bunter Hund.«

Der Krankheitsgewinn bei Borderline lautet also: Narzissmus. Denn Narzissmus bedeutet Selbstwert auf Pump, und auch wenn die Schulden immer weiter wachsen, ist das vielen Betroffenen lieber, als sich auf ein »kümmerliches Ich« zu reduzieren. Oder in den Worten der jungen Klientin: »Nach der Behandlung bei dir habe ich wie eine Blinde, die plötzlich wieder was sieht, zum ersten Mal erkannt, was für ein Saustall mein Leben ist.«

Borderline hilft in erstaunlichem Maße, die Realität zu ignorieren. Aufgrund der Traumata liegt – wie bei einem Kriegsheimkehrer – die Reizschwelle sehr niedrig. Bereits kleine Ereignisse können starke Gefühle auslösen und bestimmte Reize, sogenannte Trigger, lassen die Situation eskalieren. Eine Situation kann nicht der Situation entsprechend verarbeitet werden. Ein Geschenk löst statt der zu erwartenden Freude eine depressive Verstimmung aus, bei einer Beerdigung wird hemmungslos gelacht, die beste Freundin wird in der Öffentlichkeit bloßgestellt und niedergemacht, kurz danach werden hemmungslos Drogen konsumiert und Alkohol getrunken, um mit dem Exfreund Sex zu haben. Für Außenstehende, ja, selbst für die beste Freundin und sogar für die Betroffenen selbst, ist es schwer zu sagen, was dieses extreme Verhalten motiviert. Ist es Selbstbestrafung, Selbsterfahrung, ist es Liebe oder Niedertracht? Mitunter sitzen Selbstliebe und Selbstzerstörung bei Borderline auf der gleichen Seite der Schaukel. Sie wollen beide das Gleiche: absolute Kontrolle über das kleine Ich. Das soll sich hoch oben auf der anderen Seite der Schaukel der niederen Welt enthoben fühlen.

Alle Gefühle wechseln in einer solchen Geschwindigkeit und in einer solchen Intensität, dass binnen Sekundenbruchteilen eben noch sehr klare Gefühle und damit Verhaltensweisen komplett ausgelöscht und verschwunden sind. Zwangsläufig fällt ein solches Verhalten auf. Die täglichen Blamagen und neuen Kränkungen setzen sich emotional und gedanklich auf die alten Traumata und stärken diese, statt sie zu schwächen. Sie tauchen als Flashbacks immer wieder auf und wandeln sich selten von allein in friedliche Erinnerungen. Typische Symptome von Borderline sind: das wiederkehrende

Gefühl der absoluten Wertlosigkeit, das nur mit einer Selbstverletzung oder Selbstbestrafung beendet werden kann; sehr starke Idealisierung und Entwertung; die Hoffnung, dank der Zuneigung eines anderen die Selbstliebe zurückzugewinnen – mit entsprechend starker Empörung, sobald dieser sehr hohe Anspruch herabgesetzt werden muss. Die vorherrschenden Gefühle sind Angst, Wut, Verzweiflung, innere Leere, Hilflosigkeit und heftige Schuldgefühle. Essstörungen, Magersucht, Drogenmissbrauch und Selbstverletzung wie das Ritzen und Schneiden kommen hinzu. Wichtig ist: Ratschläge jeglicher Art helfen nicht, sondern verstärken nur weiter das Gefühl, so, wie man ist, falsch zu sein. Fragen wie: »Warum verletzt du dich denn selbst?«, führen mitunter zu einer neuen Selbstverletzung. Für die Familie und Freunde ist es wichtig, verständnisvoll zu sein. Sie sollten keine Tipps zur Verbesserung der Symptomatik geben, sondern einfach da sein, ohne etwas an der Situation verändern zu wollen. Ziel ist es, den Selbstwert zu stabilisieren. Also das Gefühl, etwas wert zu sein, ohne etwas dafür getan oder geleistet zu haben. Borderline wird durch narzisstische Leistungsansprüche stark getriggert. Weniger Leistung ist also mehr Heilung. Borderline wird nicht mal eben schnell verschwinden. Streichen wir das von der Liste, und konzentrieren wir uns auf die Heilungschancen, die vorhanden sind.

VERSÖHNUNG DER EXTREME

Ernstes Indiz dafür, dass jemand Borderline hat, ist der schnelle Wechsel extremer Gefühle, wobei die aktuelle Laune verabsolutiert wird: »Niemand weiß, wer ich wirklich bin, ich kann mich einfach nicht fühlen«, seufzt eine Betroffene, um kurz danach herzlich zu lachen. Von schlechter Laune will sie jetzt nichts mehr wissen.

Merke: Borderline-Betroffene verabsolutieren, was sie gerade fühlen, sagen und denken, und erwarten von ihrem Gegenüber, jedes Mal bestätigt zu werden.

Vorteile und Nachteile ihrer Handlungen abzuwägen oder durch Nachdenken vorwegzunehmen, ist für Borderline-Betroffene schwierig. Ebenso, gleichzeitig die positiven und negativen Seiten eines Menschen wahrzunehmen. Ihre Empfindlichkeit gegenüber emotionalen Reizen hat zur Folge, dass unrealistische Erwartungen und Anforderungen an das soziale Umfeld gestellt werden. Betroffene wollen meist ideal gespiegelt werden, sofern sie nicht gerade selbst andere spiegeln, um emotionale Zuwendung zu bekommen. Aufgrund dieser unregelmäßigen, für Außenstehende unberechenbaren Stimmungswechsel ist ein Arbeits- und Lebensumfeld erforderlich, das möglichst wenig emotionale Reize bietet.

Mit dem Borderline-Syndrom geht eine amorphe Ich-Grenze einher. In der Selbstbeschreibung ziehen die Betroffenen deshalb Vergleiche zu Chamäleons oder Insekten – wie Franz Kafka in »Die Verwandlung«. Sie empfinden sich als Knetmasse ihrer Umwelt und passen sich charakterlich jeder Situation an, auch der bloß scheinbar veränderten. Bei jedem Freund, den sie haben, sind sie anders, Gruppengefüge ängstigen oder verwirren sie sehr. Die Betroffenen sehen sich mit fremden Augen, als dürften die anderen bestimmen, was und wie sie gerade sein sollen. Dies verlangt mitunter die völlige Verleugnung der eigenen Identität. Die Betroffenen haben tausend Gesichter, und sich in allen diesen Gesichtern selbst zu erkennen und treu zu bleiben, ist enorm schwierig.

TRIGGER DURCH SKILLS AUSHEBELN

Bei einer ausgeprägten Borderline-Störung bleibt den Betroffenen nur die Möglichkeit, von einem Extrem ins andere zu wechseln. Aufgrund der neurotischen Anteile dieser Störung können sie wider besseres Wissen das Falsche tun. Sie handeln unter Zwang. Sowohl die Selbstablehnung als auch die Selbstüberschätzung überspitzen die Forderungen an die eigene Person. Ihre Unerfüllbarkeit mündet zwangsläufig in Scham, sogar Selbsthass. Um diesem negativen Reiz zu entfliehen, können die Gefühlsreaktionen kontrolliert werden, was die Trauer unterdrückt, aber zugleich in ziellose Unruhe und innere Leere verwandelt. Und um diese seelische Leere aufzufüllen, wird nach Mitteln gegriffen, die einfacher zu handhaben sind als die bedrohlichen Gefühle: Drogen, Alkohol und selbstverletzendes Verhalten. Solange der Betroffene sich hilflos weigert, seine Lebensprobleme selbst zu lösen, stellt die emotionale Versorgung durch das soziale Umfeld den Gegenpol zum selbstverletzenden Verhalten dar. Er muss lernen, selbstverantwortlich zu denken, zu fühlen und zu handeln. Tut er das nicht, kreisen seine Handlungen ein Leben lang wie im Modell des Borderline-Zirkels.

Symptomatisch für Borderline ist, dass einer dieser Gefühlszustände den nächsten provoziert. Dadurch wird der Komplex linear: Die Betroffenen fühlen und denken in einem bipolar aufgebauten Kreis. Die einander scheinbar widersprechenden, dabei sich wechselseitig stabilisierenden Extreme habe ich im Modell auf Seite 177 verbildlicht.

Die Hauptabwehrmechanismen bei Borderline sind die Spaltung und Verleugnung. Beides dient der Angstreduzierung. Die Welt wird in Schwarz und Weiß, in gute und böse Teile sortiert und damit überschaubar. Dies ist naturgemäß eine extrem einseitige Wahrnehmung, die im Hinblick auf sich selbst wie auf andere Personen ein entsprechendes Verhalten erforderlich scheinen lässt. Benimmt sich eine Person anders als erhofft, wird sie spontan von der guten auf die böse Seite geschoben, womit sie angstfreier wahrgenommen werden kann. Nichts macht mehr Angst als Unklarheit.

Borderline-Zirkel

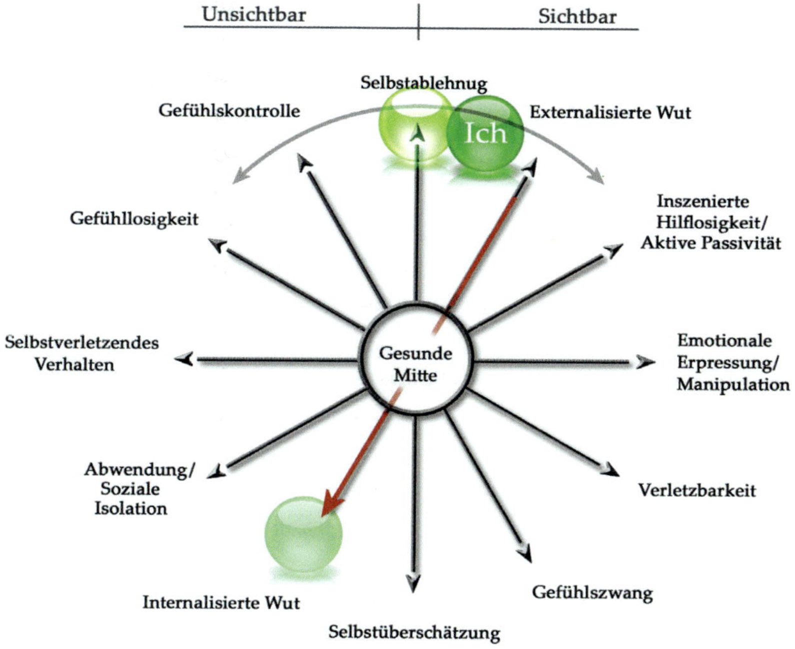

Wer unter Borderline leidet, ist im Grunde pausenlos damit beschäftigt, seine panische Angst vor der Unbeständigkeit der Welt, der Menschen und Objekte zu reduzieren. Diese Angst ist die Urangst vor der eigenen Mutter oder dem Verursacher des ursprünglichen Traumas, ist zum Teil aber auch genetisch dispositioniert. Die fremden und eigenen Qualitäten des Menschseins sind keine Konstanten, sondern müssen allzeit neu überprüft und bewertet werden, ein Vorgang der Idealisierung und Entwertung, der sich fortlaufend wiederholt. Dabei werden die eigenen belastenden Persönlichkeitsanteile auf andere Menschen übertragen. Die Wut auf sich selbst wird externalisiert, nach außen gerichtet, worauf sich die Betroffenen als Opfer ihrer Umwelt empfinden. Als Opfer dürfen sie gegen die vermeintlichen Täter wüten. Dieser Schutzschild, der den Druck des sadistischen Gewissens auf andere Menschen ableitet, nennt sich Projektion. Werden dabei die projizierten Selbstanteile reintrojiziert – also wieder aufgenommen –, nennt sich dieser Vorgang projektive Identifikation. Das heißt, dass die Betroffenen überall eigene Persönlichkeitsmerkmale erkennen wollen. »Du siehst traurig aus, ist alles in Ordnung?«, sagt eine Betroffene dann zu ihrer fröhlich lächelnden Freundin, weil sie selbst traurig ist. Reagiert die Freundin darauf pikiert und spiegelt dieses projizierte Gefühl nicht, indem sie zum Beispiel sagt: »Traurig? Ich? Nein, bei mir ist alles gut, aber du siehst traurig aus«, bleiben der Borderline-Betroffenen meist drei Möglichkeiten zu reagieren:

- Idealisierung: »Ja, natürlich ist sie nicht traurig, sie ist die tollste Frau der Welt.«
- Entwertung: »Was für eine falsche Schlange. Jetzt lügt sie mich einfach dreist an!«
- Verleugnung: »Worum geht es? Ach, lasse uns das Thema wechseln ...«

Diesen Dreiklang zu verstehen, ist sehr wichtig, denn er ist der Akkord von Borderline. Egal, in welcher Situation, so lange die Spaltung vorhanden ist, bleiben im Grunde immer nur drei Wahlmöglichkeiten: Schwarz, Weiß oder quasi grauer Nebel, die Verleugnung der gesamten Situation. Kann die (Innen-)Welt nicht in Schwarz oder Weiß aufgeteilt werden, wird alles völlig diffus und unheimlich, auch die Wahrnehmung des eigenen Körpers. Hier kommt es mitunter zur Dissoziation.

Die Heilung von Borderline erfolgt energetisch in mehreren Schritten, wobei diese Reihenfolge einzuhalten ist:

Als Trauma (siehe Seite 227) bitte mehrmals absolvieren:

- Schuldgefühle: »Der Teil von mir, der meine Schuldgefühle bis heute überfordert«
- Geborgenheit: »Der Teil von mir, der meine Geborgenheit bis heute überfordert«
- Selbstwert: »Der Teil von mir, der meinen Selbstwert bis heute überfordert«

Als Blockade bitte mehrmals energetisch behandeln:

- Das Gewissen (siehe Seite 207).
- Die narzisstische Wunde (siehe Seite 161).
- Jetzt kannst du die »Wunde, der ich am meisten vertraue« aufrufen, die im Wurzelchakra sitzt. Erfühle und ertaste die Form dieser Blockade energetisch in deinen geistigen Händen. Diese alte Kränkung muss geheilt werden, um die Kluft zu schließen zwischen »falschem Vertrauen« (Angst, Hass) und dem »wahren Vertrauen« (Geborgenheit, Liebe). Diese Wunde ist der Beginn der tiefsten Spaltung, sie zu heilen, bedeutet, Borderline zu heilen. Mitunter ist es nötig oder hilfreich, die »Wunde, der ich am meisten vertraue« wie eine bösartige Wunde zu behandeln (siehe Seite 217).

Wie bei allen Persönlichkeitsstörungen lohnt es sich auch bei Borderline, am Ende die energetische Persönlichkeitsstruktur anzuschauen und auf Schwachstellen hin zu untersuchen. Wohlgefühl im eigenen Körper ist das Wohlgefühl in der Welt. Es gilt, durch einen verständnisvollen, warmherzigen Umgang mit sich selbst ein Gegengewicht zum sadistischen Gewissen zu schaffen. Das heißt: sich selbst verzeihen, sich selbst verzeihen und noch einmal sich selbst verzeihen. Schreibe jede Woche einen netten Satz über dich selbst auf einen Zettel, den du bei dir trägst, um mehrmals am Tag daraufzuschauen. Kultiviere diese positive Aussage über dich selbst: »Ich verzeihe mir, so zu sein, wie ich bin, und erlaube mir, mich wohlzufühlen.« Später: »Ich bin liebenswürdig, egal, wie ich mich verhalte.« Emotionale Spannungen, die bei der Kultivierung des positiven Selbstbildes entstehen, baust du mit den Skills ab.

Diese Skills sind über Jahre gut erprobt und allesamt alltagstauglich:

Nimm es in die Hände	Wie im Spiegelkabinett verlierst du zuweilen das Gefühl für dich selbst. Welche dieser vielen Facetten rings um dich herum spiegelt dich? Bei diesem Gefühl greife mit der einen Hand deine andere Hand. Schütze sie, indem du sie festhältst, oder lege sie wie ein kleines Küken in deine andere Hand. Stelle dir vor, du bist diese Hand, die du sicher und geborgen hältst. Sprich zu deiner Hand all das, was dir jetzt helfen würde, dich wohlerzufühlen. Gern kannst du zu dir sagen: »Ich gönne dir alles, was du brauchst, denn du gehörst zu mir. Und ich gönne mir alles was ich brauche, denn ich gehöre mir.«
Gegendrehen	Statt durchzudrehen, solltest du lieber »gegendrehen«. Nimm bei einem starken Gefühl, zum Beispiel Angst, die Drehbewegung in deinem Körper wahr, die dieses Gefühl auslöst. Jetzt lasse diese Energie einfach in die andere Richtung drehen und fließen. Bei Angst ist es oft ein Drehschwindel, den du stabilisierend in die Gegenrichtung drehen kannst. Bei Wut kocht etwas von unten hoch und will nach oben hinausschießen, was du sanft nach unten fließen lassen kannst, um dich zu beruhigen. Gefühle als Energien wahrzunehmen, wird dir sehr helfen, deinen Körper zu entspannen.
starke Reize	Trage ein Riechfläschchen mit Ammoniak bei dir, an dem du bei Bedarf riechen kannst. Der starke Duftreiz wirkt stimulierend und reizt die Schleimhäute. All das wirkt zentrierend und führt aus der Dissoziation ins Hier und Jetzt, in den eigenen Körper zurück. Einen festen Massageball bei sich zu haben, kann ebenfalls hilfreich sein. Mit ihm kannst du kräftig über die Arme oder Oberschenkel reiben, um zurück in den Körper zu finden.

sanfte Selbstverletzung	Sollte der Wunsch zur Selbstbestrafung einfach zu groß werden, greife lieber nach diesen Mitteln statt zu einer Rasierklinge: Ein um das Handgelenk gewickeltes Gummiband kann gegen die Haut geschnipst werden, was einen Schmerzreiz auslöst, der als angenehm empfunden werden kann. Weiter steigern lässt sich der Schmerzreiz durch eine kleine Chilischote, in die du beißen kannst, oder ein paar Tropfen Tabascosoße, die du trinkst. Wichtig ist die Selbstverletzung ganz bewusst auszuführen und sich dafür weder zu verurteilen noch zu schämen. Solange dieses Verhalten notwendig ist, ist es eben notwendig.

DIE MUTTER ALLER GEFÜHLE – URVERTRAUEN VERSUS URMISSTRAUEN

Die Borderline-Persönlichkeit zeigt uns auf, wie wichtig die Beziehung zur Mutter ist. Von ihr empfangen wir die meisten Gene und damit den Bauplan für unseren Körper. Die Mutter ist unser erstes Gegenüber, unsere erste und damit große Liebe, beste Freundin und Seelenverwandte. Sie ist für uns die ganze Welt, und in ihrem Gesicht lesen wir ab, ob wir willkommen sind oder nicht. Unsere erste Beziehung bildet die Basis für jede andere Beziehung in unserem Leben und prägt somit unser Verhalten. Die Bindung, die wir erfahren haben, war oftmals nicht frei von narzisstischer Ausbeutung und dem Verbot, sich loszulösen, und ließ Eigenständigkeit nicht oder nur in geringem Maß zu. Wimmert und weint der Säugling, ohne das Interesse seiner Mutter zu wecken, ist das schon eine traumatische Erfahrung. Wird er hingegen von seiner Mutter getröstet, verinnerlicht das Kind, dass seine Suche nach Kontakt zur Linderung des Schmerzes führt. Kontakt zu Menschen und die Linderung von Schmerz werden so eins. Wir werden extrovertiert. Oder aber wir lernen, dass der Kontakt zu anderen Menschen grundsätzlich mit Schmerz verbunden ist, und wir werden introvertiert.

Von Naturvölkern ist bekannt, dass sie ihre Kinder im ersten Lebensjahr an ihren Körper gebunden bei sich tragen. Auf Bali herrscht der Mythos vor, dass die Kinder in den ersten sechs Monaten den Göttern gehören und deshalb nicht den Boden betreten dürfen.

Für den Säugling, der noch vollständig auf seine Eltern angewiesen ist, um zu überleben, bedeutet Trennung eine große Gefahr. Wird er alleingelassen, wird er sterben. Babys und Kleinkinder sind daher auf stabile Beziehungen angewiesen, um eine positive Entwicklung zu durchlaufen. Da stabile Bindungen energetisch raumübergreifend wirken, kann das Kind auch zu anderen Menschen Beziehungen aufbauen sowie Trennungen leichter verarbeiten. Die Nähe der Herzen ist nicht an räumliche Nähe gebunden. Die emotionale Wärme und Nähe der Mutter ist der Nährboden für alle anderen Blüten der Gefühle in uns.

Wird das Kind gefüttert statt geliebt, wird es später versuchen, Lieblosigkeit mit Essen oder Süßigkeiten auszugleichen. Auch als Erwachsener wird es dem Betroffenen schwerfallen, zu unterscheiden, ob er Nahrung braucht oder Nähe. Werden emotionale Bedürfnisse materiell beantwortet, kann keine nachhaltige Befriedigung eintreten, da der eigentliche emotionale Wunsch nicht in Erfüllung ging. Emotionale Bedürfnisse sollten weder übergangen noch mit Nahrung oder Geschenken beantwortet werden.

Damit wird deutlich, dass schon die ersten Erfahrungen von Lust und Unlust, von satt und hungrig das spätere Selbsterleben von Körper und Geist prägen. Die Haut als Berührungsorgan hat dabei zweierlei Bedeutung: Sie dient einerseits der Wärmezufuhr, andererseits ist sie das Organ, über das der Säugling mit der Mutter in Beziehung tritt. Darum ist Berührung für Säuglinge so wichtig. Die Körpergrenze ist das Gerüst des Selbstbewusstseins. Der Körper ist der Tempel der Seele – ohne stabile Körpergrenze kein stabiles Selbstwertgefühl. Dazu später mehr.

Die Beziehung zur Mutter sollte darum tragend sein, ohne zu erdrücken. Die Mutter hält ihr Kind, ohne es festzuhalten. Das kleine Wesen zur völligen Unabhängigkeit zu erziehen, ist das Ziel. Jede Beziehung ist auch Erziehung, das Kind darf und sollte somit seine Mutter ebenso erziehen dürfen, wie es von der Mutter erzogen wird. Die Liebe ist für dieses Spiel, in dem zwei Seelen sich begegnen, einander berühren und gemeinsam herausfinden, wie sie einander achtsam ertasten und fühlen können, um sich am jeweils anderen und dem gemeinsamen Leben zu erfreuen, das Fundament. Die Mutter ist unsere erste große Liebe, die sagt: »Du bist frei – tue, was immer du willst.« Stattdessen hören wir viel zu oft: »Du gehörst mir – tue, was ich dir sage.«

Gefühle zu spiegeln, bedeutet, die Reaktionen des Kindes, seine Gefühle und Gedanken zu erkennen und sie ihm verbal und nonverbal, durch die Liebe gefiltert, zurückzugeben. Das Kind lernt so, dass die Liebe der Mutter stärker ist als seine Ängste, Schmerzen und Wutausbrüche. Es lernt: Der Liebe zu mir kann keiner etwas antun. Das macht die Selbstliebe des Kindes unerschütterlich. Gefühle des Kindes, die nicht gespiegelt, oder Gefühle der Eltern, die verleugnet werden, wird das Kind abspalten. An diese leer und taub gewordene Stelle der wahren Gefühle tritt jetzt dem Abwehrmechanismus entsprechendes Denken, Fühlen und Handeln.

Übung 13: Versöhnung mit der Geborgenheit

Schließe deine Augen, und lasse deine Aufmerksamkeit hinab in dein Herz sinken. Spüre entspannt in deinen Körper hinein. Erlaube, dass deine Geborgenheit vor dir auftaucht wie eine Person, die in das Zimmer tritt. Du wirst die Präsenz, die Gegenwart dieses Gefühls im Raum spüren, als stünde tatsächlich jemand vor dir. Sofern du bei geschlossenen Augen Farben sehen kannst, erkennst du vielleicht ein Feld, das sich hell oder dunkel vor dir aufbaut.

Sollte das Gefühl der Geborgenheit sehr weit weg von dir stehen oder kaum fühlbar sein, gib bitte zu, dass du mit der Geborgenheit gar nichts zu tun haben willst. Bei dieser Übung geht es einfach nur darum, absolut ehrlich zu sein. Gefühle erscheinen zu lassen, gelingt immer, denn Gefühle nicht spüren zu können, bedeutet, Gefühle nicht spüren zu wollen. Also gib das einfach zu. Die Geborgenheit wird negative Gefühle bei dir auslösen, meist als Erstes: Angst. Angst vor der Geborgenheit ist sehr verbreitet. Es könnte aber auch Wut sein. Dann ist das wahrscheinlich die verdrängte Wut auf deine biologische Mutter. Gib das Gefühl zu, das zuerst und am stärksten zwischen dir und der Geborgenheit steht. Um im Beispiel zu bleiben, sagst du: »**Du machst mir Angst. Aber auch wenn du mir Angst machst, gönne ich dir alles, was du brauchst.**«

Wiederhole diesen Satz im Geist so lange, bis die Angst vor der Geborgenheit weniger wird, am besten ganz verschwindet. Ein anderes Gefühl wird jetzt die Beziehung zu deiner Geborgenheit prägen, zum Beispiel Wut auf die Geborgenheit oder gar Hass, vielleicht aber auch Trauer. Wenn du nicht sicher bist, wie du der Geborgenheit gegenüber empfindest, lasse sie näher an dich herantreten. Damit verdichtet sich dein Widerstand, und er wird sich deutlicher als ein negatives Gefühl zeigen.

Benenne dieses Gefühl genau, zum Beispiel: »**Du machst mich traurig. Aber auch wenn du mich traurig machst, gönne ich dir alles, was du brauchst.**« Wiederhole diesen Satz im Geist so lange, bis das aktuelle Gefühl verschwindet. Warum fühlst du so? Diese Frage führt dich zum dritten Gefühl, das zwischen dir und der Geborgenheit stehen wird. Oft wird jetzt ein alter Schmerz fühlbar, eine alte seelische Verletzung. Diese tut körperlich weh. Um sie zu kommunizieren, müssen wir also sagen: »**Du tust**

mir weh. Aber gerade, weil du mir wehtust, gönne ich dir alles, was du brauchst, um zu heilen.«

Sage das so oft zu der Geborgenheit, bis kein Schmerz mehr zwischen euch steht. Jetzt ist der Augenblick gekommen, von der Geborgenheit zu verlangen, dass sie sich wieder liebevoll um deinen Körper kümmert. Erlaube der Energie der Geborgenheit, deinen Körper neu zu berühren, aber verlange zugleich von ihr, dass sich diese Berührung warm, weich und liebevoll anfühlt. Nur wenn sich deine Geborgenheit auch wie Geborgenheit anfühlt, ist es richtig. In dieser Form darf und soll sie sogar das Zentrum deines Herzens berühren. Erlaube der Geborgenheit, dass sie sich frei durch deinen Körper bewegt, und fühle in die aufkommenden Widerstände hinein. Jede Spannung oder Verhärtung im Körper soll liebevoll von der Geborgenheit berührt und durchflossen werden.

Der letzte Schritt besteht darin, sich selbst in der Geborgenheit zu erkennen. Diese liebevoll strömende Energie ist kein Fremdkörper. Sie ist ein Teil von dir, will dir helfen und nützlich sein. Dafür muss sie wieder zu dir gehören dürfen. Also sage mehrmals hintereinander zu der liebevollen Geborgenheit in deinem Körper: **»Du bist ich. Auch du gehörst zu mir …«**

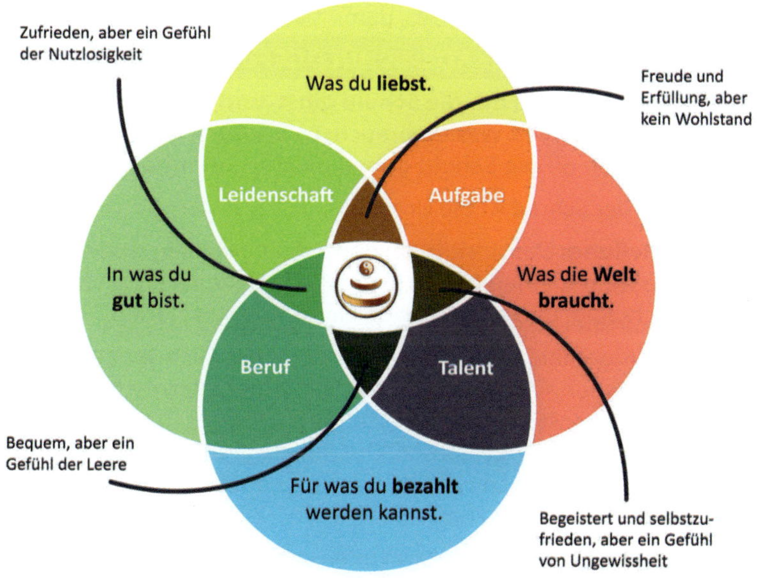

Diese Grafik demonstriert, wie du dein Leben und deine Selbstständigkeit neu ausrichten kannst, um die größtmögliche Fülle zu erfahren.

LISTE DER WICHTIGSTEN HEILSÄTZE AUS DER CHI-HEILUNG – STÜTZRÄDER DER SELBSTHEILUNG

Die heilsamen Mantras dienen dem Einsteiger als Hilfe bei der Heilung und Selbstheilung. Die tiefen Probleme werden jedoch immer wieder die eigene Heilkraft sabotieren, sodass wir uns auch immer wieder an diese Heilsätze halten dürfen, um nicht vom Weg abzukommen.

BLOCKADE: NEGATIVE GEFÜHLE
Mantra: »Ich gönne dir und mir all den Raum, den wir brauchen, uns gemeinsam wohlzufühlen.«
Merke: Wenn man platzen könnte, braucht man Platz.
hilfreiche Vorstellung: Das negative Gefühl leuchtet wie ein Scheinwerfer aus dir hinaus (zum Beispiel Hass), zur Not durch dich hindurch (zum Beispiel Selbsthass).
als Gefühl: Das negative Gefühl ist wie ein Tier, dem ich Platz mache, indem ich beiseitetrete. Ich bin wie ein Geist, durchlässig wie Luft. Aus der gewonnenen Distanz gönne ich dem Gefühl als Tier alles, was es braucht. Wo ist das Tier verletzt? Diese Kränkung gilt es zu heilen.
als Blockade: Meist fester Klumpen oder steinartiges Gebilde. Aus der Blockade raucht oder strahlt die Energie heraus, damit sie kleiner werden kann.
BLOCKADE: SCHULDGEFÜHLE
Mantras: 1. »Auch wenn du mir die Schuld gibst, und ich dir die Schuld geben möchte, gönne ich dir alles, was du brauchst.« 2. »Auch wenn du mir die Schuld gibst, und ich dir die Schuld geben möchte, erlaube ich dir, zu heilen.«
Merke: Der Kern der Schuld ist die Unschuld.
hilfreiche Vorstellung: Das positive an den Schuldgefühlen ist die soziale Verantwortung, die wir mit ihnen tragen. Würde jeder jedem verzeihen, wären wir alle wieder unschuldig, und es entstünde ein Paradies auf Erden.
als Gefühl: Schuldgefühle sind erdrückend, sie ziehen dich sprichwörtlich herunter. Depressionen sind darum oft mit Schuldgefühlen verbunden, bewusst oder nicht. Schuld kannst du nur loslassen, wenn du sie ganz annimmst. Aber dafür sind die oft zu schwer geworden. Du brauchst Hilfe. Lege die Schuldgefühle wie in große Hände aus Licht, lass dir von einer göttlichen Kraft helfen, dich von deinen Schuldgefühlen zu befreien.
als Blockade: Oft komplex gebaute Strukturen aus Wunden und dunklen Gefühlen wie Ekel, Scham, Hass, Trauer und so weiter. Erst wenn die Schuld klein genug geworden ist, kannst du sie integrieren. Sollten starke Gefühle hochkochen im Kontakt mit deiner Schuld, heile sie als Trauma.

BLOCKADE: SELBSTHASS
Mantra: »Auch wenn ich mich vor dir schützen muss, erlaube ich dir, zu heilen.«
Merke: Selbsthass schützt den Selbstwert vor dem Selbst.
hilfreiche Vorstellung: Der größte Dieb deines Selbstwertes warst du selbst. Jetzt schützt sich dein Selbstwert vor dir und strahlt dich mit Hass an, wenn du ihm zu nahe kommst. Dein Selbsthass will dir sagen: Sei endlich lieb zu dir oder ich mach dich kaputt.
als Gefühl: Beim Selbsthass gibt der Betroffene seiner Selbstwertwunde unbewusst recht und somit auch dem Hass. Selbsthass ist die ätzende Seite der Selbstliebe. Du hasst dich selbst, weil du dich selbst so sehr liebst, und willst dich mit dem Stress zu einer großen Leistung antreiben. Versuche also, den Selbsthass in Selbstliebe zu wandeln, einfach, indem du dir vorstellst, dass Liebe genau an der Stelle durch deinen Körper leuchtet und fließt, wo du den Selbsthass gerade spürst.
als Blockade: Du solltest den Selbsthass absichtlich in einen Kristall oder in ein Glasgefäß stecken, um dich davor zu schützen. Als freie Energie strahlt dich der Selbsthass sonst an und erzeugt starke Symptome wie Migräne, Übelkeit oder Rückenschmerzen.

BLOCKADE: UNGESTILLTES BEDÜRFNIS
Mantra: »Ich gönne dir alles, was du brauchst, denn du gehörst zu mir.«
Merke: Bedürfnisse müssen dürfen dürfen.
als Bedürfnis: Ich darf wie ein Kind sein, dem ich Zeit schenke, das gestreichelt wird, dem ich eine gute Mutter, ein guter Vater bin.
als Blockade: Trichterförmig spitz zulaufend zur Körpermitte oder weich wie ein Ballon, dann ist sie abgespalten. Die Blockade wird kleiner, genau wie der Hunger, der kleiner wird, wenn er gestillt wird. So schmilzt auch die Blockade in den Händen, wenn sie alles bekommt, was sie braucht.

BLOCKADE: DIE URANGST
Mantra: »Auch wenn du mir Angst machst, gönne ich dir alles, was du brauchst.«
Merke: Das innere Tier braucht Nahrung.
große Urangst: Meist wie ein Wolf oder Bär, den wir zähmen müssen und der eine tiefe Wunde in sich trägt. Darum: füttern, streicheln, Wunde heilen.
als Blockade: Wie ein kleiner Igel in den Händen oder ein kaltes Wollknäuel. Die Form sanft in der Hand bewegen und die Wunde darin gegen alle Widerstände heilen.

BLOCKADE: DAS GEWISSEN
Mantra: 1. »Du darfst so fühlen, wie du fühlst, ich gönne dir trotzdem alles, was du brauchst.« 2. »Du darfst so fühlen, wie du fühlst und trotzdem heilen.«
Merke: Der Sohn von Taschendieben hat ein schlechtes Gewissen, wenn er nichts gestohlen hat.
hilfreiche Vorstellung: Das Gewissen massiert dir Schulter und Nacken, statt dich zu bedrücken. Je stärker das Gewissen drückt, desto tiefer geht die Massage.
als Gefühl: Leistungsdruck rausnehmen durch eine Pause und die Imagination: »Wie würde ich mich fühlen, hätte ich alles erreicht?« Diesem Gefühl der Fülle jetzt mehr Raum und Recht geben als dem empfundenen Mangel.
als Blockade: Das Gewissen hat meist die Form einer tennisballgroßen Kugel mit zwei oder mehreren Schnüren. Je größer es ist und je mehr Tentakel es hat, desto bösartiger ist das Gewissen.
Persönlichkeitsstörung: Schizophrenie, Borderline
BLOCKADE: DIE KRÄNKUNG
Mantra: »Ich erlaube, dass eine Kraft, die älter und weiser ist als ich, diese Wunde heilt.«/»Ich gönne dir alles, was du brauchst, um zu heilen.«
Merke: Kränkungen machen krank.
große Kränkung: Wie eine körperliche Wunde darf auch diese seelische Wunde genäht, mit Balsam versorgt und mit Verband umwickelt werden. Sie heilt nur viel schneller, und in Minuten vergehen Wochen und Monate, sodass ein gebrochenes Herz und seine klaffende Wunde in wenigen Atemzügen restlos heilt. Auch keine Narbe sollte bleiben.
kleine Kränkung: So, wie dein Finger die Wunde berührt und das Loch in der Seele verstopft, so darf die Wunde auch von innen heilen. Ohne Narbe, ohne Rest, der Schmerz darin löst sich komplett in Licht und Wärme auf.
BLOCKADE: DIE PARADOXE WUNDE ODER SELBSTWERTWUNDEN
Mantra: 1. »Ich erlaube, dass du auch gegen alle Widerstände heilst.« 2. »Ich erlaube, dass du auch gegen meinen Wunsch und Willen heilst.«
Merke: Ich leide, also bin ich. Ich bin es mir nicht wert, zu heilen.
große Kränkung: Die Wunde ist ein Stück meiner Biografie und Identität, das ich festhalte, um nicht verzeihen und vergessen zu müssen. Alternatives Mantra: »Du musst weder verzeihen noch vergessen, und trotzdem darfst du heilen.«
kleine Kränkung: Wunsch und Wille sind kompromittiert von Zielen im Außen, denen ich noch immer gerecht werden will. Die Kränkung ist wie ein gordischer Knoten, dessen Rätsel ich auf der Ebene, auf der das Problem existiert, gar nicht lösen will. Der Wunsch und Wille ist, das Problem im Außen zu lösen, nicht im Inneren. Außen findet aber niemals Heilung statt, sondern nur im Inneren.

BLOCKADE: DIE BÖSARTIGE WUNDE
Mantra: »Du darfst mir auch gegen alle Widerstände deine Energie und Kraft schenken« (die böse wie die gute).
Merke: Das Böse will das Gute mit den falschen Mitteln.
hilfreiche Vorstellung: Die Wunde ist wie ein Engel mit flammendem Schwert. Sie fordert mit den falschen Mitteln das Richtige, wobei sie sich selbst versündigt.
als Gefühl: Wenn du dich wie im Krieg fühlst, dann sei wenigstens ein Sanitäter. Richte den Blick nach innen. Wo tut es in deinem Körper weh? Heile diese Wunde.
als Blockade: Wie eine dunkle Krake in den Händen, die verschieden groß und verzweigt den Körper im Griff hat. Wo die Krake ihr Maul hätte, sitzt auch die größte Kränkung der bösartigen Wunde.

BLOCKADE: DAS TRAUMA
Mantras: 1. »Auch wenn ich mich vor dir schützen muss, erlaube ich dir, zu heilen.« 2. »Auch wenn du mein Mitgefühl überforderst, erlaube ich dir, zu heilen.« 3. »Ich gönne dir auch gegen alle Widerstände alles, was du brauchst.«
Merke: Erst bin ich das Leid, dann bin ich mich selbst leid.
großes Trauma: Wie ein Labyrinth, in dem man sich emotional völlig verirrt und hilflos und ohnmächtig den eigenen Gefühlen gegenüber wird.
kleines Trauma: Wie ein Flashback, der einen immer wieder in die Zeitschleife bringt, aus der es kein Entkommen gibt: »Wie soll ich es vergessen, es ist ja wirklich geschehen?«

BLOCKADE: DIE URWUNDE
Mantra: »Ich erlaube, dass eine Kraft, die weiser und älter ist als ich, diese Wunde heilt.«
Merke: Die Urwunde ist das Tor zu Urmutter. Die erste und älteste Wunde und damit die Trennung von der Geborgenheit.
große Urwunde: Als wäre der Samen der Blume, der ich bin, nie ausgeschlagen. Ich bin noch gar nicht geboren, wie noch im Ei, und darum auch nicht richtig hier.
kleine Urwunde: Als hätte die Blume meiner Energie nicht ausreichend Wurzeln, um sich selbst zu versorgen.

TEIL 3

KRÄNKUNGEN – SIE MACHEN UNS KRANK

DER SCHMERZ – EINE LIEBESERKLÄRUNG

Schmerz ist eine missverstandene Empfindung. Er ist weit mehr als eine körperliche Reaktion, sondern ein schillernder, schwer zu fassender Botenstoff der Seele und tiefer im Bewusstsein verortet, als die Schulmedizin glauben mag. Schmerz lässt sich mit keiner herkömmlichen Theorie erklären. Er kann ausstrahlen wie Licht, brennen wie Feuer, uns durchzucken wie Strom, strömen und fließen wie Wasser. Zuweilen führt er ein seltsames Eigenleben in uns, kann lange Zeit ruhen, um plötzlich zu erwachen. Er kann nachsichtig sein oder Rache an uns üben, er kann uns anspringen wie ein Tier oder heilsam sein wie ein Freund. Zuweilen ist er fest und dauerhaft wie ein Stein, oder er klammert sich ängstlich an uns. Er kann sich freuen, sich geliebt oder gehasst fühlen. Ja, der Schmerz ist lebendig wie wir.

Meine eigene Leidensgeschichte hat mich ungewollt zu einem Experten der Schmerztherapie gemacht. Als junger Mann wurde ich Tag und Nacht von Schmerzen geplagt. Als hätte ich ein wildes Tier in einen Jutesack gesteckt, boxte und rumorte etwas in meinem Körper und wollte heraus. Tags drückte es mich nieder und hielt meine schönen Gefühle im Zaum. Nachts kam es umso stärker zum Vorschein und wälzte mich von einer Seite zur anderen, bis ich schweißnass erwachte. Selbst die kleinen Dinge im Leben machten mir bald keine Freude mehr. Der Freitod schien mir verlockender als ein Weiterleben mit diesem elenden Schmerz.

Der Schmerz war, solange ich vor ihm floh, mein größter Feind. Und als ich ihn erhörte, wurde er mein bester Freund. Genauer betrachtet, haben mich meine seelischen Leiden zum Heiler ausgebildet, mehr als das Studium der Psychologie und alle weiteren Ausbildungen zusammen. Lange nachdem ich meine eigenen Leiden überwunden hatte, waren es die unzähligen Leiden meiner Klienten, die mich weitertrieben, die es zu bezwingen und verstehen galt. Und wieder war der weiche Blick des Herzens, das Einfühlen und Nachfühlen dessen, was erhört werden will, wirksamer als jeder Widerstand.

Eine hartherzige Haltung dem Schmerz gegenüber stellt sich bei jedem ein, der lange genug unter ihm leidet. Aber Schmerz ist für mich mehr als ein unangenehmes Sinnes- und Gefühlserlebnis. Der Schmerz ist das Zeichen der Trennung. Und die Trennung ist die Ursache aller Probleme. Damit ist der Schmerz nicht nur die Ursache, sondern auch die Lösung aller Probleme – wird er erhört. Die Antwort auf der Suche nach dem Sinn, Wesen und Wert dieser Empfindung mündet letztlich in der Befreiung des leidenden Ichs.

Bei allem, was ich sage, bei allem, was ich schreibe, möchte ich niemanden in seinem Schmerz beleidigen oder in seinem Leid herabwürdigen. Chronische Schmerzen machen das Leben zur Hölle. Und einmal in der Hölle gelandet, ist es sehr schwer, noch an die Erlösung des Himmels zu glauben. Und doch ist es Zeit, die Haltung dem Schmerz gegenüber zu korrigieren. Die Sichtweise, die den Schmerz zu einem Symptom degradiert, das kuriert, unterdrückt, ja, ausgemerzt gehört, ist fern jeder Heilung. Drogen und Schmerzmittel heilen rein gar nichts, sie unterdrücken nur die Symptome. Abzuwarten, wie der Körper sich selbst heilt, ist leider im modernen Verständnis der Schulmedizin keine Option. Mit spontaner Selbstheilung verdient ein Krankenhaus kein Geld. Der Fortschritt unserer Zivilisation wird gleichgesetzt mit der Verringerung unseres Leids. Der Natur ihren Lauf zu lassen im Glauben daran, dass sie es besser weiß, erscheint primitiv. Und doch hat unsere Natur den Schmerz erschaffen, um uns zu schützen. Wieso erscheint es da abwegig, ihr auch den Raum zu geben, uns zu schützen?

Schmerz ist in sich selbst das Leiden, das er heilen will. Der Schmerz ist das Problem und die eigene Lösung. Diese Paradoxie, diesen gordischen Knoten der Seele zu lösen, ist eines der maßgeblichen Ziele dieses Buches.

Außer zum Schmerz haben wir Menschen nur zu einem Thema ein ähnlich gespaltenes Verhältnis: zum Tod. Schmerz und Tod – vor beidem flüchten wir, ohne uns je ernsthaft damit auseinandergesetzt zu haben. Den Tod fürchten wir als das persönliche Ende unserer Existenz, obwohl das Ende in Wahrheit der Anfang ist, unsere Erneuerung. Wir fliehen vor dem Schmerz, weil er uns sinnlos erscheint, obwohl der Schmerz die wichtigste, also sinnvollste Information enthält, die unser geistiges und körperliches Wohlempfinden betrifft.

Es gibt so viele unterschiedliche Schmerzen wie Wörter auf der Welt. Keine zwei Schmerzen gleichen einander vollständig, und doch können sie sich ähneln wie Zwillinge. Die Empathie zeigt auf, wozu die Seele fähig ist: den Schmerz eines anderen Menschen in sich zu kopieren. Je stärker wir mit jemand anderem mitfühlen, desto stärker erleben wir dessen Schmerzen am eigenen Leib. Heilen wir diesen Schmerz in uns, ist auch dem anderen geholfen. Diese Magie, die heilsame Wirkung der Empathie, ist medizinisch völlig unerforscht. Kein Wunder, bedarf sie doch der Auflösung einer Grenze zwischen uns Menschen, wie wir sie allerhöchstens im engsten Freundes- und Familienkreis zulassen. Ein spiritueller Arzt würde keinen Unterschied machen zwischen sich und seinem Patienten. Ein guter Heiler heilt auf Augenhöhe mit dem Patienten und mit Gott. Denn das Menschliche in uns ist rasch überfordert, der Mensch wie das Tier in uns hasst und meidet den Schmerz. Aber der Gott in uns vermag den Menschen, das Tier und den Schmerz in uns zu einen.

Die gefühlte Trennung ist damit die Quelle des Leids, die Quelle des Schmerzes. Gäbe es keine Trennung zwischen dem Göttlichen in uns und dem Menschlichen in uns, gäbe es auch keinen Schmerz. Darum ist der Schmerz zunächst und vor allem ein Trennungsschmerz. Im Schmerz empfinden wir die Dualität des weltlichen Seins. Im Schmerz fühlen wir, dass wir getrennt sind. Unserem Bewusstsein ist es dabei egal, ob unsere Seele oder unser Körper Schaden erleidet. Beides tut gleichermaßen weh.

Demütigungen und Zurückweisungen schmerzen uns oft mehr als körperliche Verletzungen. Schneidende Worte und kränkende Sätze treffen uns tief. Wir alle unterschätzen noch immer, wie sensibel jeder Einzelne von uns ist. Betroffene sind vor allem Kinder mit einer erhöhten Sensitivität. Je empfindsamer ein Mensch ist, desto schneller wird er verletzt. Heilen diese seelischen Wunden nicht, verschlimmert sich die Situation. Aus einem schmerzerfüllten Kind wird ein depressiver Jugendlicher. Wie bei mir.

Sowohl als Einzelne wie auch als Gruppe haben wir die Verantwortung, uns besser um uns und um einander zu kümmern. Wenn wir uns körperlich verletzen, wird uns sofort professionelle Hilfe zuteil. Werden wir aber an der Seele verletzt, stehen wir noch immer einsam und verlassen da. Seelische Kränkungen so ernst und wichtig zu nehmen wie körperliche Blessuren, ist das oberste Gebot. Wird ein Kind schwer in der Seele getroffen, wird es ganz stumm. Das erschwert diese Aufgabe. Es liegt an uns, sensibler für die sensible Seele unserer Kinder zu werden.

Aber wir verfluchen den Schmerz. Er macht uns ratlos, wütend, traurig und einsam, wenn er nicht schwindet. Ein Leben ohne Schmerz erscheint uns ein Himmelreich auf Erden. Welch ein Irrtum. Denn es existieren Menschen auf diesem Planeten, die aufgrund eines seltenen Gendefekts keinerlei Schmerzen empfinden. Glücklich sind diese Menschen nicht. Welchen Wert der Schmerz für uns hat, können diejenigen uns beantworten, die ihn nicht kennen. Die Träger dieses seltenen Gendefekts werden nicht alt. Fallen diese Kinder hin, stoßen sich, brechen sich einen Knochen, infizieren sich oder sind einfach nur krank, erhalten sie keinerlei Information darüber. Sie bemerken ihre Verletzung nicht und erleben keinerlei Konsequenzen, wenn sie die Wunden ignorieren. So fressen sich Entzündungen ungehemmt durch die Knochen. Hände, Füße, Arme und Beine müssen amputiert werden. Oft ziehen die Ärzte vorsorglich sämtliche Zähne der Kinder, da diese sehr ungehemmt auf ihren Fingern kauen.

Ganz offensichtlich kann die Seele leiden, auch wenn dem Körper die Fähigkeit dafür genommen wurde. Denn glücklich sind diese Kinder nicht. Sie sehen wie frühzeitig gealterte, ernst blickende Fremdlinge aus. Keinen Schmerz empfinden zu können, macht sie zu Aliens. So fern, so anders, dass sie sich zum Teil nicht einmal untereinander verstehen. Sie schützen ihren Körper nicht vor einer gefährlichen Welt. Sie verstehen unsere Welt nur bedingt. Denn Schmerz sorgt für einen umsichtigen und liebevollen Umgang miteinander. Schmerz steckt die Grenzen ab, innerhalb derer wir einander begegnen und berühren. Schmerz offenbart sich als Lehrmeister des Miteinanders. Diesen Kindern fehlt die Erfahrung, sich in den gemeinsamen Grenzen aus Lust und Leid mit anderen Lebewesen zu erfahren.

Wer leidet wie ein Mensch, macht sich menschlich. Fehlt uns das Leid eines Menschen, fehlt uns etwas Menschliches. Fehlende Schmerzen machen uns zum Außenseiter. Schmerz ist eine Erfahrung, die wir mit allem, was lebt, teilen. Schmerz verbindet uns damit stärker, als Liebe und Freude es tun. Wie viel Liebe und Freude eine Kuh auf der Weide empfinden kann, das können wir nur erahnen. Aber dass ihr Schmerz unserem Schmerz gleicht, wenn sie sich am Stacheldraht sticht, das können wir sicher wissen. Schmerz ist damit der größte gemeinsame Nenner in den Gleichungen des Lebens. Er ist das Zentrum und der Ursprung jeder Empathie. Darum können wir Schmerzen nur begreifen, wenn wir sie als eine empathische Empfindung verstehen, die dazu gedacht ist, geteilt zu werden.

Wer körperlich keine Schmerzen empfindet, zeigt einen potenziell tödlichen Gendefekt. Wer seelisch keine Schmerzen kennt, der ist ein potenziell tödlicher Psychopath. Auch diese Schattenseite des Schmerzes soll nicht unbeleuchtet bleiben. Was mit uns geschieht, wenn der Schmerz des Mitgefühls ins Leere greift, zeigen Psychopathen, die emotional schmerzunempfindlich sind. Ihr Mangel an Empathie, das Fehlen sozialer Verantwortung und das große Loch, wo andere ein schlechtes Gewissen haben, ermöglichen ihnen grausame Taten: Psychopathen können sehr schlimme Dinge tun, ohne sich dadurch schuldig zu fühlen, angefangen von kleinen Diebstählen bis hin zum kaltblütigen Mord.

Merke: Schuldgefühle dienen der sozialen Verantwortung, und Angst erhöht unsere Empathie. Ängstliche Menschen waren als Kinder oftmals sehr empathisch, und depressive Erwachsene haben als Kinder häufig eine starke, soziale Verantwortung für andere empfunden. Hier liegt die jeweils tiefste Kränkung. Was früher stark war, ist jetzt schwach.

Psychopathie hat ihre Wurzeln in der frühen Kindheit. Die psychische und physische Gewalt, die zumeist vom Vater ausging, war für die kleine Seele des Kindes existenziell bedrohend. Um nicht an den Ängsten zu zerbrechen, musste die Körperstelle zerbrechen, in der die Angst verwaltet wird: die Amygdala. Dieser Bereich des Gehirns ist unsere Angstzentrale, die passenderweise auch zugleich das Zentrum unserer Empathie ist. Um keine Angst zu verspüren vor der Gewalt und dem drohenden Schmerz, wurden also die Empathie, das Mitgefühl und damit jede soziale Verantwortung zerstört.

Drohungen und Schläge bis hin zum Missbrauch haben tiefe Wunden im Körper und in der Seele dieser Menschen hinterlassen, bis sie vernarbt, taub und blind für diese Empfindungen wurden. Angst und Schmerz sind wie Brüder miteinander verwandt. Angst vor dem Schmerz kann Schmerz auslösen, und fast jeder Schmerz ist von Angst begleitet. Hat ein Mensch seine Fähigkeit, Angst zu empfinden, zerstört, wollte er sich damit vor seinen seelischen Schmerzen schützen. Dieser Eingriff in das eigene Seelenleben hat Folgen. Psychopathen besitzen die Fähigkeit, keine Angst empfinden zu müssen. Im Gegenteil, je bedrohlicher die Situation ist, desto kühler und klarer können sie denken und handeln. Eine faszinierende, ja, brillante Fähigkeit, wenn du Herz- oder Gehirnchirurg bist, dein Geld als Spion verdienst, im höheren Management tätig bist oder pausenlos Entscheidungen über Leben und Tod triffst. Lebensbedrohliche Situationen lassen dich kalt. Das ist die lichtvolle Seite der Psychopathie. Die Schattenseite sieht umso finsterer aus, mit Kellern voller Leichen. Jede Medaille hat zwei Seiten und kann zur dunklen wie zur hellen Seite gedreht werden.

Oft sind es die sensibelsten Seelen, die die größten Probleme haben. Wessen Liebe rein ist, der spürt jede lieblose Schwingung im Raum. Wessen Lebensfreude klar und echt ist, der fühlt genau, wie schwer und trostlos die Schatten der Vergangenheit auf seinen Mitmenschen lasten. Bestrafen die anderen ihn jetzt noch dafür, dass er liebe- und freudvoller ist, liegt es nahe, die Brücke zu zerschlagen, die ihn mit der Welt verbindet: die Brücke der Empathie. Jetzt wird aus einem feinsinnigen, hochsensiblen Kind ein kaltherziger Egomane. Aus einem freudestrahlenden Wesen, das sich für Gänseblümchen und Schneeflocken begeistert, wird eine gespaltene, autoaggressive Person.

Jeder Therapeut, den ich persönlich ausgewählt und über Jahre hinweg ausgebildet habe, um bei mir in der Heilpraxis zu arbeiten, zeigt eine dramatische Leidensgeschichte in seiner Kindheit. Die Leiden des Kindes sind ein Beweis für die Klarheit der Seele. Wären wir nicht sensibler gewesen als unsere Eltern, hätten ihre Worte uns niemals verletzt. Wären wir nicht unschuldig gewesen, hätte uns die Strafe nie so tief getroffen. Die Sinnlosigkeit unseres Leids war die größte Strafe. Wir waren liebevoll und wurden lieblos behandelt. Wir waren freudvoll und wurden lustlos empfangen. Das Gefühl, wertlos zu sein, ist die tiefste Wunde, die viele Erwachsene seit ihrer Kindheit in sich tragen. Der Gott im Kind wurde verletzt. Die Seele wurde ihres Wertes beraubt, weil wir unseren Eltern Glauben schenkten. Es ist Zeit, dass wir uns – und damit die Welt – von diesem Schmerz der eigenen Wertlosigkeit befreien.

Wir können dieses Gefühl, wertvoll zu sein, schmerzhaft vermissen. Das Bedürfnis, beachtet zu werden, kann uns wehtun. Zuweilen schmerzt es uns mehr, missachtet zu werden als misshandelt. So sind einige Kinder dazu verleitet, sich falsch zu benehmen, um wenigstens die grobe Zuwendung ihrer Eltern zu erlangen. Auch Verletzungen können Teil der Erziehung und Zuwendung sein. Ja, es scheint sogar unmöglich, ein Kind aufzuziehen, ohne es zu verletzen. Ein Kind kann nicht laufen lernen, wenn es nicht fallen und seine Knie wund schürfen darf. Ebenso wenig kann eine Seele ausreifen und zur Blüte finden ohne die Wachstumsschmerzen einer inneren Transformation.

Es darf und soll gar nicht Ziel des Lebens sein, schmerzfrei zu leben. Das Ziel besteht darin, aus dem Schmerz zu lernen und gestärkt aus einer leidvollen Erfahrung hervorzugehen. Das können wir nur schaffen, wenn wir die seelischen Schmerzen ernster nehmen als die körperlichen. Um diese Sensitivität der Seele zu würdigen, brauchen wir ein neues Miteinander, ein Gefühl füreinander und die sensible Seite in jedem von uns. Dafür liebe ich den Schmerz: Er ist die Quelle und das Zentrum unserer Empathie. Der Schmerz verbindet uns als grenzenlose Wesen, denn im Mitgefühl finden wir wieder zusammen.

Schmerz ist keine Klingel, die gedrückt wird, sondern ein dynamischer Prozess. Darum gibt es auch keinen Knopf, mit dem sich der Schmerz ausschalten lässt. Es gibt aber mehrere Dimmer, die den Schmerz herauf- und herunterregeln können, sich zum Teil aber auch gegenseitig behindern. Die wichtigste Energie und das heilsamste Gefühl für Körper, Geist und Seele ist die Wertschätzung. Der Selbstwert hat die größte Heilkraft im Menschen. Grund genug, ihn uns näher anzuschauen.

DER SELBSTWERT – DU BIST NICHT GENUG

Die Geschichte der Menschheit liest sich wie eine Chronologie der immer geringeren Wertschätzung für die Natur, die Pflanzen, die Tiere und sich selbst. Der Wunsch des Menschen, sich vor der Natur zu schützen und sich selbst zu verbessern, ging mit einem immer stärkeren »Ausnutzen« einher. Pflanzen wurden zu »Nutzpflanzen«. Kaum wurde der Mensch sesshaft, begann er, die Pflanzen auszubeuten, zwang sie zur Monokultur und holte immer mehr Leistung aus ihnen heraus. Danach wurden die frei lebenden Tiere zu »Nutztieren«. Sie wurden zu Hunderten und Tausenden in Pferche gezwängt, um immer mehr Leistung aus ihren geschundenen Körpern herauszuzwingen. Zuletzt hat sich der Mensch sogar selbst zu einer Art »Nutzmensch« gemacht und sich in biblischem Ausmaß zur Lohnarbeit verdammt. Der Mensch zwingt sich selbst zu immer größerer Leistung, versklavt sich, verkauft sich, beutet sich aus.

Das Fehlen der eigenen Wertschätzung gehört so tief zur Psyche und Geschichte des Menschen, dass es kaum vom Menschsein zu trennen ist. Überfluss reicht einfach nicht, alles zu besitzen, ist noch immer zu wenig. Unsere Gier scheint bodenlos wie das Loch im Selbstwert des Menschen.

> Darum sage ich: Der Mensch ist das einzige Tier auf Erden, das seinen Wert im Leben noch beweisen muss. Die tiefste Wunde im Selbstwert des Menschen lautet: Ich bin nicht genug.

Und darum ist die Welt nicht genug. Diese Kränkung ist so fatal, weil sie für uns identitätsstiftend ist. Wir empfinden uns überhaupt nur wegen ihr als moderne Menschen. Ohne sie würden wir uns wie Ureinwohner fühlen, als spirituelle Wesen, denen Pflanzen und Tiere Brüder und Schwestern sind, denen Wolken die Zukunft vorhersagen und die alle einstmals dem Urquell des Wassers entstiegen sind.

Will die Menschheit überleben, wird die Heilung dieser seelischen Wunde für uns alle maßgeblich sein. Nur dann wird es uns möglich werden, den nächsten Schritt der Evolution zu tun und eine globale Gemeinschaft zu bilden, die den Planeten rettet statt zerstört. Denn die Welt bietet, wie Mahatma Gandhi sagte, genug für jedermanns Bedürfnisse, aber nicht genug für jedermanns Gier.

Der Selbstwert von Tieren und Menschen sitzt im Unterbauch, genauer in der Mitte des Vitalchakras. Dieses orangefarbene Chakra reicht vom Bauchnabel bis ganz hinunter zum Beckenboden und füllt den Raum des Unterbauches komplett aus. Die wichtigste Erkenntnis, um die Zusammenhänge zwischen Krankheit, Schmerz und fehlender Wertschätzung zu verstehen, lautet: Der Hass schützt den Selbstwert. Der Hass ummantelt gleichsam wie Magma den Erdkern unseren Selbstwert von allen Seiten und schützt ihn so sowohl vor Angriffen im Außen als auch vor Zugriffen von innen. Er hütet ihn sogar dann, wenn man selbst den Selbstwert negativ antastet oder gar kränkt. Dann richtet sich der Hass gegen einen selbst. Ist der Selbstwert stark und gesund, gleicht er einer weißen, golden schimmernden Kugel. Ist er angegriffen und gekränkt, können zahlreiche Wunden und Kratzer darauf zu finden sein, die emotionale und körperliche Symptome zeigen. Die Energie des Vitalchakras ist sehr stark. Jede Dysbalance in diesem Raum wirkt sich sofort auf unsere geistige, emotionale oder körperliche Gesundheit aus.

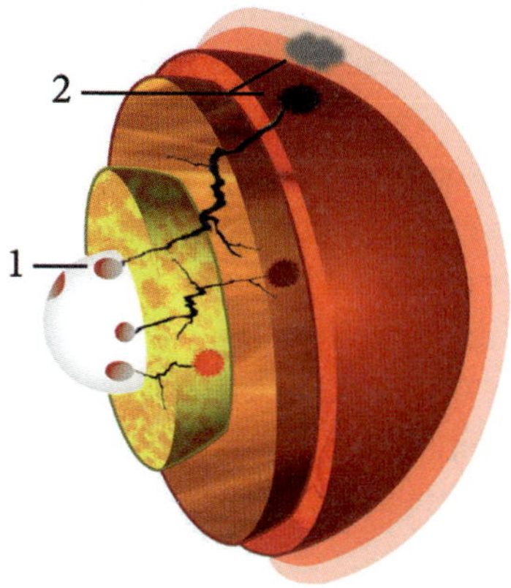

Der Hass schützt den Selbstwert nach innen und nach außen. Eine Wunde im Selbstwert ❶ wirkt sich so auf das Immunsystem aus ❷. Der Selbstwert im Zentrum steuert sowohl unsere Gene als auch das Immunsystem sowie Fortpflanzung und Erfolg im Leben.

Das Dilemma, in dem wir als Menschen stecken, ist eine unauflösliche Paradoxie. Von Natur aus ist jedes Tier und jeder Mensch gleich viel wert. Eine spirituelle Beziehung kann ich nur auf Augenhöhe führen, egal, mit wem oder was. Zugleich haben wir Menschen noch immer eine sehr hierarchische Gesellschaftsstruktur, die einer Pyramide ähnelt: oben die Gewinner, unten die Verlierer, oben Reich und Mächtig und unten Arm und Machtlos. Eine gesunde und natürliche Machtverteilung wäre aber ein demokratischer Kreis, eine Tafelrunde, an der jeder so viel bekommt, wie er individuell braucht, um das Maximum an Lust und Leistung aus sich herauszuholen.

Das Problem an der unfairen, pyramidenförmigen Gesellschaftsstruktur, die viele Verlierer und nur wenige Gewinner erzeugt, ist: Alle spielen mit. Eltern leben selbst unter dem Druck, womöglich ihre Arbeit zu verlieren und gesellschaftlich abzusteigen, und geben diesen Leistungsdruck an ihre Kinder weiter, ob sie wollen oder nicht. Gelingt die Karriere des Kindes, wirft das ein positives Licht auf die Eltern. Sie lieben das Kind umso mehr, je stärker sie durch das Kind an Zuwendung gewinnen. Infolge des Narzissmus in der modernen Welt kommen viele Kinder gleichsam mit einer Hypothek auf die Welt: der Schuld, einem Ideal entsprechen zu müssen, das die Eltern von ihnen haben. Das Kind soll die Funktion erfüllen, die Eltern aus ihrem Minderwertigkeitsgefühl zu befreien und ihrer Existenz Sinn zu verleihen. Die Situation des Kindes ist heutzutage von narzisstischer Ausbeutung geprägt. Die Eltern lieben das Kind nicht so, wie es ist, sondern ein Idealbild von ihm. Dieses dient als narzisstischer Spiegel der Eltern. Um ihm zu entsprechen, muss das Kind seine eigene Lebendigkeit und Autonomie aufopfern. Eine tragische Situation, die den Narzissmus in jeder weiteren Generation steigert und wie einen Virus in die Familien streut.

Es ist dem Wohl eines Kindes nicht förderlich, wenn es von seinen Eltern als »Geschenk für die Menschheit« gesehen wird. Es lernt nie, sich unterzuordnen, sich zu fügen oder seine Bedürfnisse selbst zu stillen. Statt echter Liebe bekommen diese Kinder oft nur teures Spielzeug. Das ist doppelt schädlich, denn sie erfahren nie den Wert eines Menschen, sondern nur seinen Preis.

Sie verlernen systematisch, aus Liebe und Freude lern- und leistungsfähig zu sein. Fortan müssen sie sich über die anderen Menschen erheben, da ihr mangelnder Selbstwert es nicht zulässt, in der großen Masse unterzugehen. Aber Liebe ist auf Augenhöhe, nur Stolz und Arroganz stellen sich darüber. Für uns als Eltern gilt: Zurück zu den wahren Werten! Sei liebevoll zu, aber nicht stolz auf dein Kind. Freue dich mit ihm, statt ihm etwas zu kaufen. Schenke ihm deine ganze Seele, statt ihm die Welt zu Füßen legen zu wollen. Das verbindet uns von Herz zu Herz.

Das Dilemma vieler Kinder ist die narzisstische Wunde im Selbstwert, die ihrer eigenen Heilung widerspricht. Durch »Aktives Zuhören« (siehe Seite 71) kann jeder hineinlauschen, was seine Selbstwertwunden zu ihm sagen. Die meisten sind paradox, und ausgesprochen lautet ihr Widerspruch: »Ich bin gekränkt und will es auch bleiben. Ich gebe mir selbst und meinem Gekränktsein mehr recht, denn so habe ich mehr Rechte als alle anderen. Egal, was ich jetzt Schlimmes tue, ich bin im Recht, denn meine Kränkung erhöht mich über denjenigen, der mich gekränkt hat. Als Opfer bin ich stärker als der Täter. Als Opfer liegt alle Schuld und damit auch alle Verantwortung bei der Welt, die mir etwas schuldet. Die Welt muss sich jetzt um mich kümmern, damit ich ihr irgendwann gnädigerweise verzeihe. Das tue ich von oben herab. Ich werte mich als Opfer auf und den Täter ab. Das gibt mir Kontrolle zurück. Verzeihen und damit heilen werde ich nur, wenn ich ausreichend Erfolg hatte, sich Gott und die Welt gleichsam bei mir entschuldigt haben und ich willens bin, diese Entschuldigung anzunehmen. Damit habe ich die Welt im Griff, ich habe sie in die Verantwortung gezwungen, eine Wiedergutmachung zu leisten für das, was mir angetan worden ist.«

Und da Selbstwertwunden immer paradox sind, ist auch das heilende Mantra, das wir zu ihnen sagen, paradox: »Ich erlaube, dass diese Wunde auch gegen meinen Wunsch und Willen heilt.« Wunsch und Wille sind beide kompromittiert durch das tiefe Gefühl der Minderwertigkeit. Der Wunsch ist es, den eigenen Ansprüchen, die ursprünglich die Ansprüche der Eltern waren, zu genügen. Der Wille ist es, die Ziele, die wir uns gesetzt haben und die ursprünglich die Ziele der Eltern waren, zu erreichen. Kurzum: Die Erlösung und damit Versöhnung mit der eigenen Minderwertigkeit soll im Außen, in der physischen Welt, erfolgen. Nicht im Inneren, der psychischen Welt. Das ist fundamental wichtig zu verstehen.

Tief vor den Blicken unseres eigenen Bewusstseins verborgen, wollen wir gar nicht unseren Selbstwert heilen. Die Gesundheit ist unser höchstes Gut, ganz besonders die Gesundheit der Seele. Auf dieses kostbarste Gut greifen wir alle hin und wieder zurück, greifen es an. Wir opfern es, um ein Ziel zu erreichen, das uns momentan wichtiger erscheint als unsere Gesundheit: die Kinder, die Karriere, die Familie oder die Anerkennung. Wir tun das, weil unsere Gesundheit untrennbar an unseren Wert gekoppelt ist. Ein Mensch, der sich wertlos fühlt, achtet sich und seine Gesundheit weniger als eine Person, die ihr Wirken als wichtig und wertvoll erachtet. Gesundheit und Selbstwert sind kaum voneinander zu trennen. Ja, die Quelle unserer Gesundheit ist auch die Quelle unseres Selbstwertes, sie ist – wie ich zeigen will – ein und dasselbe Lebenselixier.

Fühlt sich ein Mensch in seinem Wert erkannt und geschätzt, steigert das sein Wohlbefinden im gleichen Maße wie seine Gesundheit. Die erhöhte Wertschätzung fördert ein längeres Leben bei besserer Gesundheit, wie auch der Mangel an Wertschätzung unsere gesundheitlichen Probleme verschärft. Wir opfern unsere Gesundheit nicht leichtfertig, sondern für ein hehres Ziel. Mitunter verteidigen wir unseren göttlichen Wert und wählen die Krankheit als Waffe und Schild. Kinder werden krank, um ihre Eltern zu versöhnen – sie sind es sich wert, eine heile Familie zu haben. Um die Familie zu heilen, werden sie krank. Und Eltern werden krank, um endlich Zeit für sich selbst zu haben – um geistig zu wachsen, gehen sie körperlich ein.

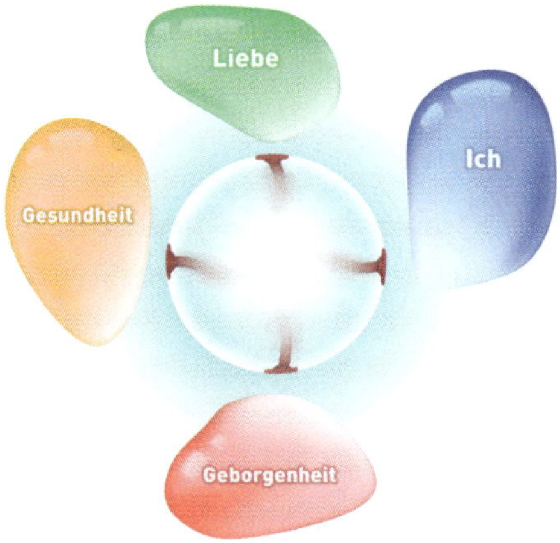

Dies sind typische Anteile, die wir von unserem Selbstwert abspalten und ihnen damit die Wertschätzung dauerhaft entziehen: unsere Gesundheit, die Geborgenheit, das Ich oder Alltagsbewusstsein sowie die Liebe oder Selbstliebe.

Der Selbstwert ist somit der Dreh- und Angelpunkt in unserem Leben. Wir steuern mit ihm so viele Prozesse im Körper, im Geist und in den schicksalhaften Pfaden des Lebens, dass es weiser wäre, aufzuschreiben, was nicht über den Selbstwert gesteuert wird, um Papier zu sparen. In der Selbstheilung lohnt es sich, folgende Wunden im Selbstwert sehr gründlich zu heilen:

- »Die Wunde, die mich am meisten von meinem Selbstwert trennt.«
- »Die Wunde, die meinen Selbstwert/meine Gesundheit am meisten belastet.«
- »Die Wunde, die meinen Selbstwert von der Liebe/Selbstliebe trennt.«
- »Die Wunde, die meinen Selbstwert von der Geborgenheit trennt.«

Die Ichsucht wird den Menschenkindern regelrecht angezüchtet. Die Erniedrigung des Selbstwertes ist hierbei genauso schädlich wie seine künstliche Erhöhung. Kreisen die Eltern immerzu um ihr Kind und schenken dem Kind alles, was es will, lernt es niemals, Spannungen aus fehlender Aufmerksamkeit von außen zu ertragen. Das Kind empfindet sich als Mittelpunkt der Welt und fordert unbegrenzte Aufmerksamkeit. Aber wie jedes Kleinkind erfährt es an sich zwei Seiten: seine Größe (Grandiosität) und seine Begrenztheit (Minderwertigkeit). Wenn es nicht gelingt, diese beiden natürlichen Gefühle durch die Unterstützung der Eltern und die Auseinandersetzung mit der Realität zu vereinen, entwächst dieser dunklen Wunde die schwarz-weiße Blüte des Narzissmus. Die Gefühle bleiben gespalten, und der Betroffene fühlt sich entweder grandios oder minderwertig. Je extremer die Spaltung, desto extremer auch diese beiden widersprüchlichen Gefühle.

Merke: Kinder überkompensieren. Sie übernehmen negative Gefühle, Blockaden oder Traumata und übersteigern sie. Entweder zum eigenen Schutz oder als Stellvertreter, als schwarzes Schaf der Familie.

Das alles trifft auf fast jede seelische Wunde zu. Ich sage immer, Eltern erziehen ihre Kinder, indem sie sie verletzen, aber Kinder erziehen auch ihre Eltern, indem sie verletzt bleiben. Eine Kränkung kann (in der Kompensation) also zu einer Selbstwerterhöhung führen. Ja, sie erhöht sich ganz bewusst und stellt sich über den Täter – moralisch, ethisch, emotional. Diese Erhöhung impliziert eine Abwertung aller anderen. Alles, was dazu führt, diese stabile Unordnung, dieses logische Gefühlschaos zu stören, muss abgewiesen werden. Denn sonst gibt es nur noch zwei Möglichkeiten: Ich fühle mich schlecht, klein, gekränkt, minderwertig. Oder ich muss dem Täter verzeihen, was aber ohne eine Wiedergutmachung erfolgt. In etwa so, als ob ich dem Dieb meiner wertvollsten Güter obendrein noch Trinkgeld gäbe und eine Absolution erteilte.

Darum ist jede Kränkung im Grunde narzisstisch: Sie erhöht sich über ihren Schmerz und damit die heilenden Kräfte. Sie hat den Hochmut, sich über ihre eigene Heilung zu stellen, als wäre diese unter ihrer Würde. Höchste Zeit, diese menschlichste aller Wunden zu heilen, um erst im Kleinen und dann im Großen eine völlig neue Welt zu erschaffen. Für uns alle.

Übung 14: Heilung des Selbstwertes

Kränkungen im Selbstwert können viele Formen und Farben haben, blau und schwarz, rot leuchtend wie Blut oder gelb wie Eiter sein. Jede dieser Wunden erzählt eine Geschichte, und jeder dieser Kränkungen wirst du mehr recht geben als der Heilung. Das ist ganz normal. Darum sprechen wir zu den Selbstwertwunden einen paradoxen Heilsatz: **»Ich erlaube, dass diese Wunde auch gegen meinen Wunsch und Willen heilt.«**

Um deinen Selbstwert zu heilen, setze oder lege dich ganz entspannt hin, und achte darauf, wie dein Atem sanft in deinen Unterbauch strömt. Jeder Atemzug bringt dich tiefer und tiefer in deinen Körper zurück, sobald du das erlaubst. Schließe deine Augen. Ganz gleich, welche Empfindungen sich in deinem Unterbauch zeigen: Sie dürfen sich zeigen und wieder hinabsinken. Wenn du deine angenehmen Gefühle verstärken möchtest, lasse einfach deine Aufmerksamkeit eine Weile auf ihnen ruhen. Entspanne dich noch tiefer in deinen Körper hinein. In deinem Bauch, drei Fingerbreit unter dem Nabel, ist das Zentrum einer orange ätherischen Hitze. Richte deine Aufmerksamkeit auf diesen Punkt, und fühle, wie die Wärme in deinem Bauch erwacht. Der Wert, den du besitzt, darf vor dir und deinem Bauch erscheinen wie ein Objekt, das im Raum schwebt. Du kannst jetzt in deiner Vorstellung beide Hände danach ausstrecken. Erlaube, dass sich dein Selbstwert dir in die Hände legt. Spüre und fühle genau, wie sich dein Selbstwert zeigt. Zensiere nichts. Ist er leicht oder schwer? Groß oder klein? Hell oder dunkel? Warm oder weich? Ist seine Oberfläche rau oder glatt? Tut es weh, ihn zu berühren?

Erlaube dem, was du in Händen hältst, ganz bewusst, dass es dir seine Wunde zeigt. Sprich dafür im Geist: »Du darfst mir deine größte Wunde zeigen.« Berühre diese Wunde sacht. Sie darf jetzt heilen. Wiederhole dafür im Geist diese Sätze wie ein kleines Mantra: **»Ich erlaube, dass diese Wunde auch gegen alle Widerstände heilt. Ich erlaube, dass diese Wunde auch gegen meinen Wunsch und Willen heilt.«** Sobald sich das besser anfühlt und die Wunde damit schneller heilt, sage: **»Ich erlaube, dass eine göttliche Kraft diese Wunde heilt. Ich gönne dir alle Liebe und alle Geborgenheit, die du brauchst, um zu heilen.«** Langsam wird die Wunde schmelzen wie Butter in der Sonne. Dein Unterbauch wird warm und weich werden, der Selbstwert in deiner Hand strahlend wie eine kleine Sonne. Der aufgebaute Stress sinkt in sich zusammen. Atme entspannt weiter. Genieße diesen Augenblick. Die Wärme in deinem Bauch breitet sich wie eine warme Flüssigkeit in deinem Körper aus. Durch diese Wärme lockern sich die Knoten und Schlingen im Körper, die dich gefangen halten. Atme entspannt weiter, die Spannung weicht zurück und macht einem Wohlgefühl Platz, das hell, klar und weich deinen Körper erfüllen möchte.

Erlaube jetzt ganz bewusst, dass dein Selbstwert dich und deinen Körper erfüllt: **»Du bist wertvoll und kostbar, und ich erlaube dir, mir dieses Gefühl zu schenken. Ich bin wertvoll und kostbar, und ich erlaube auch mir selbst, wertvoll und kostbar zu sein.«** Zärtlich strahlt die Energie in dir und strömt von deinem Bauch und deinen Händen in deinen Körper zurück. Die Wärme fließt in deine Beine, und deine Beine werden warm und weich. Deine Füße lockern sich, deine Gelenke entspannen sich. Atme weiter, und das Licht füllt dich vollständig aus.

WERTSCHÄTZUNG FÜR ALLE

Wir sollten alle die Wertschätzung wieder wertschätzen lernen. Es geschieht so rasch, dass wir im Alltag auf die fehlende Wertschätzung hereinfallen, ja, ganze Lebenskonzepte darauf gründen, ohne es zu merken. Dafür möchte ich ein Beispiel geben.

Nehmen wir an, Peter möchte, wie jeden Montagmorgen, die Welt retten. Dem steht natürlich nichts im Wege, außer die bösen Großkonzerne, die unseren Planeten zerstören. Peter könnte jedes Mal ausrasten, wenn er sieht, dass die Polkappen schmelzen, die Wälder gerodet werden und der Konsum der Ersten Welt die Dritte Welt ausbeutet. Darum lebt Peter seit Jahren vegan, hat kein Handy, benutzt keine Kondome, fährt nur mit dem Fahrrad, fliegt nie in den Urlaub und schreibt seine Hassbriefe an Esso, Bayer und Facebook nur auf Recycling-Papier. Er verweigert sich ganz bewusst und mit Stolz. Er fordert lokale Lösungen für globale Probleme.

Das klingt alles sehr löblich. Und viele würden Peter zustimmen, aber Lob nimmt er nie an. Oder sie würden Peter als Spinner abtun, aber Kritik befeuert nur seinen Enthusiasmus. Was Peter nicht merkt: Er ist ein Öko-Faschist. Er ist ein freigeistiger Kleingeist. Denn er hat keine innere Lösung für das Problem im Außen gefunden, im Gegenteil. Peter hat einfach die Seite gewechselt, aber spielt dasselbe Spiel. Er ist im Machtglauben genauso gefangen wie die Großkonzerne, die er so gern kritisiert. Peter will den Großkonzernen die Macht nehmen. Aber damit füttert er ja nur den Schatten, er füttert den Glauben an »Macht über andere«.

Sobald wir erwachsen sind, hat nur das Macht über uns, dem wir aktiv Macht zusprechen, indem wir an diese Macht glauben. Ein König, an dessen Macht ein Volk nicht mehr glaubt, ist entmachtet. Ein Geldschein, an dessen Wert keiner mehr glaubt, ist entwertet. »Macht über andere« ist darum der größte Irrglaube von allen. Denn er schafft überhaupt erst die Macht, die missbraucht werden kann und deshalb entmachtet werden soll. Das Spiel ändert sich nicht. Darum entspringt den Revoluzzern so oft die nächste Generation von Despoten. Die Macht wechselt einfach den Besitzer und wird von der nächsten Generation, zu der sie wandert, missbraucht.

»Macht über andere« sollte es gar nicht geben. Die Macht des Volkes gehört auch in die Hände des Volkes. Die Zeit der Könige und Monarchen, auch des Geldadels und der Großkonzerne wäre mit einem Schlag beendet, wenn wir nur aufhören würden, an ihre Macht und ihr Geld zu glauben. Wer Peter genau zuhört und ihn beobachtet, erkennt bald, dass er sich in Wahrheit über die Großkonzerne erhebt. Ja, im Grunde erhebt sich Peter über sehr viele Menschen und merkt es nicht einmal. Peter isst richtig. Peter lebt richtig. Was Peter tut, sollten alle tun. Das ist die Hybris, die versteckte Arroganz, der verkappte Narzissmus, den Peter Tag für Tag lebt. Seine Kränkung und Wunde im Selbstwert macht es Peter unmöglich, wahrhaftig Neues zu denken und so auch Neues zu fühlen. Er ist genauso im Schatten gefangen wie die Menschen, auf die er so gern anklagend mit dem Finger zeigt.

WAS WÄRE DIE LÖSUNG?

- **Wertschätzung für alle, jederzeit.** Wertschätzung findet immer auf Augenhöhe statt. Wer andere niedermacht, erhebt sich über sie. Die Gleichwertigkeit aller Beteiligten ist die Grundvoraussetzung für ein neues »Gesellschaftsspiel«. Die Wahnidee, besser, stärker, schneller zu sein als alle anderen, hat ja erst die Chimäre des Großkonzerns geboren. Das Festhalten an dieser Idee »Ich muss stärker/besser/schneller sein als der Großkonzern« dreht uns nur im Kreis.

- **Fehler machen ist gut, Hauptsache, wir lernen daraus.** Im Grunde wurden keine Fehler gemacht, wir haben nur kollektiv an andere Dinge geglaubt. Das mag früher Sinn ergeben haben. Aber vielleicht hat sich mit der Zeit auch die (Innen-)Welt verändert. Wollen wir ein neues Miteinander, beginnt das nicht im Kampf mit den Vorgängern. Viele Öko-Faschisten wollen ihre Mitmenschen mit dem Knüppel zu mehr Mitgefühl erziehen. Das funktioniert nicht.

- **Fülle kreiert Fülle. Mangel kreiert Mangel.** Fühle die Lösung, bevor du sie denkst. Denke die Lösung für alle Beteiligten zu Ende, bevor du sie umsetzt. Wer die Fülle nicht fühlt, pflanzt den Mangel weiter fort. Suche die (Er-)Lösung nicht im Außen, bevor du sie nicht im Inneren spürst. Die Gefahr ist zu groß, dasselbe Spiel von der anderen Seite zu spielen. Wer sich selbst weiß färbt, färbt alle anderen schwarz. Die Wahrheit ist aber nie schwarz oder weiß: Sie ist bunt.

DAS SCHLECHTE GEWISSEN – UNSER SOZIALES LEISTUNGSMODUL

Als meine Klientin mir zeigte, was ihr Problem war, staunte ich doch sehr. Sie war erst vierzehn, aber ihr Arm war aus neurologisch unbekannten Gründen so taub, dass sie sich selbst den Schulranzen nicht mehr auf den Rücken setzen konnte. Psychologen und Ärzte hatten nichts gefunden. »Angeblich bin ich gesund, und trotzdem ist mein Arm gelähmt.« Ich schaute mir ihre Aura und ihren Energiekörper an und wurde schnell fündig. Das Ergebnis erstaunte mich selbst: Es war ihr Gewissen, das so starken Druck auslöste, dass es den ganzen rechten Arm lahmlegte. Nach meiner Behandlung konnte das Mädchen zum ersten Mal seit Monaten wieder entspannt den Arm bewegen und sich normal den Anorak anziehen. Dieses Fallbeispiel zeigt, zu welchen Fehlleistungen unser Gewissen fähig ist.

Das Gewissen sitzt energetisch bei Tieren und Menschen im Hinterkopf, ist rund und groß wie ein Golfball und verlängert sich über den Blasen- und Nierenmeridian den ganzen Rücken hinunter. Es kann beliebige Formen annehmen, um Körper und Geist zu beeinflussen, wobei generell eine Abweichung von der Kugelform bereits mit einer Beeinträchtigung des Wohlgefühls gleichgesetzt werden kann. Das Gewissen ist, entgegen dem allgemeinen Verständnis, keine moralische Instanz, sondern eine soziale. Ein krasses Beispiel dafür wäre ein Scherge eines Militärregimes, den durchaus ein schlechtes Gewissen quälen kann, wenn er das Soll an Liquidationen nicht erfüllt hat. Wir sehen, das Gewissen ist an sich eine unethische Instanz, da Moral erst durch soziale Absprachen, also kulturelle Konventionen entsteht.

> Der Sohn von Taschendieben hat ein schlechtes Gewissen, wenn er nichts gestohlen hat.

Jean-Paul Sartre schrieb: »Ein schlechtes Gewissen ist dein lebendiger Feind.« Wir können es auch umdrehen und sagen: Wer Feinde hat, hat immer auch ein schlechtes Gewissen. Das schlechte Gewissen speist sich aus dem Minderwertigkeitsgefühl im Selbstwert. Da der Hass den Selbstwert beschützt, ist sehr oft Selbsthass die Folge. Das ist der allgemeine Stress, von dem alle sprechen. Stress ist energetisch betrachtet Selbsthass: Wir peitschen uns selbst zu Höchstleistungen an, und das schon seit vielen, vielen Generationen. Das ausführende Organ dieser Selbstbestrafung ist das Gewissen.

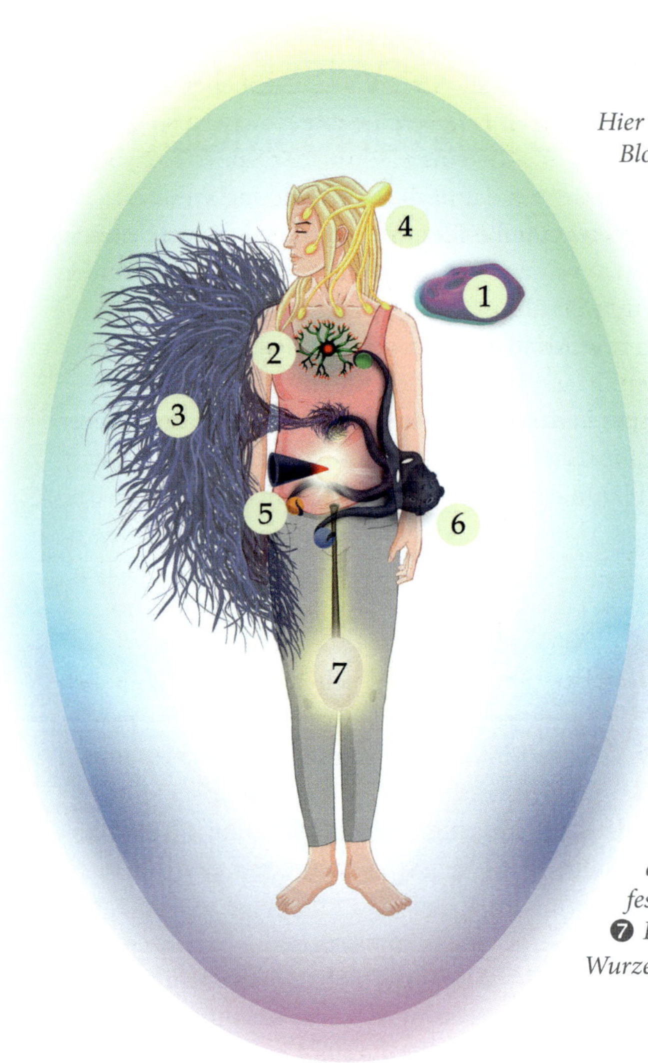

Hier sehen wir alle wichtigen Blockaden der Chi-Heilung:

❶ *Eine typische Blockade mit abgespaltenem Bedürfnis.*
❷ *Die Trauer im Herzchakra, wie eine Koralle aufgefächert und zu groß.*
❸ *Die Urangst, wie sie energetisch die Haare aufstellt.*
❹ *Das Gewissen, das vom Hinterkopf aus Spannungen im Schulter- und Nackenbereich verursacht.*
❺ *Eine typische Selbstwertwunde im Unterbauch, mit Trichterform und wunder Spitze.*
❻ *Die bösartige Wunde, die an Wut, Angst und Trauer festhält.*
❼ *Die Urwunde ganz unten im Wurzelchakra.*

Durch das kollektive Minderwertigkeitsgefühl des Menschen (»Ich bin nicht genug«), das durch narzisstische Leistung kompensiert werden soll (»Ich muss besser sein, als ich tatsächlich bin«), treibt uns das Gewissen auch kollektiv an. Es heißt, ein gutes Gewissen sei das beste Ruhekissen. Aber unser Selbstwert ist maßgeblich für unser Gewissen verantwortlich. Er wird in der Kindheit und Jugend ausgebildet und zeigt uns durch Druck und Stress an, wofür wir Wohlgefühl, Wertschätzung und Liebe verdient haben und wofür nicht. In der Kindheit wurde jeder von uns für bestimmte Dinge und Tätigkeiten geliebt, für andere abgelehnt. Das Gewissen hat diese Erfahrung tief in sich gespeichert und reproduziert sie ein Leben lang. Leistungsdruck und das Gefühl, niemals zu genügen, sind die Folge. Je größer der erlebte Liebesmangel in der Kindheit war, desto stärker »beißt« uns das Gewissen. Dieser Liebesmangel kann uns durchaus zu lieblosen

Handlungen uns selbst gegenüber verleiten. Im Fall des weiblichen Narzissmus und der Borderline-Persönlichkeit ist das schlechte Gewissen so groß und übermächtig geworden, dass es aktiv eine Heilung der Selbstwertwunden sowie die Stillung der Bedürfnisse und damit die Selbstheilung sabotiert. Darum müssen wir in diesen Fällen unbedingt mit dem Gewissen arbeiten, meist sogar als Erstes.

Das Gewissen können wir in der Selbstheilung als den Teil von uns erscheinen lassen, der uns am wenigsten gönnt, glücklich und zufrieden zu sein. Allein diese Formulierung lässt tief blicken und zeigt, wie stark uns das schlechte Gewissen von einem Leben in Fülle und Selbstliebe trennen kann. Höchste Zeit, etwas dagegen zu tun.

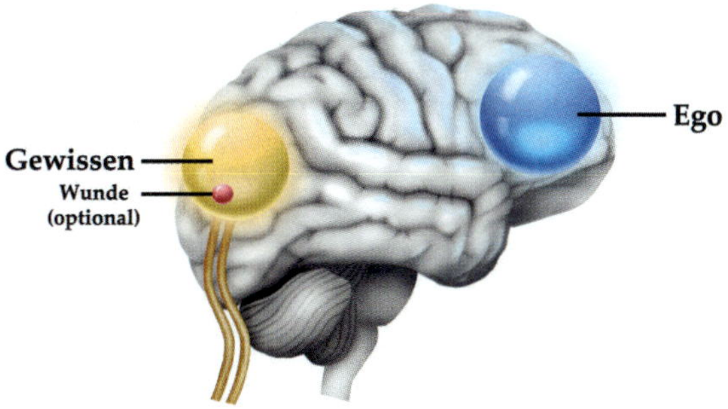

Das Gewissen sitzt im Hinterkopf und erzeugt Schulter- und Nackenschmerzen, wenn wir seiner Meinung nach nicht genug geleistet haben oder gegen soziale Normen verstoßen.

Übung 15: Versöhnung mit dem Gewissen

Lege dich hin, und fühle entspannt in deinen Hinterkopf und auch in dein Herz hinein. Suche den Garten deiner Seele auf, und lasse die Sonne auf dich scheinen. Hier an diesem Kraftort kannst du dein Gewissen vor dir erscheinen lassen als den Teil von dir, der dir am wenigsten gönnt, glücklich und zufrieden zu sein. Sprich dazu im Geist laut aus: »Ich erlaube, dass jener Teil von mir erscheint, der mir am wenigsten gönnt, glücklich und zufrieden zu sein.« Was jetzt erscheint, kann berührt oder zumindest betrachtet werden. Wiederhole im Geist folgenden Satz, den du zum Gewissen sprichst: **»Du darfst fühlen, wie du fühlst, und trotzdem heilen.«** Wut und sogar Selbsthass werden zugelassen, damit die Kränkung heilt. Ist kein Schmerz, sondern nur (noch) ein Druckgefühl übrig, wechsle bitte zu dem Satz: **»Du darfst fühlen, wie du fühlst, und bekommst trotzdem, was du brauchst.«** Jetzt wird der Liebesmangel gestillt, und die Lieblosigkeit des Gewissens löst sich auf. Forme das Gewissen wie Wachs in deinen

Händen, lasse es wieder klein und rundlich werden. Heile die seelische Wunde, die dich von deinem Gewissen trennt, so gründlich wie möglich. Jetzt kannst du deine Beziehung zu deinem Gewissen neu gestalten. Lasse es in Liebe und Wertschätzung leuchten, vielleicht auch in Geborgenheit. Dank der Heilung der Wunde hast du auch wieder Kontrolle über dein Gewissen. Du kannst dich ganz neu entscheiden, wie du dich im Leben antreiben möchtest: aus der Fülle oder aus dem Mangel, mit Liebe oder mit Hass … Entscheide dich ganz bewusst für die Liebe, und versprich deinem Gewissen, dass du ihm auch in Zukunft alles gönnst, was es braucht, um dich mit Liebe und Wertschätzung zu versorgen.

DER KÖRPER ERLEIDET, WAS DIE SEELE NICHT ERTRÄGT

Schmerz setzt sich aus drei Komponenten zusammen: dem körperlichen Leiden, dem seelischen Leid und dem sozialen Umfeld. Schmerz schützt unseren Körper, damit wir physisch überleben. Der Schmerz schützt unsere Seele, damit wir psychisch überleben. Und Schmerz zeigt uns an, wenn etwas mit unserem sozialen Umfeld nicht stimmt, der Familie und der Gemeinschaft. Er signalisiert – laut und deutlich –, dass wir uns nicht wohlfühlen mit unserem Partner, unserer Familie oder unserer Umgebung, selbst wenn wir das nicht wahrhaben wollen. Ignorieren wir unsere wahren Bedürfnisse, dann ignorieren wir unseren ursprünglichen Wert, unsere göttliche Wahrheit. Dies spricht der Schmerz für uns aus.

Unser Schmerz ist hochgradig sozial. Leben wir in einem vulnerablen Umfeld, wo die Menschen einander wehtun und seelisch verletzen, oder leben wir in einer Familie, die auf Respekt, Liebe und Wertschätzung basiert? Als Kinder lernen wir, unseren Gefühlen und Wertungen der eigenen Familie gegenüber nicht zu trauen. Unsere negativen Gefühle sind nicht erwünscht, und unseren positiven Gefühlen sind wir, dank einer bedingungslosen Zuneigung, treu ergeben. Der Schmerz zeigt uns als Kind deutlich, wo etwas nicht stimmt. Wir müssen ihm nur zuhören. Er sagt: »Das hätte dir deine Mutter nicht antun dürfen.« »Dein Vater hätte dich nicht schlagen dürfen. Er hatte kein Recht dazu.« Was andere uns antun, das tun wir uns in der Folge selbst an. Es sei denn, wir heilen und verzeihen.

Heilen ist wichtiger als verzeihen, denn die Heilung impliziert das Verzeihen, aber das Verzeihen nicht die Heilung.

Den eigenen Mangel und Schmerz zu ignorieren, ist lieblos sich selbst gegenüber. Lehnen wir die Wahrheit unserer Seele ab, lehnen wir auch den Schmerz ab, der uns diese Wahrheit verrät. Das ist das Dilemma des Kindes. Wir können uns als Dreijährige keine neuen Eltern suchen, auch wenn wir es oftmals versuchen. Die Erwachsenen lachen uns für diesen verzweifelten Rettungsversuch sogar aus und bestrafen uns so erneut. Hier beginnt die Ablehnung der inneren Wahrheit, hier beginnt die Selbstverletzung und Selbstverleugnung.

Genau an dieser Stelle wird sich das Kind der grausamen Realität beugen und die Wahrheit seiner Seele zum Verstummen bringen. Der Schrei bleibt im Halse stecken. Und der Schmerz – als Stimme der Wahrheit – bleibt im Körper stecken. Er kann nicht mehr gehen, denn Wahrheit bleibt Wahrheit, und diese verkündet der Schmerz unentwegt. Nur ein Kind, das fortgesetzt lieblos zu sich selbst ist, kann weiterhin den Lieblosigkeiten seiner Familie folgen und darin leben. Andernfalls würde es an der inneren Spannung zerbrechen, oder der Impuls, die Familie endgültig zu verlassen, würde siegen. Beides kommt vor: Selbstmord und Flucht.

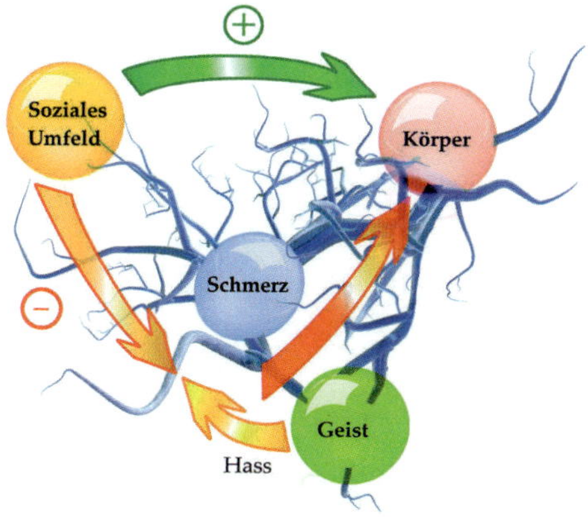

Sozial inakzeptable Gefühle werden sozial akzeptiert »somatisiert«, in den Körper geschoben. Franzosen klagen über die Leber und die Galle, Deutsche über den Rücken.

Gesellschaftlich akzeptiert sind nur bestimmte Gefühle. Das soziale Raster gibt vor, was wir fühlen können und worüber wir klagen dürfen. Ich darf mich als Deutscher bei meinem Bäcker nicht darüber beschweren, wie sehr ich meinen alkoholkranken Vater noch heute hasse und mich selbst, weil ich als Kind zu schwach war, mich gegen ihn zu wehren. Wohl aber darf ich über meinen Rückenschmerz klagen, der ein somatisierter, ein körperlich gewordener Ausdruck dieses (Selbst-)Hasses ist. Gut möglich, dass mein Bäcker mit einem feinen Lächeln auf dem Gesicht von seinen eigenen Rückenschmerzen erzählt. Sein Rückenschmerz sitzt etwas weiter oben, aber »strahlt zwickend in die Rippen aus«.

In der Art können wir uns über Gefühle unterhalten, die uns sozial verboten wurden. Der Schmerz im Rücken ermöglicht es, öffentlich über Selbsthass zu sprechen, ohne ihn beim Namen zu nennen. Das ist der kollektive Selbstbetrug – die soziale Symptomverschiebung. Worüber wir nicht sprechen dürfen, das schreit unser Körper heraus. Was nicht ausgesprochen werden darf, das umschreiben wir mit Symptomen.

Was dem Deutschen sein »Herz« und sein »Rücken«, das sind dem Franzosen seine »Galle« und seine »Leber«. Als Franzose dürfte ich sehr wohl mit dem Bäcker über Leberschmerzen klagen, was auf Hass auf die eigene Mutter und Selbsthass schließen lässt. Mein deutscher Bäcker würde mich sofort zum Arzt schicken, sein französischer Kollege trumpft hingegen mit eigenen Erfahrungen bezüglich der Leberschmerzen auf. Auch dürfte ich als Deutscher nie bei meiner Arbeitsstelle anrufen und behaupten, der Leberschmerz halte mich heute von der Arbeit ab. Das wirkt anrüchig, als wäre ich alkoholkrank. Der Rückenschmerz ist völlig legitim. Wir erkennen sozial akzeptierte Schmerzen daran, dass wir wegen ihnen eine Krankschreibung bekommen können, ohne uns zu blamieren. Scham verdeckt mitunter die wahre Quelle des Schmerzes und verschiebt ihn von einer peinlichen Stelle zu einer anderen, an der sich der Schmerz sozial akzeptiert zeigen darf.

DAS SOGENANNTE BÖSE

Das »Gute« und das »Böse« sind keine theologischen Kategorien, und es ist keine philosophische Tändelei, sich mit diesen grundsätzlichen Kräften im Kosmos auseinanderzusetzen. Teilen wir Gut und Böse in weltweit gültige Kategorien auf, ergibt sich eine solche Liste:

GUT	BÖSE
beseelt und darum gut gelaunt und gläubig	unbeseelt und darum misslaunig und ungläubig
kooperativ, gütig und ehrlich	manipulativ, egomanisch und verlogen
sozial: dem Leben, den Menschen und den Tieren dienlich	asozial: das Leben, die Menschen und die Tiere ausnutzend
aufbauend und gebend	raubend und zerstörend
Heiler und Heiliger	Mörder und Herrscher
respektvoll, verzeihend, vergebend	respektlos, nachtragend, unversöhnlich
asexuell und in allen Bedürfnissen gestillt	stark sexuell und unersättlich in jedem Bedürfnis
aufgeräumt, schön und wohlriechend	chaotisch, hässlich und stinkend

Wir sehen, das Böse glaubt nur an sich selbst, obwohl es leidet. Das ist die Paradoxie. Wo immer, wann immer wir leiden, ist es wichtig, demütig an eine Kraft zu glauben, die frei ist von Leid, um uns davon zu befreien, sobald wir es ihr erlauben. Die größte Befreiung vom Leid ist die Erlösung vom leidenden Selbst. Das ist Erleuchtung. Das leidvolle Ich löst sich im kosmischen Bewusstsein auf. Auch kulturell, als gesamte Nation, streben wir danach, immer weniger zu leiden. Genau, wie es eine individuelle Identität gibt, so gibt es eine soziale oder gesellschaftliche Identität. Diese dient dem Überleben der Gruppe und kann nur bedingt mit »Kultur« übersetzt werden, denn auch eine Affenhorde hat eine soziale Identität. Beim Menschen ist aus dieser Gruppenidentität der Kulturbegriff erwachsen. Die Identität des Einzelnen muss sich immer der sozialen Identität unterordnen, anders ist ein Zusammenleben nicht möglich. Schließt sich der Lebenszyklus einer Gesellschaftsform, löst sie sich auf. Davor will sie sich kollektiv schützen. Steht der nächste Entwicklungsschritt einer Gesellschaft an, spaltet sie sich normalerweise in Liberale und Konservative, in Zukunftsgläubige und Rückwärtsgewandte. Die Kraft und die Gegenkraft innerhalb eines Menschen, aber auch einer sozialen Gruppe lauten:

- Autonomie versus Bindung
- Freiheit versus Dekadenz
- Moral versus Offenheit

Beginnen wir mit der Moral. Wie bereits erwähnt: Jede Moral ist Doppelmoral. Denn Moral bedeutet, Regeln und Verhaltensweisen auszuwählen und diese als gut und richtig zu bezeichnen. Sie grenzt das Gute ein und das Schlechte aus. Ausgrenzung selbst ist aber unmoralisch. Ergo bedient sich die Moral des Bösen, um das Gute zu schützen. Faszinierend, oder? Das vermeintlich Böse schützt das vermeintlich Gute. »Vermeintlich« weil Moral von der jeweiligen Perspektive abhängt. Denke an: Kopftücher, Nudismus, Sexismus … Lockert die Gesellschaft das moralische Korsett, verliert das ganze System schnell jeden Wert und Halt. Darum darf ein moralisches System nicht zu gut sein, nicht zu offen, sonst löst es sich auf.

Mithin muss die Freiheit des Einzelnen eingeschränkt werden, um die Freiheit der Gruppe zu schützen. Ganz schön böse, oder? Sozial gesehen, steht die Freiheit des Einzelnen unter der Freiheit für alle, denn sie schränkt die Freiheit aller anderen ein. Möchtest du als bekennender Nudist deine Brötchen morgens nackt vom Bäcker holen, könnten einige (trotz bewundernder Blicke) Anstoß daran nehmen. Dein Adams- oder Evakostüm ist für dich Ausdruck deiner Freiheit, die du aber damit bedenkenlos über die Freiheit der anderen stellen würdest. Wichtiger als das Recht des Einzelnen auf Freiheit ist das gleiche Recht aller auf Freiheit. Du kannst in einer sozialen Gruppe immer nur relativ frei sein, nie absolut. Wichtiger als, dass es einem Menschen extrem gut geht, ist, dass es allen Menschen gleichermaßen gut geht. Je freier die soziale Gruppe ist, desto freier kann sich auch der Einzelne in ihr bewegen und fühlen. Die Obergrenze der individuellen Freiheit ist also die Freiheit der sozialen Gruppe.

So weit, so gut. Die Parole heißt also »Freiheit für alle«, und das Paradies auf Erden beginnt zu blühen? Leider nein. Vergrößern wir die Freiheit der sozialen Gruppe zu stark, löst sie sich in ihrer eigenen Dekadenz auf. Je toleranter eine soziale Gruppe wird, desto freiheitsliebender wird sie auch. Sie integriert immer mehr Randgruppen und nimmt sie in die Gruppenidentität mit auf. Nudismus ist in Ordnung, Homosexualität ist auch in Ordnung, Sadismus ist irgendwie auch in Ordnung und so weiter. Wo ist die Grenze? Mit jeder weiteren Randgruppe, die integriert wird, lockern wir nicht nur die Fesseln, wir lösen auch die Moral immer weiter auf, ob wir wollen oder nicht. Es ist inzwischen völlig normal, dass in der U-Bahn zwei Jugendliche vor mir Pornos auf ihren Handys anschauen, anderen senden und kommentieren. Doch wenn es keine moralische Grenze gibt, gibt es im Grunde auch keine soziale Zugehörigkeit. Und ohne soziale Zugehörigkeit übernimmt auch keiner soziale Verantwortung. Und damit ist die soziale Identität aufgelöst, die ursprünglich nach mehr Freiheit strebte. Diese Jugendlichen in der U-Bahn fühlen sich mir nicht zugehörig, und ich fühle mich ihnen nicht zugehörig. Wir bilden somit gar keine soziale Gruppe. Verzwickt, nicht wahr?

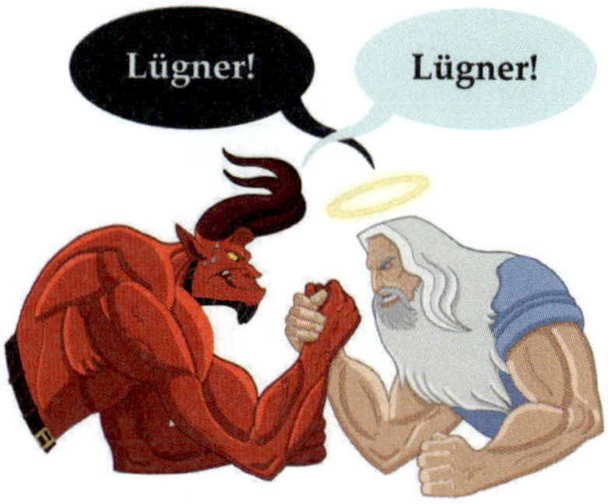

Gott und Teufel, Licht und Schatten ringen um die Macht in der Welt. Jeder Einzelne ist Teil dieses Kampfes, der mal lauter und mal leiser geführt wird.

Das ist für mich eine der größten Herausforderungen der digitalen Gesellschaft. Wo jeder jede Freiheit erhält, die er sich wünscht, welche gesunde Grenze wollen wir uns selbst setzen? Denn eine Strafe werden wir immer weniger zu fürchten haben. Wo sollen wir die unsichtbare »Moralgrenze« ziehen, die nur für uns selbst Gültigkeit hat? Maximale Freiheit bedeutet auch maximale Selbstverantwortung. Das ist die Verlockung der Neonazis. Sie bieten soziale Identität mit klarem Freund- und Feindbild. Die digitale Gesellschaft bietet hingegen ein Ausmaß an Freiheit, der viele noch nicht gewachsen sind. Denn die größte Freiheit braucht auch größtmögliche Integrität. Der Stärkung des Charakters, der sozialen Verantwortung, gesunde, selbstbewusste, aber auch sozial verantwortungsvolle Menschen hervorzubringen, wird niemand gerecht. Die Firmen nicht, sie wollen fleißige Arbeiterbienen, und der Staat auch nicht, er fördert die Firmen statt der Bürger. Der Bildungsetat des Landes sollte der größte Etat von allen sein, damit die Kinder von heute auch der Welt von morgen gewachsen sind.

Die Digitalisierung erschüttert unsere Gesellschaft in ihren Grundfesten. Einsamkeit und Narzissmus vereinzeln die Menschen. Die Intelligenz der Computer führt zu einer Umverteilung von Wissen und Chancen zugunsten der bereits Erfolgreichen, was die Ungleichheit verstärkt. Und die Auswertung all unserer Daten, die zentral gesammelt und gegen uns eingesetzt werden, fördert Transparenz, die uns durchleuchtet statt erleuchtet. Erst wurden wir ausgebeutet, jetzt »ausgedeutet«, und das gefährdet die ethischen Ideale einer sozialen Gemeinschaft zutiefst. Genau betrachtet, haben wir als Menschheit derzeit nicht nur eine Krise, sondern gleich vier: die ökonomische, die ökologische, die soziale und die spirituelle Krise. Wir werden in den nächsten fünfundzwanzig Jahren gigantische Verwerfungen erleben, die aus vielen einzelnen Nationen eine Weltregierung, eine Weltwährung, eine Weltjustiz und eine Weltarmee formt. In der Geschichte der Menschheit sind solche Machtwechsel nie friedlich erfolgt.

DIE BÖSARTIGE WUNDE

Das Böse entsteht, wenn das Gute in seinem Selbstvertrauen gekränkt wird. Jetzt schützt sich das Gute mit den falschen Mitteln, etwa Wut und Hass. Wer zur Waffe greift, um den Frieden zu verteidigen, hat den Frieden bereits verloren. Der Kampf für den Frieden ist ein sinnloser Kampf, der nur den Kampf verstärkt. Dieser dient immer nur sich selbst und nie dem Frieden. Frieden dient auch nur dem Frieden und nie dem Kampf. Mit einer bösen Tat das Gute zu verteidigen, streut also nur das Böse. Einer der vielen Gründe, warum wir auf dem alten Pfad der »Krisenbekämpfung« oder der »Krebsbekämpfung« nie ans Ziel kommen werden. Was ich bekämpfe, das bestärke ich nur. Was ich kränke und verletze, wird mich kränken und verletzen. Oder so simpel, dass es ein Dreijähriger versteht: Es gibt nichts Gutes, außer man tut es.

Laut Bibel war Luzifer (lat. »Lichtträger«) der oberste Seraphim. Der höchste Engel wurde der erste Teufel. Je gutartiger ein Wesen und seine Seele sind, desto leichter sind sie in ihrem Selbstvertrauen zu kränken. Als Kinder sind wir sehr gutmütige Wesen und gehen davon aus, dass nur dem etwas Böses widerfährt, der selbst böse Absichten hegt. Guten Menschen geschieht Gutes, und bösen Menschen geschieht Böses. Die Welt ist zuweilen aber grau, und sobald einem gutmütigen Kind etwas Böses widerfährt, wird das Vertrauen in »das Gute« im Leben gekränkt. Die Spaltung entsteht zwischen Gut und Böse, dem Engelchen und dem Teufelchen auf der Schulter, die uns beraten.

Ich sagte, dass jede Kränkung im Kern eine narzisstische Kränkung sei, da sie ihrer eigenen leidvollen Existenz mehr recht gibt als der Erlösung, die ihren Tod impliziert. Wenn eine Wunde heilt, stirbt sie. Alles Individuelle ist durch eine Trennung vom universellen Göttlichen entstanden. Und genau, wie ein Individuum den Tod als das persönliche Ende empfindet, so kann eine Wunde, mit genügend Energie und Bewusstsein ausgestattet, die Heilung als persönlichen Tod und Katastrophe empfinden.

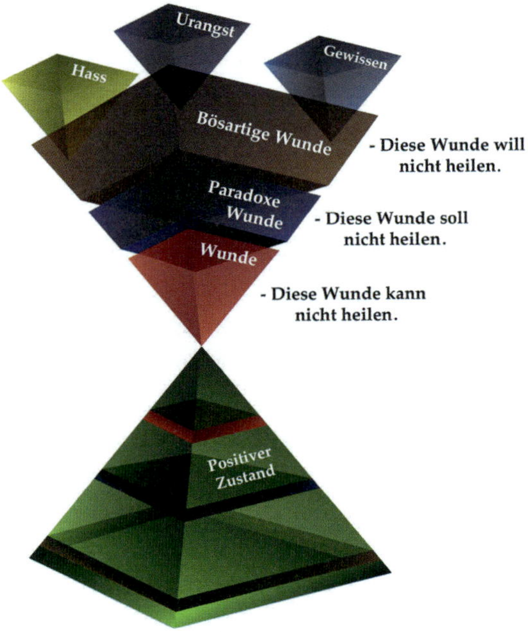

Wie in der Grafik auf Seite 214 zu sehen, können wir eine seelische Wunde als Trennung von einem positiven Gefühl oder Zustand beschreiben. Je größer die Wunde ist, desto stärker trennt sie uns von einem guten Gefühl und dem gesunden Zustand des Heil- und Ganzseins. Je größer die Wunde aber wird, desto mehr ist sie sich ihrer selbst als Individuum bewusst. Trennen wir unser Bewusstsein in zwei Hälften, sind sich beide Seiten unabhängig voneinander immer noch ihrer selbst bewusst. Aus der Trennung heraus können diese beiden Teile von uns jetzt aber gegeneinander arbeiten, sofern sie das Gefühl haben, der andere stünde ihnen im Weg. Wie im Bild von Gott und Teufel, die sich gegenseitig als Lügner bezeichnen, würde das Böse das Gute immer als naiv und weltfremd ansehen.

Die bösartige Wunde hat eine reale, oft traumatische Erfahrung in der Welt der Menschen gemacht und meint daher, die Menschen besser zu kennen als der gutartige, friedfertige Teil. Für die bösartige Wunde ist alles Gutmütige »dumm«. Sie ist lieber der Böse als der Dumme, der erneut gekränkt und verletzt wird. Einige Kriminelle, mit denen ich gearbeitet habe, bestätigen diesen Befund. Ein Dieb hat oft das Gefühl, zu kurz gekommen zu sein. Aus seiner Sicht schuldet ihm die Gesellschaft das Geld, das er sich jetzt selbst nimmt. Ein Betrüger hat meist das Gefühl, selbst betrogen worden zu sein. Jetzt spielt er auch das betrügerische Spiel, diesmal als Täter statt als Opfer. Und ein Gewaltverbrecher war meist selbst Opfer von Gewalt. Wir sehen: Was uns die Welt antut, das tun wir der Welt an. So pflanzt sich das Böse immer weiter fort, und das Problem dabei ist, dass es eine kritische Masse erreichen kann, die dann alle innerhalb der sozialen Gemeinschaft bedroht. Ein Krebsgeschwür, das die Welt verschlingt.

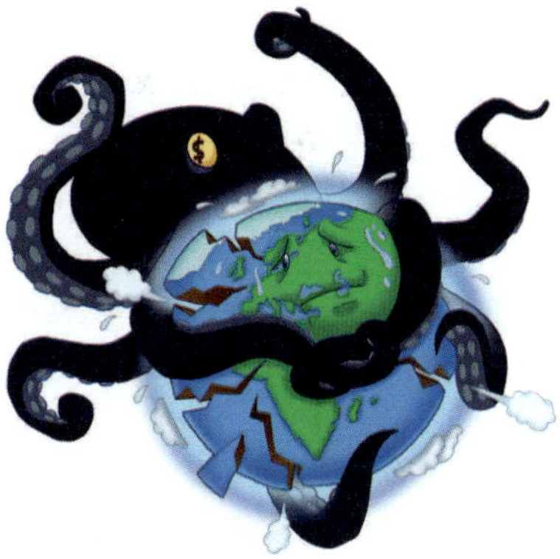

Ich nenne eine seelische Wunde »bösartig«, wenn sie von sich selbst weiß, dass sie negativ, ja, zerstörerisch ist, und das auch bewusst bleiben will. Die Definition des Bösen ist: Es weiß, dass seine Gedanken, Gefühle und Taten zerstörerisch sind, aber hält trotzdem an ihnen fest und möchte sogar wachsen. Es fehlt die heilsame Ebene, dass dies zum Wohl des Guten geschieht. Wenn ich zu einem Messer greife und jemanden damit aufschneide, um einen Tumor zu entfernen, ist die Handlung selbst schädigend, aber die Absicht ist gut. Diese gute Absicht geht zusehends verloren, je größer die bösartige Wunde wird, und das Böse wird Selbstzweck, wird Identität.

Wir können dabei zwischen verschiedenen Stadien unterscheiden:

- Die bösartige Wunde ist klein und arbeitet versteckt in den unteren Chakras.
- Die bösartige Wunde ist groß und beeinflusst die Gefühle, Gedanken und die Gesundheit des Betroffenen.
- Die bösartige Wunde ist Teil der Persönlichkeitsstruktur und durchzieht den gesamten Energiekörper.
- Die bösartige Wunde und die Persönlichkeitsstruktur sind kaum noch voneinander zu trennen.

Obwohl ich sehr schwarz-weiße Begriffe wie »gut« und »böse« verwende, ist die Realität natürlich bunt. Eine Person, die eine bösartige Wunde besitzt, kann trotzdem gesund und glücklich sein. Sogar, wenn sie ihre Persönlichkeitsstruktur durchfärbt. Und sehr gutmütige Menschen können unter einer schweren Erkrankung leiden wegen einer bösartigen Wunde, von der sie gar nichts wissen. Die Welt ist nicht schwarz-weiß, aber es hilft trotzdem, gewisse Kategorien zu kennen, um das, was wir in der Chi-Heilung bearbeiten, einordnen zu können.

Eine bösartige Wunde muss speziell behandelt werden, da sie sich gegen die Heilung zur Wehr setzen kann wie eine Krake, die in die Pfanne soll. Die Form der bösartigen Wunde ähnelt oft einem Polypen, der seine Tentakeln schlingend und krallend im Körper ausbreitet. Wir kennen diese Form von bösartigen Tumoren und tödlichen Erkrankungen, bei denen diese bösartige Wunde, physisch geworden, den Körper durchzieht. Oder Angsterkrankungen, von denen der Körper regelrecht zerdrückt wird. Die Wirkung der bösartigen Wunde auf die Psyche ist sehr unterschiedlich. Sie kann kaum einen Effekt haben, oder sie hat den ganzen Menschen und sein gesamtes Leben fest im Griff.

Das Problem ist, dass bösartige Wunden ihre eigene Erfüllung und damit Heilung sabotieren. Sie können nur aus sich selbst heraus heilen. Für eine derartige Wunde gibt es ja nur zwei mögliche Katastrophen: Sie bekommt nicht, was sie will, oder sie bekommt, was sie will. Im ersten Fall muss sie weitersuchen, wünschen und wollen und die Dosis ihrer Negativität immer mehr steigern. Hass und Selbstzerstörung können so weiter wachsen. Und im zweiten Fall wittert die bösartige Wunde, dass sie sich auflösen müsste, um sich der neuen, besseren Situation anzupassen. Wer möchte schon sterben, um danach glücklich zu sein? Wir wollen das Glück in diesem Leben, in genau der Form, die wir jetzt haben, und nicht in einer verwandelten Form, die wir vielleicht nach unserem Tod annehmen.

Die Wunde ist damit ihr eigenes Problem, sie ist selbst der Grund, warum sie nicht bekommt, was sie braucht. Sie ist die Quelle ihres Leids. Sie müsste verschwinden, damit Fülle entsteht, aber was hat sie davon? Das macht die bösartige Wunde zur menschlichsten Wunde, die ich kenne. Ihr Problem ist exakt unser Problem. Sie zeigt das Scheitern des Egos an sich selbst. Sie zeigt, warum der Mensch das Gute will und damit oft das Böse schafft.

Übung 16: Heilung der bösartigen Wunde

Um die Wunde zu heilen, fühle in den Unterbauch, dein Vitalchakra hinein. Jetzt verlange, die bösartige Wunde in dir zu fühlen. Halte sie dafür in deiner Vorstellung fest in deinen Händen. Sei gut und lieb zu ihr. Es hilft, folgenden Satz wie ein kleines Mantra zu wiederholen: **»Du darfst mir – auch gegen meine Widerstände – deine Energie und Kraft schenken.«** Unwillig sind jene Anteile, die nicht verzeihen wollen oder können. Gegen diese oft kindlichen, aber sehr mächtigen Instanzen müssen wir uns durchsetzen. Sich versorgen zu lassen: Das hat damals diese tiefe Kränkung und Trennung erzeugt, als das Vertrauen zerstört wurde. Jetzt gilt es, den Mut aufzubringen, sich neu versorgen zu lassen. Du bist kein kleines Kind mehr. Du darfst dich selbst versorgen. Wem, wenn nicht dir, könntest du vertrauen? Lasse die Energie, die aus der Wunde fließt, ganz bewusst in dein Herz und in deinen Kopf strömen. Je mehr du davon »trinkst«, desto besser schmeckt sie auch. Was sich zu Beginn nicht besonders gut anfühlen mag, wird nach wenigen Minuten lichtvoll und sanft und schenkt dir wirklich Kraft und Freude …

DAS TRAUMA – DIE SOLLBRUCHSTELLE DER SEELE

Der Serienkiller Ted Bundy betonte immer wieder, er habe seine weiblichen Opfer an ihrem Gang erkannt und ausgewählt. Diese Behauptung wurde Jahrzehnte ignoriert, dann überprüft und in Studien bestätigt. Wer einmal Opfer einer Gewalttat wurde, dessen Art zu laufen verändert sich. Wir verhalten uns vorsichtiger und zeigen verstärkt Stressreaktionen. Das zentrale Nervensystem wurde zeitlebens auf »Alarm« geschaltet. Ein Serienkiller wie Ted Bundy verhält sich hier nicht anders als eine Raubkatze, die bereits geschwächte Tiere aus einer Gruppe zum Angriff wählt. Er hat also tatsächlich solche Frauen zum Opfer erwählt, die früher schon einmal Opfer von Gewalttaten oder Misshandlungen geworden waren.

Da diese Hypersensibilisierung durch ein Trauma das gesamte Nervensystem betrifft, haben nur starke Medikamente und das Bewusstsein Macht darüber. Alkohol und Schmerzsuppression lähmen das gesamte Nervensystem, lösen jedoch nicht den Daueralarm, sondern dämpfen nur seine Lautstärke. Somit kann allein das Bewusstsein des Menschen durch eine innere Wandlung das Nervenkostüm von den alten Schreckreaktionen befreien. Wenn Kränkungen kleinen Schnittwunden, Prellungen und im schlimmsten Fall Platzwunden gleichen, sind Traumata mit Knochenbrüchen und inneren Blutungen gleichzusetzen. Durchschüsse der Seele. Zur Eintrittswunde (der Kränkung), die bereits tödlich sein kann, kommt die noch größere Austrittswunde hinzu (die Selbstverurteilung). Das Opfer sieht jetzt der eigenen Seele teilnahmslos beim Verbluten zu.

Ich beschreibe das Trauma mit so drastischen Worten, um die Gefahr zu betonen, die in der Arbeit damit verbunden ist. Ein Trauma ist für den Betroffenen ein Ereignis, dessen Gefühle emotional gar nicht verarbeitet werden können. Ähnlich einer physischen Verletzung, die einfach zu groß ist, um vom Körper selbst geheilt zu werden ohne langwierige Operation und anschließende Versorgung auf der Intensivstation. Die Intensivstation der Seele ist bei uns die Psychiatrie. Und ich möchte wirklich keine schlechte Laune verbreiten, aber wenn die Psychiatrie ein reales Krankenhaus wäre, sähe die Notaufnahme so aus, dass den Patienten Schmerztabletten verabreicht werden, damit ihre blutenden und eiternden Wunden nicht mehr wehtun. Anschließend kämen ein paar Doktoren vorbei und pulten mit ungewaschenen Händen in den offenen Wunden herum. Wenn der Patient schreit, wäre das entweder ein Zeichen der Heilung oder seines renitenten Widerstandes, der gebrochen werden muss. Das ist mittelalterlich.

Merke: Ein Trauma ist das, was unsere Gefühle immer wieder überfordert. Genau wie Kränkungen halten auch Traumata negative Gefühle groß und positive Gefühle klein.

Als »Trauma« bezeichne ich jedes Ereignis, das uns so schwer gekränkt hat, dass eine emotionale Aufarbeitung unmöglich ist. Wer immer wieder Angst und Panik hat, dessen Angst ist traumatisiert. Wer seiner Wut nicht Herr wird oder seine Trauer nicht heilen kann, dessen Wut oder Trauer ist traumatisiert. Wer seine Gefühle nicht kontrollieren kann und immer wieder scheitert beim Versuch, sie zu steuern und in heilsame Kanäle zu lenken, der ist traumatisiert. Woran wir auch immer emotional scheitern, im Guten wie im Schlechten, es liegt dem Scheitern immer ein Trauma zugrunde. Ein gutes Bild dafür ist der »See der Seele«. Ein Trauma ist wie ein großer Stein, der in diesen See fällt. Er verschwindet sofort unter der Oberfläche, unsichtbar für alle Beteiligten. Aber die Wellen der Emotionen schlagen immer noch hoch und breiten sich in konzentrischen Kreisen über eine immer größere Fläche aus. Mit der Zeit mögen die Wellen abklingen, aber alles, was an das Trauma erinnert, es triggert, hebt den Stein gleichsam aus dem See empor und lässt ihn erneut in das Wasser fallen. Die Wellen der Emotionen schlagen wieder und wieder hoch, egal, was wir tun. Ein Trauma macht also – selbst wenn wir keine Ahnung haben, was genau geschehen ist – über sehr starke negative Gefühle auf sich aufmerksam oder über die Abwesenheit von positiven Gefühlen.

Wo immer uns ein Gefühl in die alten, unheilvollen Teufelskreise führt ohne Aussicht auf Besserung oder Heilung, muss demnach ein Trauma sitzen. Daran können wir erkennen, wie traumatisiert wir alle sind. Traumata sind das Normalste von der Welt – jeder hat eines, gern auch zwei oder drei. Höchste Zeit also, offen darüber zu sprechen, was ein Trauma exakt ist und wie wir uns selbst und damit auch anderen helfen können. Zunächst einmal gibt es in unserem Wurzelchakra und in unserem Vitalchakra etwas, was ich »Sollbruchstellen der Seele« nenne. Hier muss ein Trauma sitzen, egal, wie schön und behütet unsere Kindheit auch war. Haben wir selbst kein Trauma erlebt, erben wir gleichsam das Trauma der Eltern und Großeltern. Warum? Weil es im Leben eines jeden Lebewesens eine maximale Bedrohung gibt, die das Überleben gefährdet. Eine Art Feindbild. Diese Gefahr gilt es, anhand minimaler Reize zu erkennen, um in Bruchteilen von Sekunden korrekt auf sie zu reagieren. Und zwar, ohne zu denken oder zu fühlen – all das dauert zu lange. Im Angesicht der Gefahr sorgt das Trauma für eine reflexhafte Reaktion von Körper, Geist und Seele, die gleichgeschaltet werden, um anzugreifen oder zu fliehen. Das ist der Sinn hinter dem Trauma: zu überleben.

Wir können bei diesen »Sollbruchstellen der Seele« zwischen zwei wesentlichen Traumata unterscheiden, die fast jedes Tier und jeder Mensch besitzt: dem Trauma im Wurzelchakra, das unsere Geborgenheit, das Urvertrauen steuert, aber auch starken Einfluss auf unser Körpergefühl hat, und dem Trauma im Vitalchakra, das unser Immunsystem steuert, aber auch unseren Selbstwert und unsere Selbstliebe und damit die Motivation im Leben bis hin zur Berufswahl.

Ein Trauma ist also vieles, subtil oder offensichtlich, tief im Inneren oder auch an der Oberfläche. Es kann unser Verhalten lenken, ob wir wollen oder nicht, oder es schlummert im Dunkeln und wartet geduldig auf den Tag, an dem es unser Leben rettet oder ruiniert. Die Traumata, die durch die subtilen Reize, die Trigger, von jetzt auf gleich geweckt werden, sind unter diesem Gesichtspunkt natürliche Alarmanlagen, die klingeln, wenn die uralte Gefahr auferstanden sein könnte. Die Trigger sind keine Fehler im System, sie sind elementarer Bestandteil des Schutzsystems. Ein ganz bestimmter Duft, ein bestimmtes Geräusch, eine Geste, ja, sogar eine Uhrzeit oder ein Datum können ausreichen, ein Trauma zu wecken und das Programm ablaufen zu lassen. Das Fühlen und Denken werden kurzgeschlossen, und das Trauma übernimmt die Kontrolle.

Dies sind die natürlichen Traumata, die durchaus sinnvoll sein können, damit ein Rehkitz weiß, dass der Wolf kein Freund ist, und ein Wolfsjunges weiß, dass der Mensch sein Feind ist. In der freien Natur kommen zwei positive, ausgleichende Faktoren zum Tragen: Erstens ist kein Tier so stark von der eigenen Spezies traumatisiert wie der Mensch. Und zweitens sind die Trigger in der freien Natur viel stimmiger als in der menschlichen Kunstwelt aus Fahrstuhlmusik, Parfüms und unkontrollierbarem Stadtlärm. Der Mensch traumatisiert Tiere und andere Menschen in einem unvorstellbaren Ausmaß, um anschließend in Betonkäfigen zu leben, pausenlos Reizen und damit potenziellen Triggern ausgesetzt, die seine Sinne überfordern.

Das führt uns zu der zweiten Serie der Traumata, die existieren: die familiären Traumata. Das emotionale Erbe unserer Vorfahren übermittelt sich auf den unterschiedlichsten Wegen: über die Gene, aber auch über die Energie im Raum und darüber, wie unsere Eltern auf bestimmte Gefühle reagieren. Wir lernen über das, was uns die Eltern sagen, und das, was sie uns verschweigen. Die Stille sagt oft mehr, als uns lieb ist. Stille im Angesicht dessen, was besprochen werden müsste, schweigt die Wahrheit des Kindes tot. Der Schrei wird stumm, die Augen angstvoll verzerrt – zuweilen ein Leben lang. Die Kriegsgeneration in Deutschland musste viele ihrer Gefühle einfrieren, um physisch und psychisch zu überleben. Ihre Kinder wuchsen so in einer tabuisierten, gefühlsarmen Atmosphäre auf. Gleichzeitig spürten die Kinder die abgespaltenen Gefühle der Eltern ganz genau und übernahmen sie energetisch. Eine alte Klientin von mir berichtete, dass sie als Kind Angst hatte, in den Zug zu steigen, und in Warteschlangen Panik bekam, egal, ob im Kino oder im Supermarkt. Überrascht es da noch, dass ihre Mutter Jüdin war? Meine Klientin war selbst nie deportiert worden, aber das Trauma ihrer Mutter wurde wie ein dunkles Erbstück weitergereicht. Sogar in meiner Generation leben heute noch viele »auf dem Sprung«, als würden sie auf gepackten Koffern sitzen, und haben das Gefühl, dass ihr Leben und alles darin nicht wirklich ihnen gehört. Auch ich habe die Verfolgung und das Leid im Krieg nie selbst erlebt, aber litt als junger Mann viele Nächte an Träumen, in denen ich als Soldat mit dem Gewehr durch den Wald rannte und jedes Mal wieder einen Kopfschuss erlitt. Wahrscheinlich war das die reale, halb geträumte, halb hellsichtig wahrgenommene Erinnerung meines gefallenen Onkels an der Ostfront. Heute weiß ich: Ein Großteil meiner Depressionen waren Erfahrungen meiner Eltern und Großeltern, die sich in meinen Gefühlen der Existenz- und Verlustängste widerspiegelten. Hier aufzuräumen und die alten Traumata zu befreien, befreit uns im besonderen Maß über viele Generationen hinweg. Wie genau, zeige ich gleich. Die familiären Traumata, geerbt oder als Kind neu durchlitten, sind der Schwerpunkt der Traumatherapie.

Noch einmal: Ein Trauma ist darüber definiert, dass es emotional nicht gelöst oder geheilt werden kann. Das heißt, es überfordert immer und immer wieder unsere Gefühlswelt wie am ersten Tag. Wir kommen emotional über die Hürde des Traumas nicht hinweg. Versuchen wir es also bitte nicht länger, das schadet uns nur. Egal, wann und wie das Trauma entstanden ist, für alle Beteiligten ist es besser, es rein energetisch zu heilen und so wenig wie möglich emotional.

Die Gefühle machen die Heilung eines Traumas nur komplex, ja, verhindern sie sogar zum Teil. Die alten Ideen der Psychologie, das Trauma aufs Neue zu erleben und damit abzufedern, kann ich nicht unterstützen. Es mag helfen, sich einen Missbrauch in Schwarz-Weiß vorzustellen oder einen Unfall in Zeitlupe ablaufen zu lassen, im Geist, um die Angst zu reduzieren. Aber für mich und mein Verständnis vom Energiesystem und Bewusstsein ist das in etwa so, als würde ich das Pflaster auf der Wunde immer wieder abreißen, um zu sehen, ob sie heilt. Viele Wunden mögen trotzdem heilen, aber heilen sie wirklich wegen dieser Therapie?

Schauen wir uns die Bauweise eines Traumas genauer an, erkennen wir das Problem, und damit sind auch die Lösungen sehr klar. Ein Trauma unterscheidet sich grundsätzlich von einer Kränkung darin, dass der Traumatisierte sich selbst die Schuld gibt an dem Ereignis, das ihn physisch oder psychisch verletzt hat.

Merke: Traumatisch ist eine emotionale Verletzung nur dann, wenn wir uns dafür die Schuld geben, ohne schuld daran zu sein. Das gilt für einen Autounfall ebenso wie für einen Missbrauch.

Wenn ich als kleiner Junge den ganzen Tag auf meinen Vater warte, bis er von der Arbeit heimkehrt, um mit mir zu spielen, ich mich dann freudvoll in seine Arme werfe, er mich aber rüde von sich stößt, weil er schlechte Laune hat, kann mich das kränken. Noch kränkender wäre, wenn ich ihn beim Abendessen belagere und quengle, dass er mit mir spielen soll, und er steht plötzlich auf und gibt mir eine Ohrfeige, damit endlich Ruhe ist. All das wäre kränkend, aber nicht traumatisch. In diesem Szenario könnte ich mir selbst die Schuld geben, da ich aktiv etwas von meinem Vater wollte und er darauf aggressiv reagiert hat. In diesem Fall könnte ich mir also die Schuld für die Ohrfeige selbst geben, ohne dass meine kleine Welt komplett kopfsteht. Bei einem Trauma ist das anders.

Traumatisch ist, wenn ich als Kind ganz lieb in meinem Zimmer spiele und mein Vater plötzlich hereinstürmt, um mich zu verprügeln. In dieser Situation kann ich mir aus keinem noch so absurden Grund die Schuld an der Strafe geben, sie trifft mich aus heiterem Himmel, unschuldig und damit zu Unrecht. Dieses Unrecht ist eine starke Dissonanz in der Seele, die wir sehr schlecht verkraften. Auch ertragen wir es offenbar schwer, dass in einer guten Welt böse Dinge geschehen. Damit das positive Weltbild erhalten bleibt, wird unser Selbstbild negativ. Wir drehen den Kompass der Schuld so, dass sein Pfeil auf uns zeigt. Die Innenwelt steht fortan kopf, damit die Außenwelt heil bleibt. In diesem Szenario würde ich mir als Kind selbst die Schuld an der Prügel geben, um meinen Vater von der Schuld zu befreien. Ich tue das aus zwei triftigen Gründen. Erstens idealisieren Kinder ihre Eltern stark, und ein perfekter Vater tut nichts Böses. Und zweitens bringen Kinder alles in der Außenwelt mit ihrer Innenwelt in Verbindung. Für ein Kind sind die Innenwelt und die Außenwelt identisch. Es muss also einen Zusammenhang geben zwischen dem, was außen geschieht, und dem, was innen gedacht, gefühlt oder getan wurde. Die Welt ist gut, und die Eltern sind gütige Götter. Diese Idealisierung der Eltern ist wichtig für die Reifung der Seele. Das Kind empfindet sich selbst als göttlich, solange es kann, und als Göttin oder Gott wäre es komisch, von Menschen großgezogen zu werden, oder? Menschen sind für ein Kind Götter in menschlicher Form, genauso, wie eine Kuh eine Göttin in einer Kuhform ist und ein Fisch ein Gott in einer Fischform. Diese Betrachtungsweise mag den Akademiker die Nase rümpfen lassen, kommt meiner Wahrnehmung der Welt jedoch recht nahe. Meine hellsichtige Wahrnehmung der Welt ähnelt der kindlichen Weltsicht.

Merke: Bei einem Trauma nimmt das Opfer die Schuld auf sich, da es die Schuld nicht Gott, dem Schicksal oder dem wahren Täter geben will oder kann. Bei einem Trauma raubt sich das Opfer selbst die Unschuld und wird so zum (Mit-)Täter. Damit wenden sich alle Gefühle, die der Selbstheilung normalerweise dienen, gegen sich selbst und verhindern sie.

Um im Beispiel zu bleiben, würde ich als Kind die Schuld für die Prügel auf mich nehmen, um meinen Vater von der Schuld zu entlasten. Ich tue das, um die Beziehung zu meinem Vater nicht abrupt zu beenden, was ein normaler Vorgang wäre, wenn es um die Beziehung zwischen zwei Erwachsenen ginge. Kein Mensch würde sich grundlos von einem anderen Menschen verprügeln lassen, ohne die Beziehung abzubrechen. Bei Kindern kommen diese grundlosen Prügel aber erstaunlich oft vor.

Für einen erwachsenen Menschen kann es traumatisch sein, sein Haus, die Familie oder die Gesundheit zu verlieren. Viele sprechen zum Beispiel bei einer Krebserkrankung über ihre Trauer, aber über die bestialische Wut und traumatische Ohnmacht, die ebenso oft mit einer so todbringenden Diagnose einhergeht, wird meines Erachtens viel zu wenig gesprochen. Es ist völlig normal und legitim, Gefühle wie Wut und Hass auf Gott oder das Schicksal zu empfinden. Geben wir diesen Gefühlen Raum, können sie sich heilsam lösen, und die Kränkung des Selbstwertes kann beginnen. Sowohl sehr gläubigen Menschen als auch Atheisten fällt es jedoch zusehends schwer, ihren wahren Gefühlen nachzuspüren – den einen aus Angst vor Gott, den anderen, weil sie keine Beziehung zu dieser Instanz pflegen. Wer hat Schuld an meinem Leid? Dies ist die zentrale Frage. Bei einer normalen Kränkung suchen wir die Schuld immer im Außen und damit an der falschen Stelle. Bei einem Trauma sucht das Opfer die Schuld zu stark bei sich selbst und damit an der falschen Stelle. Eine Heilung oder Vergebung findet so nicht statt.

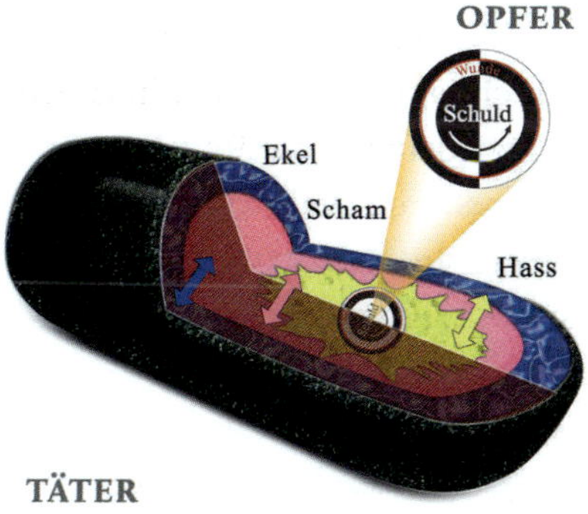

Die Grafiken versinnbildlichen das komplexe Problem, aber damit auch die Lösung eines typischen Traumas. Die Opfer- und Täterrolle sind in einem Trauma vertauscht.

Die Opfer- und Täterrolle sind in einem Trauma vertauscht. Das Opfer gibt sich die Schuld und macht sich damit zum Täter, wodurch nun auch alle negativen Gefühle, die sich auf den Täter beziehen sollten, auf das Opfer gerichtet werden. In Wahrheit ist das, was uns Schlimmes passiert ist, einfach passiert. Der tiefere Sinn und Grund dahinter, besonders die eigene Schuld und Verantwortung, sollte so wenig wie möglich die Heilung verzögern. »Erst heilen, dann Fragen stellen«, ist ein guter Leitsatz. Die Gefahr ist einfach zu groß, in die Schuldfalle zu tappen und hängen zu bleiben. Denken wir an den Gottkreis der Heilung, um aus den Teufelskreisen des Leids auszusteigen.

Die vertauschten Rollen von Opfer und Täter setzen sich in den verdrehten Gefühlen des Traumas fort. Den Schmerz der Kränkung, der uns zuteil wurde, würden wir normalerweise dem Täter zufügen wollen, um uns zu rächen und ihm zu zeigen, wie sehr er uns wehgetan hat. Diesen Schmerz richten wir jetzt aber gegen uns selbst, wieder und wieder. Das Opfer bestraft sich, als sei es der Täter. Das Gleiche gilt für den Hass. Wir hassen uns selbst als Opfer genauso stark wie den Täter, und wir sind von uns als Opfer mindestens genauso stark enttäuscht wie vom Täter. Zuweilen schämen wir uns auch für unsere Schwäche und Machtlosigkeit, ja, ekeln uns vor uns selbst, wie wir uns für den Täter schämen und uns vor ihm ekeln. Die verdrehten Gefühle können so weit gehen, dass wir dem Täter unbewusst recht geben, uns etwas Schlimmes angetan zu haben, so eklig, klein und minderwertig, wie wir sind. Die Strafe erscheint in diesem Licht nur recht. Wir haben es nicht besser verdient. Jetzt gibt es keine klaren Rollen von Opfer und Täter mehr. Das ist die Paradoxie, das ist der Irrgarten, durch den die Seele hilflos wandert, ohne je einen Ausweg aus dem Trauma zu finden.

Ein Trauma ist quasi eine superparadoxe Wunde, die aktiv und passiv ihre Selbstheilung verhindert. Besonders die Scham muss hier noch einmal hervorgehoben werden. Sie hat bei einem Trauma gleich mehrere Funktionen, die eine Heilung sabotieren. Wir schämen uns nicht nur für das traumatische Ereignis, für unsere Schwäche und oftmals auch für den Täter, wir benutzen die Scham auch, um das Trauma als energetisches Objekt zu verstecken. Scham als Energie hat die gleiche Funktion wie Verleugnung: Sie kann Blockaden unsichtbar werden lassen. Wir stülpen sie wie eine Tarnkappe über das Trauma, sodass dieser Bereich der Seele für niemanden mehr fühlbar und sichtbar ist. Der Wunsch, keiner möge das Trauma sehen oder fühlen, ist darum Teil des Problems und somit auch Teil der Lösung.

Deswegen, ich betone es noch einmal, ist es wenig sinnvoll, emotional eine Lösung zu suchen. Die Gefahr ist zu groß, sich in den Widersprüchen der unlogisch gewordenen Gefühlswelt zu verheddern. Wer mit schwer traumatisierten Menschen arbeitet, kann diese Paradoxie sogar in den verbalen Äußerungen hören. Es ist erstaunlich, wie stark der Wunsch des Opfers ist, den Täter zu entschuldigen, sei es die eigene Mutter, die ja selbst eine schlimme Kindheit hatte und es darum nicht besser wusste. Sei es der alkoholkranke Vater, der in Schutz genommen wird, weil seine Krankheit ihn zum Missbrauch trieb. Die Gründe und Ausflüchte sind eindrucksvoll, aber führen nirgendwohin.

Besser ist es hier, gemäß der Chi-Heilung das Trauma aufzulösen und sich so von diesem gordischen Knoten der Seele zu befreien. Wir heilen es energetisch und lassen die Gefühle ganz bewusst außen vor. Dafür müssen wir die Bauart eines Traumas logisch durchdringen und die Selbstheilung entsprechend gestalten. Gehen wir die Schichten eines Traumas noch einmal durch: Ein Trauma ist alles, was die Selbstheilung eines Gefühls überfordert. Das bedeutet also, dass wir es auch so beim Namen rufen können, ohne zu wissen, was das Trauma exakt ist. Also zum Beispiel: »Der Teil von mir, der meine Angst bis heute überfordert.« Oder auch: »Der Teil von mir, der meine Selbstliebe bis heute überfordert.« Oder auch: »Der Teil von mir, der meinen Hass bis heute überfordert.«

Ein Trauma führt uns in ein Labyrinth der Selbstvorwürfe, aus dem es kein Entkommen gibt. Wir müssen uns also vor den Gefühlen darin schützen, um eine Retraumatisierung zu vermeiden. Das schaffen wir, indem wir das Trauma in einer schweren Truhe oder sogar einem Panzerschrank erscheinen lassen. Gut verschlossen und verwahrt, wird das Trauma mit all seinen vielen Schichten aufgerufen und mitsamt einem gesunden Abwehrmechanismus bearbeitet, bis es gelöst ist.

Lösen kann es sich nur, wenn die Gefühle benannt werden, die das Trauma umschließen. Hier können wir uns an die Vorgabe halten, dass mindestens achtzig Prozent der Traumata aus ganz ähnlichen Gefühlen geschichtet sind und wir somit diesen Teil der Traumata in sehr ähnlicher Weise lösen können. Dazu sagen wir zum Inhalt, dem Trauma in der Truhe: »Auch wenn ich mich vor dir schützen muss, erlaube ich dir, zu heilen.« Danach: »Auch wenn du mir die Schuld geben willst und ich dir die Schuld geben möchte, erlaube ich dir, zu heilen. Gerade weil du mein Mitgefühl überforderst, erlaube ich dir, zu heilen.« Schließlich: »Ich gönne dir auch gegen alle Widerstände das, was du brauchst, denn du gehörst zu mir.«

In dieser Weise können sich die Schichten des Traumas energetisch lösen, und der Kern, die Kränkung, liegt frei. Aus einem Trauma wird somit eine paradoxe Wunde, und eine paradoxe Wunde heilt, wenn wir es ihr trotz aller Widerstände erlauben. Der innere Zwiespalt und Konflikt heilt also im gleichen Maß wie die energetische Blockade. Das Trauma wird kleiner und immer kleiner. Um das zu überprüfen, findest du die ausführliche Meditation auf Seite 227.

Wir verstecken das Trauma und schweigen anschließend darüber. Und worüber geschwiegen werden sollte, darüber sollten wir auch tatsächlich schweigen. Für manche Leiden aus der Kindheit oder dem Krieg kann und darf es ohnehin keine Worte geben. Sie sind der stumme Schrecken, der erstickte Schrei, der uns wortlos und sprachlos zurücklässt. Gefangen im Leid, fühlt sich der eigene Körper wie mit Blei gefüllt an. Alles wiegt dreimal so viel, aber die Kräfte sind dreifach kleiner. Ist das Körpergefühl durch das Trauma betroffen, leben wir in einer verkehrten Welt, in der keine Proportionen stimmen. Nicht einmal die des eigenen Körpers. Mal wirkt er übergroß und grobschlächtig, als wäre man Gulliver auf der Insel Liliput. Mal bist du geschrumpft wie Alice im Wunderland und reichst nicht mehr an die Lösungen auf dem hochhaushohen Tisch heran. Eine Magersüchtige, die trotz aller Mangelerscheinungen behauptet, ihr Körper fühle sich viel zu dick an, absurd schwer und fett, ist also in Wahrheit oft traumatisiert. Ihr Trauma im Wurzelchakra blockiert die freie, gelassene Selbstwahrnehmung ihres Körpers. In der Chi-Heilung würden wir dieses Trauma wie folgt beim Namen rufen: »Der Teil von mir, der mein Körpergefühl bis heute überfordert.«

Es geht aber auch subtiler. Wenn sich im Leben dunkle Muster gegen unseren Willen wiederholen, lohnt es sich, nach dem Trauma dahinter zu schauen. Oft handelt es sich um unheilvolle Aufträge von den Eltern, die unseren Selbstwert belasten. Wir leisten eine Schuld ab, sollen einen Schandfleck bereinigen. Dadurch wiederholen sich Erlebnisse scheinbar ohne unser Zutun, ja, sogar gegen unseren Willen und im Wissen, dass uns die Muster schaden. Es liegt nicht daran, dass andere Menschen oder bestimmte Umstände über uns bestimmen. Vielmehr ist es dieses schleichende Gefühl, nie wirklich frei zu sein, nie ganz man selbst sein zu dürfen, ohne sich dafür schämen zu müssen oder dadurch schuldig zu machen. Jeder von uns kennt diese Frage: »Ist das wirklich das Leben, das ich führen wollte?«

Wir alle sind inneren und äußeren Zwängen unterworfen, die wir nicht kontrollieren können. Solche Zwänge können viele Ursachen haben. Manchmal liegen diese nicht in den eigenen biografischen Erfahrungen, sondern in der Familiengeschichte. Verschwiegene Geheimnisse unserer Vorfahren, lange Schatten der Generationen liegen auf unserem Leben.

Es ist für einen Menschen eine der wichtigsten Entwicklungsaufgaben, sich langsam und bewusst aus Abhängigkeit und einer zu starken Loyalität zu lösen, um erwachsen zu werden. Nicht jede Familie ist mit dieser Ablösung einverstanden, weil jede individuelle Entwicklung die Regeln der Sippe und somit ihren Zusammenhalt zu bedrohen scheint. Die Gesellschaft formt die Familie, und die Familie formt die zukünftigen Bürger der Gesellschaft. Wer aus diesem Gesellschaftssystem auszubrechen versucht, gilt oft als Nestbeschmutzer. Diesen Teufelskreis zu durchbrechen, ist dennoch unsere einzige Chance auf eine bessere Zukunft für uns alle.

Übung 17: Heilung eines Traumas

Wähle vor der Meditation ein Gefühl aus, in dem du ein Trauma vermutest. Kontrolliert dich eines deiner negativen Gefühle, statt dass du es unter Kontrolle hast, zum Beispiel Angst, ist dies ein starkes Indiz. Du kannst aber auch ein positives Gefühl von einer schweren Last befreien, zum Beispiel die Lebensfreude. Wichtig ist, immer nur ein Gefühl von einem Trauma zu heilen und nicht mehrere zugleich. Auch solltest du diese Arbeit auf ein Trauma, also ein Gefühl pro Woche beschränken und die Selbstheilung dafür gründlich absolvieren. Der Selbsttest am Ende des Buches (siehe Seite 259) kann dir ebenfalls helfen, das traumatisierte Gefühl zu bestimmen, unter dem du noch leidest.

Beginne, in deinen Körper hineinzufühlen, besonders in den Unterbauch. Jeder Atemzug bringt dich tiefer und tiefer hinab. Senke deine Aufmerksamkeit bewusst in den Bauch, und fühle deinen Körper. Lasse dich tiefer führen, vertraue auf die Kraft deines Körpers, die dich beruhigt. Vertraue auf die Weisheit der Energie, die dich führt. Alles in dir will dir helfen, zu heilen, sobald du das erlaubst.

Der Raum in dir, der Raum, den du fühlst, darf größer und weiter werden. Atme, und fühle die Stille in deinem Herzen. Atme, und fühle, wie der Windhauch über die Gräser streicht. Die Gedanken schwinden wie Wolken am Himmel. Die Gedanken werden ganz klein und geben den Raum frei für das, was du fühlst. In dieser Stille deines Herzens, in diesem Garten deiner Seele hat alles seinen Raum, hat alles seinen Platz. Es ist alles genau so in Ordnung, wie es ist. Jedes Gefühl ist genau dort, wo es hingehört. Ändere nichts daran, sondern fühle dich einfach, fühle den Raum deiner Liebe, und fülle ihn mit deiner Aufmerksamkeit.

Sobald du möchtest, gehe tiefer, Schritt für Schritt. Vor dir darf jetzt eine schwere Truhe erscheinen, aus Eisen und fest verschlossen. Die Truhe ist stabil und massiv. Egal, was sich darin befindet, es kann nicht heraus. Du bist davor geschützt. Du bist sicher. Jetzt erlaube ganz bewusst, dass sich jener Teil von dir in dieser Truhe, in diesem Safe befindet, der dein zuvor ausgewähltes Gefühl überfordert. Das sprichst du im Geist auch laut aus. Du sagst im Fall der Angst: »Ich erlaube, dass der Teil von mir, der meine Angst bis heute überfordert, in der Truhe vor mir erscheint. Gut verschlossen und verwahrt.« Willst du die Wut von einem Trauma befreien, sagt du also: »Ich erlaube, dass der Teil von mir, der meine Wut bis heute überfordert, in der Truhe vor mir erscheint. Gut verschlossen und verwahrt.« So gehst du Woche für Woche ein Gefühl und damit ein Trauma nach dem anderen durch.

Der Teil von dir, der dein Gefühl bis heute überfordert, darf in dieser Schatzkiste vor dir stehen. Wenn du kannst und magst, berühre die Kiste im Geist, das musst du aber nicht. Du bist gut vor dem Inhalt der Truhe geschützt, keine Sorge. Sprich dennoch wie ein Mantra mindestens zehn- oder sogar zwanzigmal im Geist: **»Auch wenn ich mich vor dir schützen muss, erlaube ich dir, zu heilen.«** Danach lautet das Mantra: **»Auch wenn du mir die Schuld geben willst und ich dir die Schuld geben möchte, erlaube ich dir, zu heilen. Gerade weil du mein Mitgefühl überforderst, erlaube ich dir, zu heilen.«** Und wenn du das Gefühl hast, du könntest die Truhe schon fast öffnen, ohne vom Inhalt überfordert zu sein, kannst du sagen: **»Ich gönne dir auch gegen alle Widerstände das, was du brauchst, denn du gehörst zu mir.«** Das letzte Heilmantra hilft, das Trauma ganz in Energie aufzulösen, es zu integrieren.

Erst wenn du das willst, öffne die Truhe auch. Hole das, was einstmals ein Trauma war, heraus, und heile es komplett wie eine übliche Blockade. Fühle und spüre die abstrakte energetische Form. Oft fühlen sich Traumata wie Weichkorallen an, mit weichen Ärmchen, oder wie Massageigel mit vielen Noppen. Gönne der Blockade weiterhin, auch gegen alle Widerstände, das, was sie braucht, um restlos zu heilen. **»Ich gönne dir auch gegen alle Widerstände das, was du brauchst, denn du gehörst zu mir. Deine Kraft ist meine Kraft. Du bist ich, und ich bin du.«**

So löst sich die Kränkung komplett in Licht und Wärme auf.

VERERBTE ERFAHRUNG

Eine Klientin kam zu mir in die Praxis mit dem Wunsch, eine langjährige Autoimmunerkrankung zu überwinden. Ihr Vitalchakra sah unauffällig aus, weder gab es verdrängte Wut noch abgespaltene Bedürfnisse, die eine solche Erkrankung verursacht haben könnten. Nur eine kleine blaue, leicht fransige Kugel zog meine Aufmerksamkeit auf sich. Es war eine Wunde, die geschützt von der Urangst im Unterbauch saß. Als ich begann, die Wunde zu heilen, sah ich keine emotionale Verletzung, sondern die Klientin, wie sie als Embryo im Mutterleib von einem Medikament angegriffen wurde und genetischen Schaden erlitt. Geheilt wurden ihre Gene und danach ihre Energie. Der Selbstwert im Vitalchakra steuert, welche Gene abgelesen werden und welche nicht. Hier können wir das Immunsystem völlig neu programmieren. Traumata können so genetisch vererbt, aber auch aufgelöst werden.

Die Forschung der Epigenetik fördert immer weiter ans Licht, wie dieser Mechanismus in uns wirkt. Brian Dias und Kerry Ressler von der Emory University School of Medicine in Atlanta konditionierten Mäuse darauf, einen bestimmten Geruch als gefährlich zu empfinden. Jedes Mal, wenn die Mäuse Acetophenon rochen – eine Chemikalie mit süßem, mandelähnlichem Duft –, erstarrten die Mäuse ängstlich. Die so konditionierten Mäuse bekamen Junge, die von Dias auf ihre Reaktion auf den Geruch untersucht wurden. Sowohl die Jungen als auch deren eigener Nachwuchs reagierten hochsensibel auf Acetophenon. Roch ihre Umgebung danach, verharrten die Mäuse merklich länger, waren erschrocken. Auf andere Düfte reagierten sie völlig unauffällig. Die Erfahrung, dass ein bestimmter Geruch gefährlich ist, wurde innerhalb einer Generation vererbt. Die Wissenschaftler rätseln noch, wie das möglich ist. Aber in meiner Arbeit sehe ich die Wirkung unseres Bewusstseins auf unseren Körper und auch auf unser Erbgut jeden Tag. Gene sind nichts weiter als die Bauanleitung für unseren physischen Körper. Was wir aufgrund dieser Richtlinie hervorbringen, entscheiden wir. Die Natur ist weit kreativer, als es sich die Wissenschaft bislang zu träumen wagt. Energetisch können wir also unser Erbgut verändern. Gefühle färben auf unsere Gene ab, denn sie sind ein Produkt unserer Energie. Dass wir unsere persönlichen Erfahrungen an unsere Kinder vererben, birgt eine große Verantwortung. Kraft der Energie vererben wir unsere Ängste, Mängel und Sehnsüchte, aber auch unsere Freuden, unsere Liebe und Geborgenheit. Arbeiten wir daran, dass die positiven Erlebnisse auch den Großteil unseres Erbes ausmachen!

Es gibt Ängste, Sorgen und Gefühle, die tief in uns schlummern. Ein Schatz zuweilen, der uns hilft, zu überleben – aber auch eine Last, die unbewusst unser Verhalten steuern kann. Wenn Menschen trotz all ihrer ersparten Millionen nicht genug bekommen oder sie das Streben nach Macht schier zerfrisst, laufen unbewusste Programme, die dieses Verhalten lenken und steuern.

DIE URWUNDE – MUTTER ALLER WUNDEN

Bewusstsein in seiner reinsten Form ist ein unbeschriebenes weißes Blatt. Es hat keinen Namen, keine Form, kennt sich nur außerhalb von Raum und Zeit, ist ohne jede Trennung, ohne Blockaden. Es ist von keinem Körper, keinem Geist, keiner Person oder Gesellschaft geprägt. Diesen Zustand können wir so nicht beibehalten. Wir würden sonst keine Rücksicht auf die Grenzen unseres physischen Körpers nehmen oder die Gefühle anderer Wesen. Im Mutterleib werden mit der Körperform auch neue Grenzen ausgebildet. Organe und Gefühlsmuster bilden sich aus, Adern und Energiestrukturen, die uns helfen, wie Menschen zu denken und zu fühlen. Wir spalten unser Bewusstsein, um uns anzupassen. Das ist ein ganz normaler Prozess.

Die erste und älteste Wunde, die Urwunde, ist hierbei die Spaltung des Bewusstseins von der Geborgenheit. Der Fötus und spätere Säugling delegiert sein Gefühl der Geborgenheit an den Körper, der ihn umgibt und später nährt und wärmt: seine Mutter. Er trennt sich somit von seinem eigenen Gefühl der Geborgenheit, um sich an die physische Situation anzupassen. Ein Säugling stirbt ohne Mutter, denn er kann sich nicht selbst versorgen. Diese zunächst rein physische Realität wird psychische Realität. Die Außenwelt überträgt sich auf die Innenwelt und führt zur Abspaltung der Geborgenheit. Fortan kann sich der Säugling nur noch dann sicher und geborgen fühlen, wenn ihm seine Mutter dieses Gefühl vermittelt. Es muss von außen kommen, da er es in seiner Innenwelt nicht länger fühlt und nicht besitzt.

> Die Urwunde ist unsere erste und älteste Wunde und trennt uns nachhaltig von dem Gefühl der Geborgenheit. Die Heilung der Urwunde verbindet uns wieder mit dem Gefühl, uns selbst Geborgenheit schenken zu dürfen.

Selbstliebe kennen wir als Wort und als Gefühl. Aber »Selbstgeborgenheit« ist uns fremd. Das ist die Geborgenheit, die wir uns selbst schenken. Diese wird durch die Urwunde blockiert und verhindert. Zuweilen zeitigt das lebenslange Effekte: Ängste, Sorgen und Panikattacken. Der Volksmund sagt, wir sind »vor Angst gelähmt« oder »starr vor Schreck«. Dies spiegelt wider, was in unserem Körper vorgeht, wenn das energetische Blut der Geborgenheit fehlt: Genau wie Gliedmaßen, die mangelhaft durchblutet werden, kühlt der Energiekörper aus und wird steif oder sogar taub. Fehlt die Kontrolle über die Geborgenheit, verlieren wir auch zusehends die Kontrolle über alle anderen Gefühle, Körper- und Bewusstseinsfunktionen.

Um die Urwunde zu heilen, musst du sehr lange und tief in dein Wurzelchakra hineinfühlen. Du solltest zuvor deine Urangst versorgt haben, deinen Selbstwert von der Wunde befreien, die ihn von der Geborgenheit trennt, und auch schon viel Erfahrung gesammelt haben mit der roten Energie der Geborgenheit (siehe Seite 182).

Ein kleiner Trick ist, sich vorzustellen, dass die Geborgenheit wie Infrarotlicht von unten durch den Körper leuchtet. Durch das Kreuzbein den Rücken empor und durch den Atlas in den Kopf hinein. Wenn all das schon gelingt, kannst du in der Meditation jetzt deine erste und älteste Wunde vor dir erscheinen lassen. Sie gleicht in der Regel einem von Samt überzogenen Schmetterlingskokon in Größe und Form eines Straußeneis. Andere Formen sind ebenfalls möglich, obgleich seltener. Jetzt sprichst du als heilsames Mantra zu der Urwunde: »Ich erlaube, dass eine Kraft, die weiser und älter ist als ich, diese Wunde für mich heilt.« Sprich dieses Mantra so lange und so oft aus, bis du die Urwunde in Händen halten kannst. Hier darf sie weicher und wärmer werden und sich – wie eine Brausetablette in Wasser – in deinem Energiekörper auflösen. Je kleiner die Urwunde wird, desto schöner, wärmer und stärker fließt die Geborgenheit. Lasse auch das zu, und gewöhne deinen Körper, dein Herz und deinen Verstand daran. Sprich zu der roten Energie der Geborgenheit: »Auch du bist ich. Auch du gehörst zu mir.«

KREBS HEILEN

Ich werde nie vergessen, was meine erste Patientin zu mir sagte, die ich von ihrem Krebs heilen durfte. Ich hatte gerade erst meine Heilpraxis in Bochum eröffnet und sagte mit meinen 26 Jahren etwas verunsichert zu ihr: »Ich muss Ihnen gestehen, dass ich noch nie zuvor Krebs geheilt habe.« Darauf sah sie mich ganz ruhig an und sagte: »Das macht doch nichts. Ich habe ja auch noch nie zuvor Krebs gehabt.«

Bei Krebs habe ich schon vieles erlebt. »Spontane Remission« trotz Krebs im Endstadium, aber auch Fälle, in denen ein winziger Tumor zu inneren Blutungen führte, woran der Betroffene verstarb. Und das nur, weil er eine winzige OP vermeiden wollte. Kein Krebs gleicht dem anderen. Und nicht jeder Krebs ist energetisch heilbar, genauso wenig, wie jeder Krebs schulmedizinisch heilbar ist. Jeder Fall muss individuell betrachtet werden, und es würde mich freuen, wenn die Schulmedizin und die Geistheilung hier enger zusammenarbeiten würden. Das schwarz-weiße Muster aus entweder nur Schulmedizin oder nur Geistheilung ist das größte Hindernis. Die Schulmedizin hat heute schon mehr Menschenleben gerettet als alle Geistheiler in der Geschichte der Menschheit zusammen. Und sie wird immer besser, immer effizienter. Sie gleicht einer Maschine, herzlos, ja, ohne Seele, sicher, aber sie reproduziert verlässlich Ergebnisse wieder und wieder.

Zugleich sind viele Krebsarten durch Traumata und tiefe Kränkungen entstanden. Sie können gar nicht nachhaltig durch das Messer geheilt werden, da den Tumor entfernen nur eine Symptombehandlung ist. Es wäre wünschenswert, wenn wir nach englischem Vorbild zum Wohl der Patienten die Differenzen zwischen Schulmedizin und Geistheilung beilegen könnten. Studien haben in England die heilsame Wirkung der Energiearbeit bewiesen. Dort wird sie nun von der Krankenkasse bezahlt. Jeder Studie, an der ich in Deutschland teilnehmen sollte, wurden zuletzt die finanziellen Mittel gestrichen. Das ist traurig.

Um entsprechend der Chi-Heilung mit Krebs zu arbeiten, sollten wir uns dem Thema möglichst angstfrei nähern.

Übung 18: Krebs heilen

Fühle in deinen Körper, besonders in dein Vitalchakra, also den Unterbauch, hinein. Aber auch in die vom Krebs betroffene Körperstelle. Jetzt erlaube, dass der Krebs sich vor dir zeigt wie ein Objekt, ein Lebewesen, das sich dir in deine geistigen Hände legt. Strecke im Geist die Hände aus, und erlaube, dass sich der Krebs hineinlegt. Erfühle und ertaste seine Form genau. Real sind immer abstrakte Formen wie zum Beispiel ein quallenartiges Gebilde oder eine kleine Kugel mit vielen Dellen oder auch Fäden und Tentakeln. Erlaube dem Krebs, so klar vor dir zu erscheinen, wie es nur möglich ist. Sprich dafür auch deinen Abwehrmechanismus aus: »Auch wenn es mir Angst macht, darf sich mir mein Krebs zeigen. Auch wenn ich mich vor dir schützen will, erlaube ich dir, dich zu zeigen.«

Vielleicht spürst du die Wunde, die dich von deinem Krebs trennt, bereits wie ein kleines Stechen oder unangenehmes Ziehen im Vitalchakra. Oder die vom Krebs betroffene Körperstelle beginnt sich zu melden, sogar leicht zu brennen. Berühre die Wunde an der Blockade, die du in Händen hältst, ganz bewusst. Lasse dir die Wunde, die dich von deinem Krebs trennt, klar und deutlich zeigen. Diese Wunde soll heilen. Sage wie ein kleines Mantra immer wieder folgende Sätze zu der Wunde, und verbleibe bei dem Satz, der am meisten Wirkung zeigt: **»Ich erlaube, dass diese Wunde auch gegen alle Widerstände heilt. Ich schenke dir eine ganze Welt, in der du dich vollkommen fühlen und damit heilen darfst.«**

Sage das immer und immer wieder, und die Wunde wird sich schließen. Auch energetische Wunden heilen wie körperliche, allerdings wesentlich schneller. Binnen weniger Minuten kann die Wunde heilen. Jetzt gilt es, auch die körperliche Seite des Krebses aufzulösen. Erlaube ganz bewusst, dass der physische Krebs auftauchen darf, also das Geschwür oder Gebilde in deinem physischen Körper. Nimm es gleichermaßen in die Hand. Integriere auch dieses Objekt in deinen geistigen Händen, indem du es als dein Gewebe, deinen Raum, dein Fleisch annimmst: **»Ich gönne dir alles, was du brauchst, um zu heilen, denn du gehörst zu mir.«**

Die häufigsten Konflikte einer Krebserkrankung sind ein extrem starker Hass aufgrund einer tiefen Selbstwertkränkung. Beides wurde in sehr früher Kindheit abgespalten und rumort daher seit vielen Jahren oder Jahrzehnten im Körper. Wie so oft sind es die friedliebenden, sanftmütigen Menschen, die ihre Wut und ihren Hass so tief von sich trennen, dass sie mit dieser Diagnose rein gar nichts anfangen können. Das ist typisch, und ich sehe es täglich in meiner Praxis. Darum ist ein offener, ehrlicher und damit heilsamer Umgang mit unserem gekränkten Selbstwert und dem viel zu großen Stress und Hass so wichtig. Es wird Zeit, dass wir öffentlich darüber reden.

Den Krebs zu heilen, bedeutet darum auch sehr oft, den Hass zu integrieren. Denke an den Löwen des Androklus. Erst wenn der Löwe keinen Dorn mehr in der Pfote trägt, kann er wieder Ruhe geben.

Heilsein bedeutet Ganzsein. Auch den Krebs müssen wir integrieren, also ganz auf- und annehmen, damit er wahrhaftig heilen kann. Dass der Krebs nach einer schulmedizinischen Behandlung weitere fünf Jahre als Bedrohung im Raum schwebt, liegt aus meiner Sicht daran, dass der seelische Konflikt hinter der physischen Erkrankung nicht aufgelöst wurde.

Von gutartig zu bösartig – je tiefer die Kränkung, desto größer die Krankheit

Die Energie unseres Bewusstseins, das Chi, und die Art, wie es unser Multiversum durchdringt, können wir auf zwei verschiedene Weisen lesen und verstehen: als Schwingung einer Form gewordenen Symphonie oder als Licht, das in farbigen Räumen und plastischen Farben leuchtet. Alexander Lauterwasser demonstrierte eindrücklich, wie eine Schwingung in einem Medium wie Wasser Gestalt annimmt. Lauterwasser ließ Wassertropfen in bestimmten Frequenzen vibrieren und siehe da: Die Tropfen formten lebendige Muster gleich Raupen oder Käfern oder sahen rundweg wie glitzernde Chakras aus, die als »stehende Welle« in ruhender Bewegung verweilten. Ein besseres Gleichnis für die ruhende Kraft des Bewusstseins habe ich nie gefunden. Das Bewusstsein bewegt das Multiversum, ohne selbst bewegt zu sein. Es ist der unberührbare Ankerpunkt, um den sich alles dreht. Und durch Schwingung, Melodie, ja, Gesang gibt sich unser kosmisches Bewusstsein selbst eine Form. Der lichtvolle Gesang der Cherubim, des höchsten Engelschores, sowie der gläserne Gesang der Sphären, Hohlkugeln aus Kristall, auf denen sich nach antiker Vorstellung die Sterne und Planeten bewegten, haben seitdem eine völlig neue Bedeutung für mich erlangt.

Durchleuchten wir die Mysterien des Kosmos, scheint Wasser ein sehr guter Informationsträger zu sein, weil es so schwingungsfähig ist. Gefriert das Wasser zu einer festen Form (einer Blockade), nimmt seine Schwingungsfähigkeit zusehends ab. Die Informationen der Schwingung dringen jetzt nicht mehr frei an jeden Ort zugleich und bilden keine gesunde Form aus.

Die lebensferne, da nicht frei schwingende Form ist jetzt fixiert, erstarrt, ist eingefroren, wie tot. Auch dein biologischer Körper besteht zum Großteil aus Wasser, ist Resonanzraum für die Schwingung des Kosmos. Bei der Geburt besteht der menschliche Körper zu 95 Prozent aus Wasser und senkt diesen Anteil bis zum Erwachsenenalter auf 70 Prozent ab. Vielleicht einer der Gründe, warum Säuglinge so hypersensibel sind, in linearer Geschwindigkeit lernen und mir wie hellsichtige Großmeister erscheinen.

Wenn wir die Energie unseres Bewusstseins, das Chi, als Schwingung begreifen, können wir Gotteskreise und Teufelskreise, das Gute und das Böse, noch einmal ganz neu verstehen.

Eine gesunde, harmonische Schwingung ist immer der Kugel ähnlich. Es ist eine symmetrische Form, demokratisch sind alle Kräfte gleichförmig und gleichwertig verteilt. Informationen, Energien, Ressourcen und Nährstoffe: Alles wird an alle verteilt. Der sich als eins und als ganz und somit als heil und göttlich empfindende Organismus stellt allen seinen Zellen, allen seinen Chakras, allen seinen Teilen alles zur Verfügung. Er ist im höchsten Maße stabil, weil er im höchsten Maße sozial ist. Fairness erzeugt also überall Stabilität, von der Zelle über die Organe bis hin zu ganzen Gesellschaftsstrukturen. Ist viel Energie und Nahrung da, wird auch an alle viel verteilt. Das ist gesünder, als wenn sich ein paar Zellen überfressen oder zur Müllkippe werden und sich schleichend vergiften. Ist wenig Energie und Nahrung vorhanden, arbeiten ebenfalls alle Zellen zusammen, um aus dem wenigen das Beste herauszuholen, und wer noch etwas hat, gibt es her, um die anderen zu unterstützen – im Vertrauen, das ihm selbst geholfen wird, sobald er es braucht. Entsprechend unserer Liste von Gut und Böse auf Seite 211 ist die runde Form also »gut«, sie ist wie Artus` Tafelrunde sozial, fair und gerecht. Wir sehen: Das Soziale, Faire und Gerechte sind die Grundeigenschaften des Kosmos. Ohne sie wäre kein Leben möglich. Somit ist der Kosmos seinem lebendigen Wesen nach gut.

Das Böse ist die Gegenkraft zum Guten und gehört wie der Tod zum Leben dazu. Wird das Böse zu groß, tötet es sich selbst oder den Organismus, von dem es abhängig ist, und stirbt damit auch. Wie Yin und Yang, Schwarz und Weiß, gehören diese Kräfte zu uns, sind aber ungleich groß, solange wir leben. Das Böse ist eine Schwingung, bei der Wassertropfen Zacken und Kanten aufweisen, starke Asymmetrien. Wie Seeigel fahren diese (Lebens-)formen die Dornen aus, um sich gegen eine als feindlich empfundene Umwelt zu schützen. Auf menschliche Lebenswege übertragen: Das Böse wandelt auf Umwegen, stößt an viele Hindernisse und verzagt an der eigenen Ohnmacht und Gewalt, die verhindern, aus eigener Kraft gesund und glücklich zu sein. Letzte Wahrheiten über unser Bewusstsein sind immer paradox.

Diese hier lautet:

> Das Gute ist sozial, weil es selbstgenügsam ist.

Wir können es einem Organ im Körper vergleichen.

> Das Böse ist selbstsüchtig, weil es niemandem mehr vertraut.

Das Böse gleicht somit einem Virus oder Parasiten und in besonderem Maße dem Krebs. Das Böse braucht einen Wirtskörper, den es aussaugen kann. Egoman verschließt es sich vor der sozialen Umwelt, obwohl es die Versorgung von außen braucht. Das Böse ist so tief gekränkt, das es keinem mehr vertraut. Daher will es sich mit Gewalt nehmen, was es braucht, und nicht darum bitten oder dafür einen Ausgleich schaffen.

Wir sehen, Ästhetik und Erkenntnis liegen näher beieinander, als wir es glauben wollten. Das Wahre ist zwar nicht immer schön, und das Schöne nicht immer wahr, aber es gibt eine Symmetrie im Multiversum, die von göttlicher Schönheit und Eleganz zeugt: das vierdimensionale Mandala, worin alle Lebenswege, auch die Umwege, letztlich Kreise beschreiben. Alles endet immer dort, wo es begonnen hat: in deinem Bewusstsein.

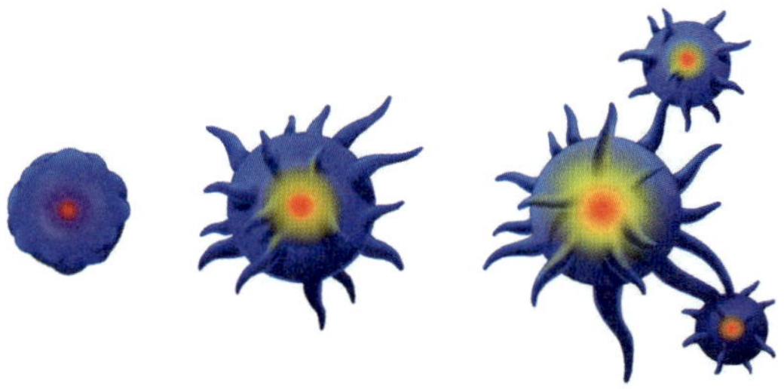

Auch energetisch unterscheiden wir zwischen verschiedenen aggressiven Formen des Krebses, wobei die Übergänge fließend sind. Die physischen Metastasen im Körper teilen sich oft ein und denselben seelischen Konflikt. Über diese gemeinsame Quelle sind alle Krebszellen im Körper untereinander verbunden und tauschen Informationen aus.

Übertragen wir all diese Erkenntnisse auf den Krebs, ergibt sich folgendes ganzheitliches Bild: Krebs ist eine so ernste Erkrankung, weil es die Manifestation der »bösartigen Schwingung« im menschlichen Körper ist. Hass kann uns regelrecht auffressen. Etwas nagt zwanzig Jahre an uns, bis es uns zuletzt verschlingt. Ich möchte niemanden kränken, der ohnehin schon krank ist. Ich sage nicht, dass böse Menschen Krebs bekommen, sondern es sind im Gegenteil oft die sehr gutmütigen Menschen, die ihre »bösen Gefühle« abgespalten haben. Es ist viel verlangt, aber wir müssen das Gute und das Böse wertfrei betrachten, genauso wie Leben und Tod. Es hat beides seinen Sinn und erfüllt einen durchaus nützlichen Zweck. Ich hoffe, dass ich dies im Kapitel »Das sogenannte Böse« ausreichend verständlich dargelegt habe.

Was bedeutet das nun konkret auf eine Krebserkrankung übertragen? Krebs ist eine starke Schwingung, die zunehmend bösartig werden kann. Schon von Anfang an können wir an seiner energetischen Form ablesen, ob er gutartig oder bösartig ist, ob er als Tumor in sich rund und geschlossen wachsen wird oder ob er schon sehr früh streuen möchte. Indiz dafür ist zum einen die energetische Form des Krebses, wie in der Grafik auf Seite 236 zu sehen. Der Schmerzreiz, den der Krebs erzeugt, die Größe der Kränkung in seiner Mitte, ist ein weiterer Hinweis auf seine Aggressivität, also darauf, wie rasch er wachsen und seinen Daseinszweck erfüllen möchte.

Was ist der Daseinszweck des Krebses? Die häufigste Botschaft ist bei bösartigen Krebserkrankungen schlicht und ergreifend: »Ich bringe dich um.«

Krebs ist also die Manifestation von Hass und Selbsthass, also einer Selbstwertwunde. Als Kind waren wir es nicht wert, dass Rücksicht auf uns genommen wurde, jetzt sind wir es uns selbst nicht mehr wert, Rücksicht auf unseren Körper zu nehmen. Die wahren, aggressiven Gefühle sind abgespalten und tief verdrängt. Darum reagieren viele Klienten von mir recht nüchtern und reserviert, wenn ich ihnen mitteile, das der Hass und ein kindliches Minderwertigkeitsgefühl zu der Erkrankung geführt haben. Die häufigste Antwort, die ich bekomme, lautet: »Das kann nicht stimmen, ich fühle keinen Hass. Habe ich noch nie, oder zumindest kann ich mich nicht daran erinnern …«

Und meine Standardantwort darauf lautet: »Ja, das glaube ich ihnen, aber darum ist der Hass auch abgespalten, also komplett unbewusst. Stellen sie sich vor, ich würde zu ihnen sagen, dass ich niemals Trauer fühle oder ich mich zumindest nicht daran erinnern könnte. Das wäre doch komisch, oder? Meine Unfähigkeit, Trauer zu fühlen, wäre ein Hinweis, dass ich meine Trauer verdrängt oder abgespalten habe, oder?«

Krebs als »bösartige Schwingung« spricht also eine deutliche Sprache. Das macht diese Erkrankung so faszinierend und zum idealen Lernmedium, das »bunte Böse« besser zu verstehen.

Neben der Methode, den Krebs als eine Blockade zu behandeln und zu heilen, gibt es die Möglichkeit des »Aktiven Zuhörens« auf Seite 71, um zu verstehen, was der Krebs sagt und will. Und es gibt, wie nachfolgend beschrieben, die faszinierende Möglichkeit, sich an die gesunde Zukunft zu »erinnern«.

Erinnere dich an deine gesunde Zukunft

In unserem Multiversum ist Zeit nicht linear wie ein Pfeil in die Zukunft gerichtet, sondern beschreibt paradoxe Schleifen, die uns in die Lage versetzten, in jedem Augenblick eine neue Entscheidung zu treffen, die unsere Vergangenheit ebenso verändert wie unsere Zukunft. Zeit entsteht physikalisch, indem wir Raum falten, und zwar paradox wie eine Möbiusschleife. Innerhalb des Raumes verweist der Raum nur auf sich selbst, und doch ist eine neue Dimension entstanden: die Zeit.

Das klingt komplizierter, als es ist. Stelle dir vor, der dreidimensionale Raum wäre ein zweidimensionales Bild. Setzt du viele Bilder nebeneinander, entsteht ein Film. Diesen Film kannst du jetzt vor- und zurückspulen: Das ist Zeit. Zeit entsteht als eine Illusion, sobald sich der Raum verändert. Aus paradox gefaltetem Raum entsteht also Zeit. Und aus paradox gefalteter Zeit entsteht Gravitation. Du erinnerst dich bestimmt daran, dass Zeit durch Gravitation langsamer verläuft. Wird Zeit paradox wie eine Möbiusschleife gefaltet, verweist innerhalb der Zeit nichts auf etwas anderes als Zeit und doch ist eine neue Dimension entstanden: die Gravitation.

Für dich ergibt sich daraus Folgendes: Der Raum ist das Tor zur Zeit, und die Zeit ist das Tor zur Gravitation. Sobald du deinen Innen-Raum ausdehnen und zusammenziehen kannst, beherrschst du damit auch deine Zeit. Du kannst angst- und wertfrei in deine Zukunft blicken, statt nur in deine Vergangenheit, und die gefühlte Zeit beschleunigen oder verlangsamen. Sobald du Kontrolle über deine Zeit erhalten hast, erhältst du sogar Kontrolle über die Gravitation. Wenn das wie Schabernack für dich klingt, besuche einen echten Aikido- oder Qigong-Meister. Zehn Menschen, die am Meister ziehen, können ihn nicht einen Zentimeter weit bewegen. Der Meister aber lässt zehn Angreifer wie Maikäfer durcheinanderpurzeln, ohne sie physisch zu berühren, allein Kraft seines Chi. Ein paar dieser Übungen beherrsche ich auch und demonstriere sie gern in meinen Seminaren. Das sorgt für Heiterkeit und bleibt im Gedächtnis.

Merke: Unlösbare Probleme auf einer Ebene verweisen auf eine zweite Ebene, auf der die Lösung existiert, weil dort das Problem nicht vorhanden ist.

Zeit beschreibt also kleine und große Schleifen, zuweilen auch zackige, asymmetrische Umwege, die wir gehen können, und du wählst mit deinen Gedanken, Gefühlen und Handlungen aus, welchen Weg du gehst: den geraden Weg oder den Umweg, den hellen oder den dunklen Pfad.

Betrachte Zeit als einen Kreis, und du wirst verstehen, dass du energetisch in der Lage bist, dich sowohl an deine Vergangenheit als auch an deine Zukunft zu »erinnern«. Innerhalb eines Kreises können wir Ereignisse nicht nur von ihrem Anfang, sondern auch von ihrem Ende her begreifen. Deine Zukunft hat damit ebenso Einfluss auf deine Gegenwart wie deine Vergangenheit. Die Gegenwart als ewiger Augenblick ist das Tor, durch das die Zeit fließt, aber welchen Weg sie nimmt, entscheidest immer noch du.

Willst du ein bestimmtes Ergebnis erzielen, zum Beispiel heilen, reich werden, glücklich sein, den Partner fürs Leben finden, ist es weise, diese geglückte Zukunft zu visualisieren. Nimm so viele Sinne in deine Vorstellung mit hinein, wie es geht. Betrachte dich und auch, wie zufrieden und gesund du bist. Höre das, was du sagst und was andere in deiner Umgebung in dieser Zukunft zu dir sagen. Versuche, dich sanft an der Schulter zu berühren oder den Stoff der Kleidung zu fühlen, die du trägst. Rieche den Duft der Luft oder des Körpers, der vor dir erscheint.

Deine Sinne sind allesamt feinstofflich vorhanden. Sie helfen dir, deiner energetischen Wahrnehmung zu vertrauen. Jedes Wort, das du sagst, jede Handlung, die du vollziehst, jeder Gedanke, den du denkst, um gesund zu werden: All das ist bereits vorhanden und kann von dir erinnert und so in der Gegenwart verwirklicht werden.

Visualisiere eine Zukunft, in der du vollständig vom Krebs geheilt bist, erfolgreich bist bzw. den Partner für dein Leben gefunden, also dein Wunschergebnis erzielt hast. Je genauer du dich einfühlst, desto besser wirst du dich daran erinnern, was du getan hast, um dieses positive Ergebnis zu kreieren.

Dazu zwei Fallbeispiele aus der Praxis: Eine Klientin kam zu mir mit der Diagnose eines bösartigen Leberkrebses, obwohl sie nie viel Alkohol getrunken hatte. Tatsächlich war die Ursache in meiner Wahrnehmung auch eine bösartige Wunde, die durch ein Trauma in frühestem Säuglingsalter entstanden war. Die Leber wird energetisch vom Wurzelchakra versorgt, und dieses wird massiv von der Beziehung zur Mutter geprägt. Die Leber selbst gleicht einer guten Mutter: Sie versorgt uns mit Nahrung, reinigt uns und opfert sich bis zur Selbstzerstörung für unsere Gesundheit auf.

Obwohl wir das Trauma heilten und die Klientin in sehr guten Kontakt mit der bösartigen Wunde kam, schaffte sie es nicht, diese dauerhaft zu integrieren. Der Widerstand, der Mutter und dem Leben zu verzeihen, war einfach zu groß. Deswegen leitete ich die Klientin an, Kontakt mit ihrem gesunden, geheilten Ich in der Zukunft aufzunehmen. Sie sah sich in einem Wald stehen, lachend und glücklich. Sie war dort mit ihrer besten Freundin zusammen, und beide genossen die Natur und das neue Gefühl der Freiheit. Sie berührte sich sanft an der Schulter und sah sich direkt an. Schmerzhaft spürte sie den Unterschied zwischen ihnen beiden: Ihr gesundes Ich aus der Zukunft hatte etwas akzeptiert, was sie in der Gegenwart niemals zulassen würde. Das gesunde Zukunfts-Ich hatte die Bösartigkeit der Wunde als etwas Wunderschönes erlebt und durchdrungen. Der letzte Widerstand gegen den Hass als etwas Böses war gefallen, und so wurde aus ihm endlich heilsame Trauer.

Indem sie all das wie in Trance erzählte, kam bei meiner Klientin auch in den Gegenwart die Trauer hoch, als wäre sie ein dunkler Riesenkrake, der aus den Tiefen ihres Unterbewusstseins auftauchte und sie verschlingen wollte. Es war ihre bösartige Wunde. Aber statt sie zu hassen, töten und fressen zu wollen, glich sie jetzt einem großen, unendlich traurigen Wesen, das sich selbst abscheulich fand. Ein Monster, das wusste, dass alle dachten, es wäre ein Monster, und darüber untröstlich war. Mit Tränen in den Augen berührte meine Klientin das abscheuliche Wesen vor sich, öffnete zum ersten Mal wahrhaftig ihr Herz, um sich auf eine wahre Beziehung zu diesem Wesen einzulassen. »Das bin ich«, flüsterte sie, und ich wusste, das sie es wirklich so meinte. »Ich bin so hässlich … aber ich kann mich trotzdem lieben.« Ja, das war sie – dieser dunkle, einsame Krake, das war die Energie des kleinen Säuglings, der sie einst gewesen war. Traurig, verloren und wissend, dass sie als Baby der eigenen Mutter, dem wichtigsten Menschen in ihrem Leben, nicht gefiel. Dass ihr Wunsch nach ehrlicher, offenherziger Beziehung von Seele zu Seele als eklig, ja, hässlich und böse verstanden worden war. Und genau wie ihre Mutter sie als Kind betrachtet hatte, so hatte die Klientin ihre bösartige Wunde angesehen. So konnte sie nicht heilen, niemals. Das schnitt in die gleiche Wunde, war ja exakt derselbe Schmerz.

Meine Klientin fasste es nach ihrer vollständigen Ausheilung sehr stimmig zusammen: »Am Ende ergab alles einen Sinn. Die Kränkung, die Gefühle, die damit entstanden, und auch die Krankheit, die daraus hervorging. Und auch meine Heilung. Alles ergibt Sinn.«

Das ist wahre Heilung. Ein Weg schließt sich auf perfekte Art und Weise zum Kreis, egal, wie verworren er am Anfang auch war. Krebs zu integrieren, deinen Frieden mit ihm zu schließen, zu akzeptieren, was inakzeptabel ist, ist viel verlangt und braucht mitunter Zeit. Wie gut, dass Zeit auch eine Form von Energie ist und einer Wunde gegönnt werden kann: »Ich gönne dir all die Zeit, die du brauchst.«

Hartnäckige Kränkungen wird es immer geben. Zum Glück kannst du dich dann an deine gesunde Zukunft erinnern, um in der Diskrepanz zwischen dir hier und heute und dem gesunden Ich in der Zukunft zu spüren, was der wahre Schatten ist, den es zu integrieren gilt. Mitunter erinnerst du dich auch, welche Erkenntnisse dafür nötig waren, dich zu heilen. Einst selten, aber immer öfter in der heutigen Zeit ist eine komplette Änderung des Lebenswandels notwendig und gut.

So fand ein Klient mit metastasierendem Prostatakrebs zu mir. Er war Kellner und hasste seinen Beruf, den er nur behalten hatte, weil er nach dem Philosophiestudium keine »richtige Arbeit« gefunden hatte. Er war, wie viele Menschen heute, im Glauben gefangen, dass seine Situation »alternativlos« sei. Aber du weißt ja inzwischen, dass auf einer Ebene unlösbare Probleme nur auf eine zweite Ebene verweisen, auf der die Lösung existiert, weil dort das Problem nicht vorhanden ist.

Mein Klient meinte, er müsse Geld verdienen und somit auch tun, was er hasste. Sein Kontakt mit dem gesunden Zukunfts-Ich zeigte ihm eine langjährige Reise quer durch die Welt. Grenzenlos. Zeitlos. Absolut frei. Eine Vision, die er sich kaum eingestehen wollte und konnte, kollidierte sie doch maximal mit seinem bisherigen Lebenswandel. Mein Rat war klar: »Brich auf!« Ich fragte ihn, was er denn zu verlieren haben. Sterben würde er in Deutschland sowieso. Die Ärzte gaben ihm höchstens noch ein Jahr, vielleicht etwas weniger. »Niemand wird es dir übel nehmen, wenn du jetzt verreist. Vielleicht ist das die Chance, auf die du ein Leben lang gewartet hast.« Und es kam, wie es kommen sollte: Kaum, dass er auf Reisen war, verbesserten sich seine Blutwerte. Er ging immer seltener zum Arzt, vertraute zunehmend seinem Gefühl und ist heute, acht Jahre später, kerngesund. Er reist noch immer, ist in der Welt zu Hause und bleibt nur gelegentlich für ein paar Monate an einem Ort. Letztens war er spontan zu Gast bei einem Seminar von mir und erzählte allen seine Geschichte.

CHRONISCHE SCHMERZEN HEILEN

Die Krankenhäuser werden belagert von Patienten mit nicht enden wollenden Hüft-, Kopf- und Rückenschmerzen. Bei chronischen Schmerzen ist es nur eine Frage der Zeit, bis die handelsüblichen Tabletten nicht mehr helfen. Oder die Patienten klagen über Schmerzen, für die es schulmedizinisch keine Erklärung gibt.

Spätestens dann kommt der Moment, an dem auch alteingesessene Mediziner kopfschüttelnd zugeben müssen, keine Ahnung zu haben, was Schmerz in Wirklichkeit ist und woher diese Empfindung stammt.

Die Folter zielt darauf ab, den Willen eines Menschen zu brechen. Er soll gefügig gemacht werden, damit er endlich die Wahrheit spricht, tut, was man ihm sagt, oder sagt, was man von ihm verlangt. Wird ein Mensch sehr lange gefoltert, nimmt sein Selbstwert schaden, denn es widerspricht dem Prinzip, wertvoll und kostbar zu sein. Es sei denn, der Schmerz selbst wird als wertvoll und kostbar erachtet. Empfinden wir die Folter als etwas, was uns Zuwendung und Wertschätzung verspricht, stützt sie unseren Selbstwert oder steht zumindest nicht im Widerspruch dazu. Im Leistungssport ist dies ein gängiges Mittel der Motivation. Kein Athlet kann Weltklasseleistungen von seinem Körper fordern, ohne sich übermenschlich zu quälen. Diese Folter ist selbst auferlegt, die positive Wertung der Schmerzen sowie das Kontrollgefühl über den Schmerz sind hoch. Im Sport ist der entscheidende Faktor gegeben, den Schmerz als erträglich, ja sogar beflügelnd zu erleben: die Selbstwirksamkeit.

Folter und Spitzensport unterscheiden sich genau hier. Die Folter erdulden wir unfreiwillig. Wir wehren uns gegen den Schmerz während der Folter, weil wir ihn als ungerecht erleben. Und chronische Schmerzen und Folter liegen nahe beieinander. Ein Mensch, der Tag und Nacht an Rückenschmerzen leidet, fühlt sich gequält und gemartert. Mit Sicherheit hat er bereits versucht, ein Muster, eine Logik im Kommen und Gehen des Schmerzes zu erkennen. Ernährung, Bewegung, sogar die Gedanken werden mitunter geprüft, um die Kontrolle zurückzugewinnen. Laufen all diese Versuche ins Leere, traumatisiert uns das weiter. Kontrollverlust ist ein Grundprinzip traumatischer Erfahrungen. Wer hat Schuld an meinen Schmerzen? Der dumme Körper? Der dumme Unfall, das Schicksal, Gott oder ich selbst? Die Schuldfrage ist ungeklärt, und daher weiß der Betroffene nicht, wohin mit seiner Wut und seinem Hass. Im Zweifelsfall richten wir all das gegen uns selbst. Das verschlimmert die Situation.

Darum ist es besonders bei chronischen Schmerzen so wichtig, sich den Schmerz als wertvoll und kostbar vorzustellen. So schwer das auch sein mag, es geht nur mit dem Schmerz, nicht ohne ihn. Auch den Schmerz müssen wir integrieren.

Ein chronisches Schmerzsyndrom entsteht oft aus akuten Beschwerden: Anhaltende Schmerzreize lassen die Nervenzellen mit der Zeit immer empfindlicher darauf reagieren, die Schmerzschwelle sinkt. Die wiederholten Schmerzreize hinterlassen »Schmerzspuren«, und es entwickelt sich ein »Schmerzgedächtnis«. Die Patienten nehmen schon geringste Schmerzreize oder sogar Berührungen als Schmerzen wahr. Die Nervenzellen können sogar von sich aus Schmerzsignale an das zentrale Nervensystem senden, obwohl die ursprüngliche Schmerzursache (zum Beispiel eine Verletzung) schon längst abgeheilt ist. Es tut weh, obwohl es keine organische Ursache mehr dafür gibt. Das Wesen des Schmerzes kann sich also verändern. Wird ein gutwilliger Schmerz falsch behandelt, kann er nachtragend werden und mutiert zu einem bösartigen Monster, das seinen Besitzer peinigt. Die Warnanlage, die uns vor Bedrohungen schützen soll, ist selbst zur Bedrohung geworden.

Bleibt ein Schmerz länger als sechs Monate hartnäckig bestehen, sprechen wir von chronischen Schmerzen. Dieser gehorcht anderen Gesetzen, denn er hat seine Funktion als Warnsignal längst verloren und sich von der Ursache seiner Entstehung entkoppelt. Es besteht kein Zusammenhang mehr zwischen der Schwere der Verletzung und der Intensität des Schmerzes. Der Rücken ist geheilt, der Knochen längst zusammengewachsen, und dennoch bohrt, hämmert und beißt der Schmerz ungebremst in den Körper. Jetzt gelten entsprechend auch andere Gesetze der Heilung, die wir nutzen müssen. Wie bei einem Trauma, so ist auch bei chronischen Schmerzen eine völlig andere Liga erreicht. Das ist kein Fliegengewichtsboxen mehr, sondern Superschwergewicht. Und ausgerechnet in diesem Boxkampf müssen die Fäuste ruhen, darf eben nicht gekämpft werden gegen den Schmerz, obwohl er wie in Rage auf dich einhämmert.

Es gilt, aus der bitteren Erfahrung eine süße Therapie zu formen. Die rein biologische Bekämpfung des Schmerzes erweist sich als Sackgasse. Soziale Faktoren werden hier nützlicher sein, als den Körper weiter zu belasten. Als Schmerzpatient sollten wir so früh wie möglich begreifen, dass die eigene Haltung dem Schmerz gegenüber sowie die Lebensumstände die größten Qualen bedeuten. Die Haltung zu ändern und im Zweifelsfall auch das Leben, bewirkt mehr als jede Pille der Welt. Schmerz hat viele Dimensionen. Er setzt sich aus all unseren Lebenserfahrungen zusammen, dem, was wir physisch, psychisch und sozial verinnerlicht haben. Welche Schmerzen darf ich zeigen? Welche Schmerzen muss ich vielleicht sogar besitzen, um als normal zu gelten? Wie darf ich meine Schmerzen äußern? Habe ich Freunde und Bekannte, denen ich meine Schmerzen mitteilen darf?

Chronische Schmerzpatienten sind sozial oft vereinsamt oder unglücklich verheiratet. Zugleich sind es Menschen, die tief verinnerlicht haben, dass sie diese Schmerzen aushalten müssten, nicht jammern oder meckern dürften oder dass es ohnehin keinen Ausweg gäbe. Eine Scheidung kommt nicht infrage, den Beruf zu wechseln ebenso wenig, und für Freunde haben sie keine Zeit. Die Frage, die sich die Seele hier stellt, ist: Mit wem soll ich meine Schmerzen teilen? Es bleibt nur der eigene Körper, wenn selbst der Ehepartner dafür nicht genutzt werden darf.

Die Schonhaltung, die viele einnehmen, verschlimmert die Lage noch weiter. Liegen zu bleiben, scheint bei chronischen Schmerzen sinnvoller zu sein, als leidgeplagt durch die Gegend zu laufen. Damit erzieht der Schmerz den Betroffenen zu einer passiven Haltung. Die Vermeidung des Schmerzes heilt ihn aber nicht, sondern macht ihn zuweilen noch herrischer. Er übernimmt das Kommando. Die Schonhaltung kann bewirken, dass der Schmerz neue Nervenfasern sprießen lässt, um auf sich aufmerksam zu machen. Denn aus Sicht des Schmerzes empfinden wir seine Befehle als nicht stark genug. Und wer nicht hören will, muss fühlen. Die wichtigste Frage lautet also: Was will der Schmerz mir sagen? Welche Lebenslüge deckt er auf, an der ich verzweifelt festhalte?

Ausreichend viele Studien haben bewiesen, dass körperliche Aktivität nicht zu mehr Schmerzen führt, sondern die Beschwerden lindert. Zudem hilft die körperliche Betätigung, geistig fit zu bleiben und dem Schmerz frisch und wach zu begegnen. Je größer der Schmerz, desto konzentrierter sollten wir ihm begegnen. Die Intensität des Schmerzes legt die Latte höher, über die wir unsere Seele springen lassen müssen.

Verliebt in den Schmerz?

Schmerz verbindet uns Menschen, er schweißt uns zusammen. Er hat damit eine soziale Komponente. Lebenslange Freundschaften entstehen, wenn wir gemeinsam etwas durchlitten haben. Sehen wir, dass jemand leidet, weckt er bei uns Zuneigung und Mitgefühl. Gerade deswegen verleihen wir unserem Unwohlsein allzu gern Ausdruck. Es tut gut, umsorgt und verhätschelt zu werden. Das kann so weit gehen, dass jemand krank wird oder krank bleibt, damit sich ein anderer liebevoll um ihn kümmert. In unserer Praxis nennen wir das »Krankheitsgewinn«. Wir gewinnen Zuneigung und Mitgefühl durch unsere Krankheit.

Ich selbst kann ein Liedchen von der Liebe zum Schmerz trällern. Bis ich mit der Chi-Heilung begonnen hatte, war ich regelrecht verliebt in meinen Schmerz. Ich liebte ihn, weil der Schmerz mich zu etwas Besonderem machte und ich – dank ihm – die Versorgung von außen einfordern durfte. Wie einem kleinen Säugling erlaubte mir der Schmerz, nach Liebe und Geborgenheit zu schreien. Ich hatte meinen Schmerz benutzt, um meine Freunde dazu zu bringen, sich um mich zu kümmern. Ein klassischer »Krankheitsgewinn«.

Chronische Schmerzen unterscheiden sich von akut auftretenden Schmerzen so grundsätzlich, wie eine tödliche Krankheit sich von einem Schnupfen unterscheidet. Chronische Schmerzen lassen uns an den eigenen Kräften, der Güte Gottes und der Seele der Welt zweifeln. Die unentwegte sinnlose Folter raubt uns nicht nur das Glück, im Leben und am Leben zu sein, sie schneidet uns vom Glück verheißenden Lebensstrom ab. Wir sind allein. Nicht nur auf uns selbst zurückgeworfen, sondern reduziert auf den Schmerz. Chronische Schmerzen können Dimensionen erreichen, die nichts anderes zulassen als Schmerz. Ich kann mich gut an meine Migräneattacken als junger Mann erinnern. In dieser Phase des Schmerzes, der stundenlang anhielt, fühlte ich eine gleißende Supernova aus reinstem, konzentriertem Schmerz im Innersten meines Kopfes. Es war, als hätte jemand mein Gehirn in Brand gesteckt. Der Verstand war mir das Kostbarste im Leben, und der Schmerz hatte sich in seine Mitte gesetzt wie ein ekelhafter Parasit. Diese gleißend hellen Schmerzen der Migräne waren wie die Strafe eines Gottes, der kein Gebet, keine Entschuldigung, kein Sühne von mir annehmen wollte. Alles, was mir blieb, war das »Vaterunser«-Beten – vier Stunden, fünf Stunden, bis der Schmerz entschied, dass es genug gewesen ist, und seinen Griff um mich lockerte und löste.

Das Glücksgefühl, wenn der Schmerz endlich wich, ist mir ebenfalls im Gedächtnis geblieben. Mein Verstand versuchte, Erklärungen dafür zu finden, warum der Schmerz nachließ. Hatte ich das Vaterunser besonders inbrünstig gebetet? War es, weil ich mir jeden Gedanken verboten hatte? Hatte ich unbewusst einen Schalter gedrückt? In Wahrheit gab es keinen Grund, die Folterer kamen, die Folterer gingen, und es war nicht an mir, irgendeine logische Erklärung dafür zu finden. Diese Sinnlosigkeit des Schmerzes und der völlige Verlust der Selbstkontrolle ist eine Erfahrung, die einen Menschen zutiefst demütigen und depressiv machen kann. Es gehört zu meiner Lebensgeschichte, dass ich beide Phasen durchschritt.

Um diesen Knoten zu lösen, musste ich ein für alle Mal die absolut ehrliche Entscheidung treffen: Den Schmerz zu heilen, bedeutet, erwachsen zu werden. Die Diagnose war einfach und brutal: Ich hasste mein Gehirn. Ich hasste es, weil ich als Junge schlecht in der Schule war, als dumm galt und ich mich selbst daher als nicht liebenswert empfand. Dieser Selbsthass richtete sich auf mein Gehirn, das zu dumm war, um die Liebe meiner Eltern, meiner Lehrer und damit meiner ganzen kleinen Welt zu verdienen. Als ich meinen Hass endlich verstanden hatte und ihm recht geben konnte, ehrlich sagen konnte: »Ja, du ergibst Sinn. Du hast recht. Ich verstehe dich endlich«, da weinte ich so bitterlich, so lange und so sehr aus der Tiefe der Seele wie noch nie zuvor in meinem Leben. Danach war der Hass in Trauer verwandelt, und die Trauer löste sich langsam in Selbstliebe auf.

Erst dann, als ich die Versorgung von außen losließ, konnte die Versorgung von innen beginnen. Diese Entscheidung konnte mir niemand abnehmen. Der freie Wille wählt das Leid oder das Licht. Heute verstehe ich: Die Entscheidungen, die wir im Leben treffen, sind von fundamentaler Bedeutung. Nichts ist wichtiger. Denn unsere Entscheidung heute wirkt sich auf alle Entscheidungen in der Zukunft aus. Es ist wie »clean« werden. Der erste und wichtigste Schritt ist, die absolut ernst gemeinte Entscheidung zu treffen, »clean« sein zu wollen. Diese Entscheidung nimmt dir keiner ab. Du musst sie selbst fällen. Erst ab hier können deine Entscheidungen jeden Tag der einen großen Entscheidung folgen. Dann zeigt dir dein innerer Kompass endlich den richtigen Weg.

Paradoxe Intervention

Nur wenige Menschen lieben und suchen den Schmerz. Wir fürchten ihn normalerweise wie der Teufel das Weihwasser. Wir fühlen uns ihm gegenüber ohnmächtig und ausgeliefert. Aber stimmt das überhaupt? Schmerz unterbricht als Überlebensreflex sämtliche Überlegungen und Tätigkeiten, mit denen wir ansonsten gerade beschäftigt sind. Hier und jetzt bringt er uns in den Augenblick zurück. Das kann auch bedeuten: Er unterbindet Grübeln und nutzlose Selbstbespiegelung. Ja, der physische Schmerz unterdrückt sogar den emotionalen Schmerz infolge von Liebeskummer, Selbstzweifel und Selbsthass. Schmerz hilft uns tatsächlich, unsere Gefühle zu regulieren.

In meinen Meditationen und Heilsitzungen wende ich mich dem Schmerz immer als Erstes zu. Denn ich habe gelernt, dass wir uns psychisch mit Schmerzen kontrollieren. Dank dem Schmerz haben wir uns im Griff. Wir tun uns selbst weh, um bestimmte Gefühle zu unterdrücken oder Leistungen zu erzwingen. All das ist uns nicht bewusst, denn unbewusst identifizieren wir uns lieber mit der Opferhaltung: »Der Stress ist nicht zum Aushalten«, oder: »Der Rücken bringt mich um«, oder: »Die Migräne ist mörderisch.«

Wer käme auf die Idee zu sagen: »Ich will, dass ich den Stress kaum ertrage«, oder: »Ich will, dass mir der Rücken wehtut«, oder: »Ich will, dass mir der Kopf platzt.«

Wie in der Psychologie nenne ich diese Technik »paradoxe Intervention«. Argumentiere als Verursacher deines Leids, und du gewinnst die Kontrolle zurück. Sobald wir aufhören, Opfer zu sein, beginnen wir, wie der Täter zu fühlen und zu denken. Als Täter tragen wir zwar die Schuld am eigenen Leid, haben aber die Kontrolle zurückgewonnen. Solange wir unbewusst und die Opfer unserer seelischen Leiden bleiben, verändern wir sie nicht, weil wir uns nicht verändern.

Übung 19: Selbstheilung bei chronischen Schmerzen

Höre deinem Schmerz zu gemäß der Übung »Aktives Zuhören« auf Seite 71. Zuweilen will der Schmerz nichts anderes, als uns auf einen vorsprachlichen Zustand zurückzuwerfen, in dem wir nichts anderes tun können, als zu schreien. Um diesen Impuls zu lösen, müssen wir dem Schmerz, den wir empfinden, mit einem stummen Schrei – im Geist lauthals schreiend – Luft machen. Wir können ein Kissen zu Hilfe nehmen, in das wir schreien. Wichtig ist, die Stimmbänder und den Kehlkopf dabei zu aktivieren, ohne tatsächlich laut zu sein. Wir können Schmerzen herausschreien, ohne dass es jemand hört. Schreie erst im Stillen mit deinem Schmerz, dann lasse dich von ihm anschreien. Lausche, und versuche, zu verstehen, was er sagt. Es hilft, sich zu fragen: »Wenn ich meinen Schmerz verstehen könnte, was würde er mir dann sagen?«

Überreiche deinen Schmerz nun symbolisch deinen Eltern als ein Geschenk, und spüre, wer von den beiden sich besser darum kümmern könnte. Erlaube, dass deine Eltern sich liebevoll um deinen Schmerz kümmern. Du kannst dir vorstellen, vielleicht sogar hören, wie sie sagen: »Dieser Teil von dir ist wertvoll und kostbar für mich. Danke, dass du ihn mir anvertraust.« Du darfst und kannst jetzt von deinen Eltern fordern, dass sie sich um deinen Schmerz kümmern. Auch wenn du keinen realen Kontakt mehr zu ihnen hast, erlaube, dass deine Eltern vor dir erscheinen. Sie sollen diesem Schmerz, dieser Wunde in dir all ihre Liebe, alle ihre Wertschätzung und all ihre Geborgenheit geben. Du kannst dir vorstellen, vielleicht sogar hören, wie dein Vater oder deine Mutter sagt: »Ich gönne diesem Teil von dir alles, was er braucht.« Stelle dir vor, wie deine Eltern diesen Satz so lange wiederholen, bis du spürst, dass der Schmerz schwindet. Jetzt erlaube, dass dein Vater oder deine Mutter zu dir sagt: »Der Gott in mir bittet den Gott in dir, mir zu verzeihen.« Auch diesen Satz sollen sie so lange wiederholen, bis du spürst, dass der Schmerz schwindet.

DIE KRISE ALS CHANCE

Jede Entwicklung, sei sie physisch, psychisch oder gesellschaftlich, gleicht einer exponentiellen Kurve, die aufsteigt, wächst und wächst und plötzlich auf einem sehr hohen Niveau zu schwanken beginnt. Sie schwankt auf und nieder, auf und nieder, als würde sie an eine unsichtbare Decke stoßen, die ihr weiteres Wachstum behindert. Plötzlich bricht sie zusammen, um neu aufzusteigen. Selbst Aktien, die auf hohem Niveau längere Zeit schwanken, stürzen statistisch gesehen bald ab, im Finanzjargon »Volatilität« genannt. Der Zusammenbruch des Alten führt zur Implementierung von etwas Neuem, das besser angepasst ist. Das ist Evolution. Die Krise ist eine Chance. Wir wachsen an ihr, sofern wir sie integrieren, den Schatten transformieren, aus dem Leid lernen.

Gefühlsschwankungen sind mit den schwankenden Aktienkursen vergleichbar. Große Schwankungen verweisen auf eine kommende Krise. Die Grenze des persönlichen Wachstums, die unsichtbare Decke, an die unsere gute Laune stößt, ist das Gleiche wie die Krise einer ganzen Gesellschaft: das Trauma.

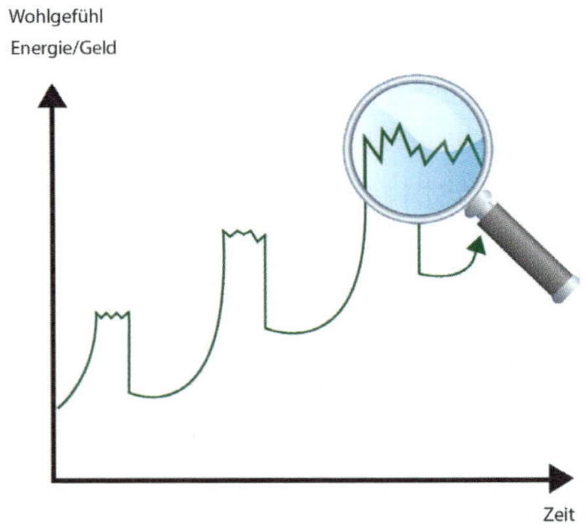

Eine natürliche Entwicklung ist exponentiell, bis sie an strukturbedingte Wachstumsgrenzen stößt, zusammenbricht, sich anpasst und erneut zu wachsen beginnt. Das ist Evolution.

Gesellschaften formen alte Traumata zu neuen Traumata, wenn jene nicht geheilt wurden. Der Erste Weltkrieg führte zum Zweiten Weltkrieg, der wiederum mit der Bankenkrise in Verbindung steht, die wir heute erleben. Kollektiv haben wir also ein Trauma noch nicht verarbeitet, das uns immer wieder herunterzieht. Und dieses Trauma lautet: Es ist nie genug.

Die Erfahrung aus der Vergangenheit hält uns in der Gegenwart gefangen. Es ist genug für alle da, genug zu essen, genug zu trinken, genug Raum und genug Luft. Aber das Trauma der Menschheit flüstert uns immer wieder ein, es könnte nicht für alle reichen, wir müssten immer noch um das Überleben und damit um die knappen Ressourcen kämpfen. Und das ist einfach nicht wahr. Es ist nur eine Geschichte. Eine Großstadt wie Berlin kippt jeden Tag so viel Essen in den Müll, dass wir drei weitere Großstädte davon ernähren könnten. Ich meine das nicht metaphorisch, sondern ganz real: Allein die Menge an Backwaren, die in Berlin weggeschmissen wird, entspricht der Menge, die in Frankfurt am Main gegessen wird.

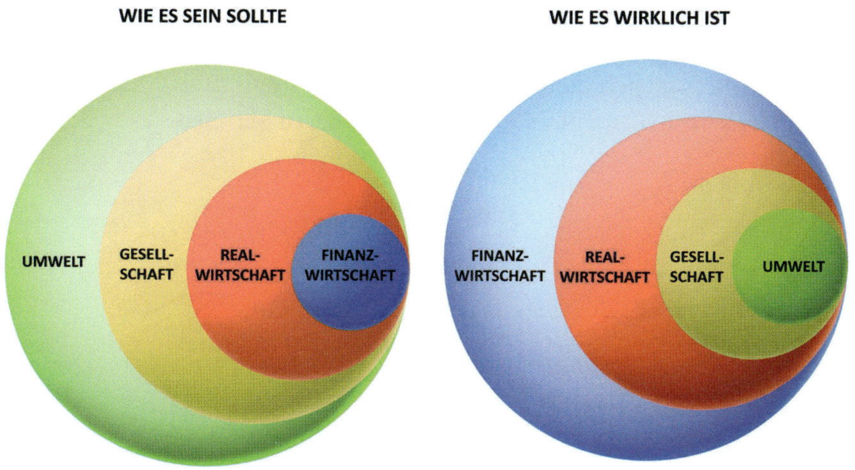

Wir leben in einer Endzeit der ökonomischen, ökologischen und spirituellen Krisen. Die Krise als Chance zu Nutzen, wird überlebenswichtig sein.

Die Geschichte des knappen Geldes und der knappen Ressourcen ist eine Mär, die uns der Schatten einflüstert, nicht das Licht. Es ist Massenhypnose, Propaganda, die uns kleinhalten will, statt uns wachsen zu lassen. Wir leben in einer Welt, in der Leistung, Geld und Macht mehr zählen als Liebe, Mitgefühl und Frieden. Der Verlust unserer Werte, der Verlust der Seele aller Dinge, Tiere und Menschen hat eine leere Wüste geschaffen. Auch das ist keine Metapher. Jedes Jahr landet mehr Plastikmüll in den Meeren, als Fisch dem Ozean entnommen wird. Etwa eine Tonne pro Minute. Laut Hochrechnungen von Greenpeace befindet sich 2050 mehr Plastikmüll in unseren Meeren als Fische.

Das Gefühl der Einheit in einem paradiesischen Zustand des gefühlvollen Miteinanders ist dem fortwährenden Kampf des Nie-genug gewichen. Die Erde liegt nach dem Raubbau geschunden zu Boden. Der Missbrauch der Welt steht Opfern wie Tätern ins Gesicht geschrieben. Wir haben uns an der Natur bedient wie an einem All-you-can-eat-Buffet. Jetzt starren uns die leeren Felder und öde gewordenen Länder an, die einstmals prachtvoll blühten. Wir können weiter so tun, als hätten wir nichts damit zu tun. Wir können weiter so tun, als ginge es nur darum, den nächsten Tag zu überstehen. Oder wir begreifen, dass es gerade unser Alltag ist – was wir jeden Tag tun –, der diese albtraumhafte Realität kreierte.

Deine persönlichen Krisen sind darum unmittelbar mit den großen Krisen der Menschheit verbunden. Die Krisen der Menschheit formen sich aus Abermilliarden ähnlicher Blockaden. Und diese Blockaden wiederum halten uns in den großen Krisen gefangen. Wir werden keine Lösung finden, solange wir in den alten, blockierten Mustern handeln. Darum ist die Erlösung deiner Energie zugleich die Erlösung der ganzen Menschheit. Es wird Zeit, sich aus der selbst verschuldeten Unmündigkeit zu befreien.

TEIL 4

CHI-HEILUNG – SCHRITT FÜR SCHRITT

Energetisch führen alle Wege zur Heilung. Solange du dich an die Grundregeln der Chi-Heilung hältst, kann nichts schiefgehen. Chi-Heilung bedeutet, aus Gefühlen, Bedürfnissen und Kränkungen Objekte zu machen, die du im Geiste erfühlst und ertastest, um sie heilsam zu integrieren. Das heißt, ab heute kannst du alles, was dich bedrückt, herunterzieht oder krank macht, als Objekt vor dir erscheinen lassen, um seine Form zu erfühlen und zu ertasten. Du sagst dazu: »Ich gönne dir alles, was du brauchst, denn du gehörst zu mir.« Die Blockade darf dir die Wunde zeigen, die euch beide am meisten voneinander trennt. Diese Wunde heilst du: »Ich erlaube, dass diese Wunde auch gegen alle Widerstände heilt.« Am Ende wird die Blockade schmelzen wie Eiswürfel in warmem Wasser oder wie Wachs in deinen Händen. Was zu dunkel war, wird hell; was zu kalt war, wird warm; was zu groß war, wird klein; was zu rau war, wird glatt; und was schmerzhaft war, darf heilen.

In dieser Art löst du einfach Problem für Problem und Blockade für Blockade.

Sollte sich eine Blockade oder ein Schatten als sehr mächtig und so groß zeigen, dass du ihn nicht in den Händen halten kannst, denk daran, das Gefühl, um das es geht, zunächst von seinem Trauma zu befreien. Danach kannst du es als ein Tier vor dir erscheinen lassen. Gönne dem Tier jetzt alles, was es braucht, und heile die größte Wunde, die euch voneinander trennt. Nicht vergessen: Ziel aller Heilarbeit ist es, die von dir getrennt empfundenen Blockaden zu integrieren. Lasse die Blockade am besten nicht los, und alles, was du damit tust, sollte in direktem Kontakt geschehen.

Nimm dir Zeit für dich.

Nur eine voll aufgeladene Batterie kann Licht, Wärme und Kraft spenden. Gesunder Egoismus ist die Voraussetzung dafür, als Lebenspartner, Elternteil oder Mitarbeiter täglich sein Bestes geben zu können. Es geht nicht darum, die Angst, die Trauer oder die Wut loszuwerden, sondern, auf sehr liebevolle Art mit all deinen Gefühlen zu leben. Liebe ist aber nicht die Antwort auf alle emotionalen Fragen. Wenn es so einfach wäre, hätten wir alle keine Probleme mehr. Wertschätzung, Geborgenheit und auch Freude sind oft viel wichtiger als Klebstoff für die Seele. Spiele mit deinen Gefühlen, und sie werden dich erfreuen.

Vertraue deinem Herzen mehr als deinem Kopf.

In der Selbstheilung ist der Kopf stets schneller als das Herz. Das macht uns ungeduldig, denn vieles wissen wir bereits besser, wir fühlen uns aber nicht besser – und wir handeln erst recht nicht danach. Wichtig für die Chi-Heilung ist, das eigene Problem möglichst genau zu benennen, um es anschließend als energetische Blockade zu erfühlen, zu ertasten und komplett zu integrieren. Um ein Bild dafür zu haben, kannst du dir vorstellen, dass deine Blockaden verschieden große und verschieden schwere Objekte sind, die rings um dich herumschweben. Wie die physische Welt auch ist die psychische Welt voller Werkzeuge, die du brauchst, aber auch einfach nur voller »Zeug«, das längst wegsollte. Dieses »emotionale Zeug« kommt nur zu dir, wenn es unbewusst getriggert wird oder du es bewusst erlaubst. Darum benenne es so präzise wie möglich, indem du das Problem, das das »Zeug« erzeugt, umschreibst. Zum Beispiel: »Der Teil von mir, der meine Ängste verursacht.« Das wäre eine normale Blockade. Du kannst diese Form erfühlen und ertasten und heilsam integrieren. Ist deine Angst davor zu groß, ist deine Angst traumatisiert. Darum musst du dann zunächst das Trauma in der Angst heilen. Damit hier nichts schiefgeht, gehe ich in diesem Buch immer vom Schlimmsten aus und empfehle zunächst die Traumaarbeit.

Hier folgt ein Fallbeispiel, anhand dessen du verstehen wirst, wie die Chi-Heilung individuell funktioniert, obwohl sie allgemeine Kriterien anwendet.

Die Klientin kam zu mir wegen Panikattacken. Schon als junge Frau hatte sie Probleme mit Menschenmengen, aber auch in engen Räumen. Als ihr Exfreund sie verließ, wurde es so schlimm, dass sie kaum noch die Wohnung verließ, in die Klinik musste und medikamentös eingestellt wurde. Ich sah mir ihren Energiekörper genau an, und meine Diagnose war: In Wahrheit hatte die Klientin keine Panikstörung, sondern ihr Selbstwert war massiv gekränkt. Menschen triggerten diese Kränkung, weil diese ursprünglich ja auch durch Menschen verursacht worden war. Wie du bereits weißt, schützt der Hass den Selbstwert. Mit der Kränkung des Selbstwertes musste auch der Hass der Klientin explodieren. Der Hass war jedoch so negativ bewertet, dass er bei der Klientin komplett unbewusst blieb und mit panischer Angst unterdrückt und verdrängt wurde. Jedes Mal, wenn jetzt die Selbstwertwunde getriggert wurde, empfand die Klientin bewusst Angst und Panik, da sie unbewusst mit Hass auf die Situation reagierte. Verständlicherweise verstärkte sich dieses Dilemma noch, als ihr Freund mit ihr Schluss machte, da dies eine zusätzlich Kränkung des ohnehin schwächelnden Selbstwertes bedeutete. Die physische Trennung war eine weitere psychische Kränkung und brachte das Fass zum Überlaufen. Der Hass wurde so groß, dass die Ängste zum dauerhaften Problem der Klientin wurden.

Wir heilten also das Selbstwerttrauma, verkleinerten den Hass, und siehe da: Mit den Ängsten der Klientin mussten wir gar nicht mehr arbeiten, die erübrigten sich von allein. Denn kaum, dass der Druck (der Hass) dem Kessel entweichen durfte, musste auch die schrille Pfeife (die Angst) nicht mehr kreischen, um auf den Überdruck aufmerksam zu machen. Worauf ich hinaus möchte: Unser Energiekörper funktioniert nach logischen Gesetzen der Physik. Diese können wir nutzen, um zu heilen, ohne dabei zu hundert Prozent verstehen zu müssen, was vor sich geht. Wenn etwas emotional miteinander zusammenhängt, dann holen wir es auch wie Perlen an einer Schnur in diesem Zusammenhang hervor. Wir können gar nicht anders. Kurzum: Wir müssen weniger denken und mehr (haptisch) fühlen, um uns von Blockaden zu befreien.

Nehmen wir an, die Klientin hätte keine Diagnose von mir bekommen, dann wäre sie wie folgt – entsprechend der hier gegebenen Empfehlungen – vorgegangen: Sie hätte das Trauma in ihrer Angst geheilt, das in Wahrheit das Selbstwerttrauma gewesen wäre. Danach hätte sie mit ihrer Urangst gearbeitet, die wie ein Tier vor ihr erschienen wäre. Sehr wahrscheinlich wie ein Schaf im Wolfspelz, da ihr Hass quasi im Mantel der Urangst erschienen wäre. Da sie Angst vor ihrem Hass hatte und die Angst nur wegen des Hasses groß war, waren diese beiden Kräfte bei ihr also zwangsläufig miteinander verbunden. Ließ sie das eine auftauchen, tauchte auch das andere auf. Das ist die logische Physik der Gefühle. Die Klientin hätte das weder bewusst wissen noch logisch verstehen müssen. Hauptsache, sie heilt die Wunde. Und wie geht das?

Bei übermächtigen Gefühlen lassen wir das Gefühl als Tier (egal, welcher Art) vor uns erscheinen, füttern es, streicheln es, gönnen ihm alles, was es braucht, um seine größte Wunde zu heilen. So oder so, bewusst oder unbewusst, wäre die Klientin also über die Urangst bei der Selbstwertwunde des Hasses gelandet, um diese zu heilen. Wahrscheinlich hätte sich die Klientin gewundert, dass ihre Urangst kein Wolf, sondern ein Löwe ist, oder sie wäre irritiert gewesen, weil sich das Tier während der Heilarbeit wandelt. Aber je weniger wir das, was für fühlen, durch unser Denken zensieren und verfälschen, desto besser funktioniert diese Arbeit. Mehr fühlen und weniger denken bedeutet auch schneller heilen.

Energetisch führen alle Wege zur Heilung, solange du dich an die Grundregeln der Chi-Heilung hältst.

Alles, was du energetisch fühlst, soll wie Wachs in deinen Händen schmelzen und wie Blut durch deinen ganzen Körper fließen dürfen. Du »verdaust« es. Du verstoffwechselst es mit deiner Energie und nimmst es als Teil deiner Kraft in dich auf. In der Konsequenz wirst du immer stärker, und du erhältst immer mehr Energie zurück. Du wächst, statt zu schrumpfen, und heilst, statt zu leiden. Und damit hörst du einfach nicht mehr auf.

Solange du von diesem Pfad nicht abweichst, dich nicht ablenken und irritieren lässt, kann gar nichts schiefgehen. Kämpfe nicht gegen deine Krankheit, sondern integriere sie. Kämpfe nicht gegen deinen lieblosen Partner, sondern integriere seine Lieblosigkeit. Kämpfe nicht gegen das Böse in der Welt, sondern integriere es. Nur so findet Heilung statt.

Erst heilt der Mensch und dann seine Welt.

Solltest du dir sehr unsicher sein, kannst du dir jederzeit Hilfe bei uns in der Heilpraxis holen und eine Diagnose von mir erstellen lassen. Ich stelle dir einen professionellen Heiler an die Seite, der so hellsichtig wie ich deine Blockaden für dich löst. Versuche es aber, so gut du kannst, allein.

Hier ist die Anleitung dafür.

Fülle die folgenden Fragebögen aus, und zeichne in der Skizze die chronischen Schmerzpunkte ein, die dich immer wieder plagen.

Die Reihenfolge der Selbstheilung lautet:

- Trauma
- körperlicher Schmerz/gesundheitliche Probleme
- Blockaden heilen
- Alltagsprobleme

Hierzu ein paar konkreten Lösungen, die dir helfen werden.

SCHRITT 1: DAS TRAUMA HEILEN	SCHRITT 2: DEN KÖRPER ENTSPANNEN UND VON SCHMERZEN BEFREIEN	SCHRITT 3: IN DER MEDITATION DIE BLOCKADE INTEGRIEREN	SCHRITT 4: IM ALLTAG DIE TRIGGER AUFLÖSEN
	PROBLEM: ÄNGSTE/PANIKATTACKEN		
»Der Teil von mir, der meine Angst bis heute überfordert«	Die Urangst als ein Tier vor dir erscheinen lassen und es füttern, streicheln und seine größte Wunde heilen.	»Der Teil von mir, der meine Ängste/meine Panik verursacht.« Die Blockade erfühlen und ertasten, ihr alles gönnen, was sie braucht. Die Wunde heilen, die euch trennt, und mit dem Schmerz auch das Objekt schmelzen lassen und es integrieren.	Zu dem, was im Alltag Angst macht, als heilsames Mantra sagen: »Ich erlaube dem Gott/der Göttin in dir, die Kränkung in mir zu heilen.«
	PROBLEM: DEPRESSION		
»Der Teil von mir, der meine Trauer/Schuldgefühle bis heute überfordert«	1. Die Trauer als Tier vor dir erscheinen lassen und sie füttern, streicheln und ihre größte Wunde heilen. 2. Dich mit der Schuld versöhnen.	»Der Teil von mir, der meine Depression/Schuldgefühle verursacht.« Die Blockade erfühlen und ertasten, ihr alles gönnen, was sie braucht. Die Wunde heilen, die euch trennt, und mit dem Schmerz auch das Objekt schmelzen lassen und es integrieren.	Zu dem, was dich im Alltag düster oder depressiv stimmt, das heilsame Mantra sagen: »Ich erlaube dem Gott/der Göttin in dir, den Gott/die Göttin in mir zu heilen.«
	PROBLEM: STRESS		
»Der Teil von mir, der meinen Selbsthass bis heute überfordert«	Den Hass/Selbsthass als ein Tier vor dir erscheinen lassen und es füttern, streicheln und seine größte Wunde heilen.	»Der Teil von mir, der meinen Stress verursacht.« Die Blockade erfühlen und ertasten, ihr alles gönnen, was sie braucht. Die Wunde heilen, die euch trennt, und mit dem Schmerz auch das Objekt schmelzen lassen und es integrieren.	Zu dem, was dir im Alltag Stress verursacht, sagen: »Ich erlaube dem Gott/der Göttin in dir, die Kränkung in mir zu heilen.«

SCHRITT 1: DAS TRAUMA HEILEN	SCHRITT 2: DEN KÖRPER ENTSPANNEN UND VON SCHMERZEN BEFREIEN	SCHRITT 3: IN DER MEDITATION DIE BLOCKADE INTEGRIEREN	SCHRITT 4: IM ALLTAG DIE TRIGGER AUFLÖSEN
		PROBLEM: WUT	
»Der Teil von mir, der meine Wut bis heute überfordert«	Die Wut als ein Tier vor dir erscheinen lassen und es füttern, streicheln und seine größte Wunde heilen.	»Der Teil von mir, der meine Wut verursacht.« Die Blockade erfühlen und ertasten, ihr alles gönnen, was sie braucht. Die Wunde heilen, die euch trennt, und mit dem Schmerz auch das Objekt schmelzen lassen und es integrieren.	Zu dem, was dich im Alltag wütend macht, als heilsames Mantra sagen: »Ich erlaube dem Gott/der Göttin in dir, die Kränkung in mir zu heilen.«
		PROBLEM: MIGRÄNE	
»Der Teil von mir, der meinen Selbsthass bis heute überfordert«	Den Selbsthass als ein Tier vor dir erscheinen lassen und es füttern, streicheln und seine größte Wunde heilen.	»Der Teil von mir, der meine Migräne verursacht.« Die Blockade erfühlen und ertasten, ihr alles gönnen, was sie braucht. Die Wunde heilen, die euch trennt, und mit dem Schmerz auch das Objekt schmelzen lassen und es integrieren.	
		PROBLEM: ALLERGIEN	
»Der Teil von mir, der meinen Hass bis heute überfordert«	Den Hass als ein Tier vor dir erscheinen lassen und es füttern, streicheln und seine größte Wunde heilen.	»Der Teil von mir, der meine Allergien verursacht.« Die Blockade erfühlen und ertasten, ihr alles gönnen, was sie braucht. Die Wunde heilen, die euch trennt, und mit dem Schmerz auch das Objekt schmelzen lassen und es integrieren.	

SCHRITT 1: DAS TRAUMA HEILEN	SCHRITT 2: DEN KÖRPER ENTSPANNEN UND VON SCHMERZEN BEFREIEN	SCHRITT 3: IN DER MEDITATION DIE BLOCKADE INTEGRIEREN	SCHRITT 4: IM ALLTAG DIE TRIGGER AUFLÖSEN
PROBLEM: MULTIPLE SKLEROSE			
»Der Teil von mir, der meinen Selbstwert bis heute überfordert«	Den Hass als ein Tier vor dir erscheinen lassen und es füttern, streicheln und seine größte Wunde heilen.	»Der Teil von mir, der meine MS verursacht.« Die Blockade erfühlen und ertasten, ihr alles gönnen, was sie braucht. Die Wunde heilen, die euch trennt, und mit dem Schmerz auch das Objekt schmelzen lassen und es integrieren.	Zu dem, was dir im Alltag Stress verursacht, sagen: »Ich erlaube dem Gott/der Göttin in dir, die Kränkung in mir zu heilen.«
PROBLEM: KREBS			
»Der Teil von mir, der meinen Selbstwert bis heute überfordert«	Den Hass als ein Tier vor dir erscheinen lassen und es füttern, streicheln und seine größte Wunde heilen.	»Der Teil von mir, der meinen Krebs verursacht.« Die Blockade erfühlen und ertasten, ihr alles gönnen, was sie braucht. Die Wunde heilen, die euch trennt, und mit dem Schmerz auch das Objekt schmelzen lassen und es integrieren.	
PROBLEM: CHRONISCHE SCHMERZEN			
»Der Teil von mir, der meinen Selbstwert/ Selbsthass bis heute überfordert«	1. Den Hass/ Selbsthass als ein Tier vor dir erscheinen lassen und es füttern, streicheln und seine größte Wunde heilen. 2. Dich mit der Schuld versöhnen.	»Der Teil von mir, der meine chronischen Schmerzen verursacht.« Die Blockade erfühlen und ertasten, ihr alles gönnen, was sie braucht. Die Wunde auch gegen alle Widerstände heilen und die Blockade integrieren.	Zu dem, was im Alltag die Schmerzen verstärkt, dazu im Geiste das heilsame Mantra sagen: »Ich erlaube dem Gott/der Göttin in dir, den Gott/die Göttin in mir zu heilen.«

REIHENFOLGE DER SELBSTHEILUNG

Ein genereller Tipp für die Heilarbeit ist: Es hilft immer, sich vorzustellen, ein Freund von dir hätte genau die gleichen Probleme, die du hast. Du betrachtest dich wie von außen und schaust, welche Probleme dieser gute Freund von dir wohl hat.

SCHRITT 1: TRAUMA

Das Trauma in einem Panzerschrank oder einer schweren Truhe erscheinen lassen mit dem Wortlaut:

»Der Teil von mir, der mein Gefühl ________________ bis heute überfordert, darf in der Truhe vor mir erscheinen.«

Heilsame Mantras:

> »Auch wenn ich dir die Schuld geben will und du mir die Schuld geben willst, erlaube ich dir, zu heilen.«

> »Auch wenn du mein Mitgefühl überforderst, erlaube ich dir, zu heilen.«

> »Ich gönne dir gegen alle Widerstände das, was du brauchst, um zu heilen.«

Jeder Mensch trägt ein Trauma in sich, egal, wie schön die Kindheit war. Ein Trauma ist also das Normalste von der Welt. Meines Erachtens liegt das an der »Sollbruchstelle der Seele«, die wir in uns tragen, um uns vor einer unwirtlichen Welt zu schützen. Das Tier in uns musste sich immer vor einer »größten Gefahr da draußen« schützen. Diese rein hypothetische »größte Gefahr« ist für uns im Trauma kodiert und somit von der Natur bewusst nicht länger dem Willen unterworfen. Ein Trauma soll unsere Gefühle überfordern, damit wir beim kleinsten Anzeichen für die größtmögliche Gefahr, dem sogenannten Trigger, in eine reflexartige Reaktion wechseln.

Dies ist die Reihenfolge der Traumata, die jeder bearbeiten sollte. Bitte setze oben bei Schritt 1 bei ».........« folgendes Gefühl ein:

Weiblichkeit (Yin), Männlichkeit (Yang), Geborgenheit, Selbstwert, Ich-Gefühl (Identität), Wut, Hass, Trauer, Freude, Liebe, Ekel, Neid

SCHRITT 2: KÖRPERLICHE SCHMERZEN

Körperliche Schmerzen sind immer Selbstwertwunden und damit paradox. Heilsame Mantras:

> »Ich erlaube, dass diese Wunde auch gegen meinen Wunsch und Willen heilt.«

> »Ich erlaube, dass diese Wunde auch gegen alle Widerstände heilt.«

> »Ich schenke dir deine Schönheit, deine Würde und deine Seele zurück.«

Wo immer der Körper wehtut, ist auch der Selbstwert betroffen. Körperliche Schmerzen sind immer paradox. Das heißt, wir geben ihnen unbewusst recht (»Ich bin nicht genug«). Entweder, weil erst der Selbstwert gemindert wurde und jetzt der Hass autoaggressiv geworden ist. Oder, weil der Schmerz erst physisch war, aber sich langsam in den Selbstwert gebohrt hat. Leider geht auch beides gleichzeitig, was typisch ist für chronische Schmerzen.

SCHRITT 3: BLOCKADEN

Benenne dein Problem oder deine Krankheit so genau wie möglich. Diese Blockade willst du heilen. Fühle dafür in deinen Körper, dein Herz und deinen Bauch hinein. Jetzt lasse dir den Teil von dir zeigen, der dein Problem oder deine Krankheit verursacht.

Die Heilung der Blockade erfolgt in drei Schritten:

1. Die Form der Blockade erfühlen und ertasten.
2. Wie ein Mantra dazu sagen: »Ich gönne dir alles, was du brauchst, denn du gehörst zu mir.«
3. Die Wunde, die euch voneinander trennt, heilen: »Ich erlaube, dass deine Wunde auch gegen alle Widerstände heilt.«

Die Energie, die frei wird, komplett aufnehmen und annehmen.

SCHRITT 4: ALLTÄGLICHE PROBLEME

Der Fremde als Schattenspiegel: Hierbei sprichst du im Geist zu deinem Nachbarn, Chef oder dem Postboten das, was du zu deiner Blockade sagen würdest. Der Mensch vor dir ist nur ein Trigger für deinen Selbstwert. Über ihn kannst du also deinen Selbstwert heilen. Er ist ein sogenannter Schattenspiegel, er zeigt nur deinen eigenen Schatten. Heilst du den Trigger, heilst du auch die Wunde in dir.

Im Geist als Mantras zu der Person sagen, die dich negativ triggert:

> »Ich danke und wertschätze den Schatten in dir, er ist der Schatten in mir.«

> »Ich schenke dem Schatten in dir seine Schönheit und seine Seele zurück.«

> »Ich erlaube dem Gott/der Göttin in dir, die Kränkung in mir zu heilen.«

Gemäß dem Ideal der Eudämonie sollten wir stets gelassen bleiben können, egal, was im Außen geschieht. Idealerweise können wir sogar positive Gefühle senden, wenn uns negative Gefühle begegnen. Dann versorgen wir, statt selbst versorgt werden zu wollen. Dafür muss die Seele erwachsen werden, ausreifen und dem Licht mehr Recht und mehr Raum geben als dem Schatten.

Um das zu können, müssen wir im Schatten des anderen den eigenen Schatten erkennen und heilsam in uns integrieren. Alles, was mich im Alltag ängstlich, wütend oder traurig macht, erzeugt eine negative Resonanz in mir. Diese gilt es zu heilen, entweder direkt über den Selbstwert oder über die soeben beschriebene Arbeit mit dem Schattenspiegel.

TRAUMAANALYSE

In der Grafik siehst du, welche Orte im Körper von welchen Gefühlen und Instanzen dominiert werden. Hast du zum Beispiel Schulter- und Nackenschmerzen, zeigt dir die Grafik, woran 95 Prozent meiner Klienten leiden, wenn es sie dort schmerzt: am Gewissen. Die Felder auf Seite 263 dienen deinen Notizen. Oft zeigt sich ein Muster auf der Landkarte deiner Gefühle, das sich eins zu eins auf die Problemzonen deines Körper übertragen lässt.

Ein Beispiel: Falls dein häufigstes negatives Gefühl die Angst ist, heißt deine Lösung: Ich heile das Trauma, das meine Ängste bis heute überfordert, und arbeite danach mit der Urangst, die ich als Tier vor mir erscheinen lasse. Zusätzlich sollte ich noch die Blockade heilen – den Teil von mir, der meine Ängste verursacht.

Ist dein größtes körperliches Problem die Autoimmunthyreoiditis, so lautet deine Lösung: Ich arbeite intensiv an meinem Hass und an meinem Selbstwert.

Markiere hier deine Druck- und Schmerzpunkte im Körper:

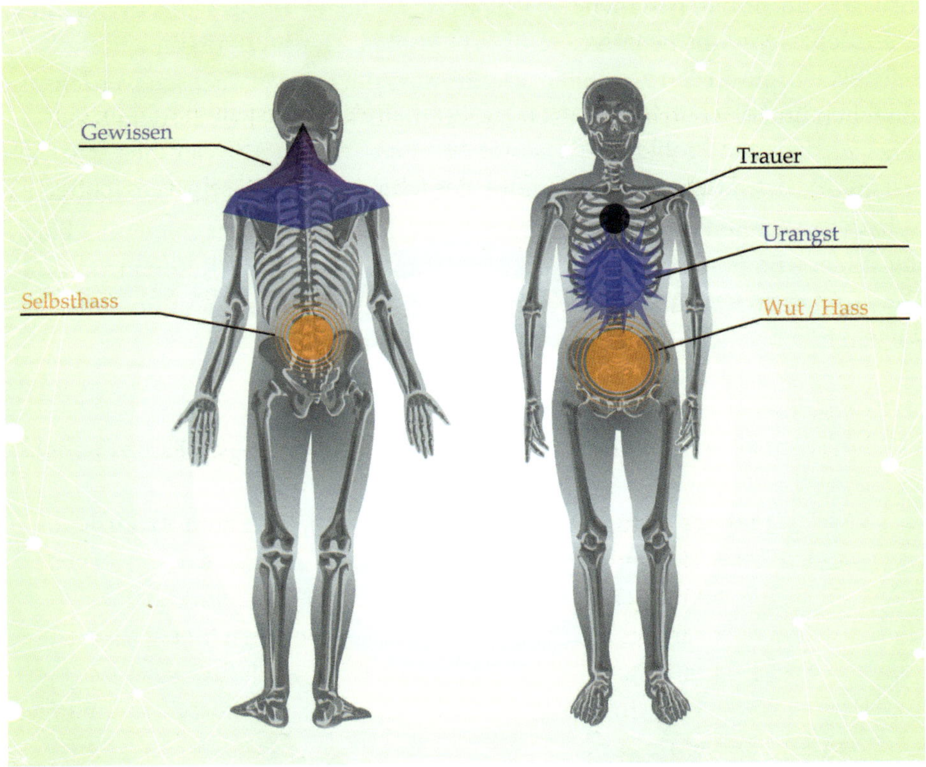

Mein häufigstes negatives Gefühl:	Mein körperlich größtes Problem:
Meine Lösung:	**Meine Lösung:**

Alle geistigen Probleme sind emotionale Probleme. Unser eigentliches Problem nehmen wir oft nicht wahr, da es verdrängt und abgespalten wurde. Es ist völlig normal, sich des wahren Problems nicht bewusst zu sein. Dennoch wirft das abgespaltene Gefühl einen Schatten, der darauf verweist, wo das Problem zu finden ist. Die Abwesenheit eines Gefühls ist also ein ebenso aussagekräftiges Mittel der Selbstanalyse wie die Anwesenheit eines Gefühls.

> Jeder Mensch hat alle Gefühle.
> Fehlt eines dieser Gefühle, muss der Grund ein Trauma sein.

Ein Gefühl, das ich nicht kenne, ist wahrscheinlich abgespalten und macht im Unbewussten Probleme. Es ist wie bei einem Krimi: Alle Gefühle sitzen an einem runden Tisch, und das Gefühl, das fehlt, macht sich sehr verdächtig, der Übeltäter zu sein.

FRAGE: Welches negative Gefühl ist dir sehr fremd, spürst du selten oder gar nicht?

Bitte einkreisen:
Ekel / Scham / Trauer / Neid / Wut / Hass / Selbsthass / Angst / Panik / Schuld

ANTWORT: Dieses Gefühl ist wahrscheinlich körperlich zum Ausdruck gekommen. Da es sich emotional nicht zeigen darf, drückt es dein Körper aus. Überprüfe dafür auch die Zeichnung deiner Schmerzpunkte im Körper in der ersten Selbstanalysegrafik. Wahrscheinlich zeigt sich hier schon ein Muster, ein Zusammenhang. Rückenschmerzen sprechen für Selbsthass. Schulter- und Nackenschmerzen für Gewissensbisse. Die korrekten Übungen dazu findest du hier im Buch.

FRAGE: Welches negative Gefühl ist dir sehr nah, spürst du oft oder andauernd?

Bitte einkreisen:
Ekel / Scham / Trauer / Neid / Wut / Hass / Selbsthass / Angst / Panik / Schuld

ANTWORT: Dieses Gefühl ist wahrscheinlich traumatisiert. Es kommt nicht zur Ruhe, da das Trauma zu tief sitzt. Die hohen Wellen, die das negative Gefühl schlägt, verweisen auf diesen großen »Stein«, der in den See der Seele geplumpst ist. Er überfordert die Selbstheilungskräfte deines emotionalen Systems. Darum benennen wir das Trauma entsprechend als: »Das, was meine ……… (zum Beispiel Angst/Trauer/Schuld) bis heute überfordert.« In die Lücke trägst du das negative Gefühl ein, das du extrem oft empfindest, und heilst es entsprechend der Traumameditation« auf Seite 227.

FRAGE: Welches positive Gefühl ist dir sehr fremd, spürst du selten oder gar nicht?

Bitte einkreisen:
Liebe / Freude / Geborgenheit / Wertschätzung / Dankbarkeit

ANTWORT: Dieses positive Gefühl ist sehr wahrscheinlich traumatisiert. Es kann nicht groß, stark und schön werden, weil das Trauma es fest- und kleinhält. Jeder Mensch hat ALLE Gefühle, auch sehr starke und sehr schöne. Rede dir nicht ein, dass du dieses Gefühl nicht kennst und dass das der Grund sei, warum du es nicht spürst. Die Abwesenheit eines schönen Gefühls ist ein Hinweis darauf, dass es traumatisiert ist. Benenne dieses Trauma entsprechend als: »Das, was meine ………………… (zum Beispiel Liebe/Freude/Geborgenheit) bis heute überfordert.« In die Lücke trägst du also das positive Gefühl ein, das du extrem selten oder nur sehr schwach empfindest, und heilst es entsprechend der Traumameditation auf Seite 227.

FRAGE: Welches positive Gefühl ist dir sehr nah, spürst du oft oder andauernd?

Bitte einkreisen:
Liebe / Freude / Geborgenheit / Wertschätzung / Dankbarkeit

ANTWORT: Dieses positive Gefühl ist sehr stark in dir, und du kannst es bewusst für deine Heilung nutzen. Baue darauf auf. Dieses positive Gefühl kannst du nicht nur gönnen, sondern auch geben. Breite es bewusst in deinem Herzen, deinem Bauch, deinem ganzen Körper aus.

VERTRAG ZUR SELBSTERMÄCHTIGUNG

Diesen Vertrag kannst du mit dir selbst abschließen, damit deine Zukunft nicht deine dunkle Vergangenheit wiederholt. Überprüfe dafür die Werte in deinem Leben, die du wahrhaftig vertrittst. Jetzt prüfe, welche Werte du liebend gern leben und erleben würdest, innen wie außen. Diese neuen Werte trägst du in den Vertrag zur Selbstermächtigung ein. Du schenkst dir per Gesetz die Macht über dich und dein Schicksal zurück.

Hiermit ermächtige ich, ______________________, mich selbst, mich zu heilen, mein Wohlgefühl zu steigern und meine Gesundheit zu fördern. Gegen alle Widerstände, alte Verbote, Sorgen und Selbstsabotage gebe ich mir selbst die Erlaubnis zu meiner vollständigen Heilung zurück. Ich bin ab heute bereit, ein waches Leben im Einklang mit meinen inneren Werten zu führen, diese im Inneren und im Außen zu schützen und für sie einzutreten, auch wenn mich Kräfte im Inneren und im Außen davon abhalten möchten.

Dies sind meine heiligen Werte, die ich mit Leib und Seele vertrete:

1. ____

2. ____

3. ____

§ 1. Es darf mir gemäß diesen Werten gut gehen. Das Leben, mein Körper, die Innen- und die Außenwelt sind das, was ich daraus mache. Ich ermächtige mich kraft meiner göttlichen Seele selbst, mich aus der Abhängigkeit von meinen Eltern, Großeltern, Partnern, Tieren und Dämonen zu befreien.

§ 2. Ich werde mich bemühen, achtsam und respektvoll mit mir umzugehen, in mich hineinzufühlen und zu lauschen, um meine heiligen Werte in mir zu fühlen und als positive Energie in mir zu verstärken. Alles, was mir als Schatten im Außen begegnet, werde ich als Schatten in mir akzeptieren. Sofern ich es kann, werde ich diese Schatten heilsam integrieren. Nur wenn ich positiv oder neutral auf eine Situation, einen Menschen und ein Ereignis reagiere, bin ich auch sicher, keinen eigenen Anteil daran zu haben, dieses negative Ereignis kreiert zu haben.

§ 3. Alles, was ich an mir selbst als selbstschädigend, unangenehm oder belastend wahrnehme, werde ich heilsam in Licht auflösen. Was auch immer mir in meinen Meditationen begegnet, nehme ich respektvoll als Teil meines Bewusstseins wahr und an.

Ort, Datum: Unterschrift:

______________ ______________________

NACHWORT

Liebe Leserin, lieber Leser,

die Puzzlestücke sind jetzt zusammengesetzt und ergeben ein neues Bild: Der Kosmos ist die Quelle eines göttlichen Bewusstseins, das uns heilt und miteinander verbindet. Die Chi-Heilung integriert den Schatten ins Licht, und das, was schon immer göttlich war, kann sich auch endlich wieder selbst als göttlich erleben und empfinden … Wie du erfahren hast, konnte ich dank der Chi-Heilung meine schweren Depressionen lösen, meine körperlichen Schmerzen heilen, auch die Migräne ist nie wieder aufgetreten, und sämtliche Allergien konnte ich in Licht verwandeln. Die Liebe, die ich zu meinem Leben, meinem Körper und meinen Freunden empfinde, ist tiefer als jemals zuvor. Der Chi-Heilung verdanke ich alles, was mich ausmacht und mein Herz erfreut. All das wünsche ich auch dir!

Nichts wünsche ich mir mehr, als dass auch DU diese große Befreiung erfährst. Gib einfach nicht auf, sondern blicke so lange und so tief in dich hinein, bis du die leuchtende Sonne deiner Seele wärmend in deinem Herzen spürst. Breite das Licht aus. Lasse es fortan auch für andere leuchten. So geben wir die Fülle des Herzens an andere weiter.

**Niemand hat es mehr verdient als du, glücklich und gesund zu sein.
Du bist ein Geschenk für die Welt, und die Welt ist ein Geschenk an dich.**

Wenn du möchtest und den Impuls verspürst, kannst du jederzeit mit uns Kontakt aufnehmen. Ein kompetentes Team steht dir zur Verfügung. Gratisübungen, neue Meditationen, Anregungen und Heiler in deiner Nähe findest du hier: www.chi-heilung.de

Heilung ist alles, was wir denken, fühlen und tun, solange das Ziel wahrhaftig unsere Heilung ist. Unsere göttliche Seele ist heil, war es immer und wird es immer sein. Darum ist Heilung letztlich die Versöhnung mit dem göttlichen Selbst.

Viel Kraft und Licht auf deinem Weg.

Alles Liebe
Hartmut Lohmann

ÜBER DEN AUTOR

HARTMUT LOHMANN

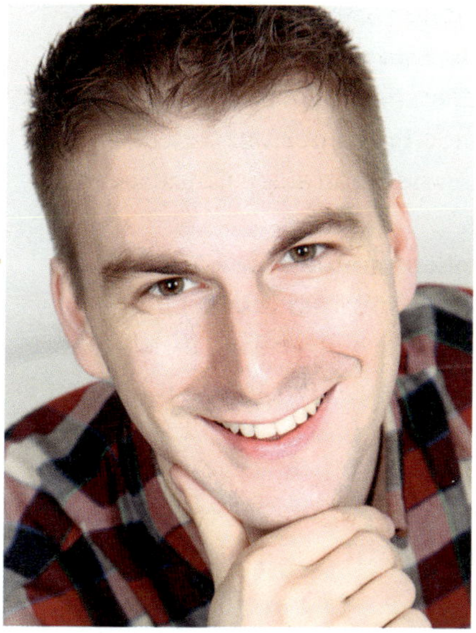

ist Autor, Künstler und Therapeut. Durch ein Nahtoderlebnis in jungen Jahren begann er früh zu schreiben. Angetrieben von einem flammenden Interesse an allen Paradoxien dieser Welt und dem Dasein an sich, widmet er sein schriftstellerisches Talent den großen Kernfragen unseres Lebens. Während seiner Schulzeit verfasste er seinen ersten Roman »Genius«, welcher der Auftakt zu einer ganzen Reihe weiterer Werke wurde. Sein literarisches Werk wurde mit mehreren Preisen und Stipendien ausgezeichnet, darunter die Stadtschreiberstellen von Otterndorf und Ranis. Als versierter Sporttaucher hat er die Unterwasserwelten auf der ganzen Welt erkundet. Auf den Malediven entdeckte er ein unerforschtes Korallenriff, dessen markante rote Blütenform ihn dazu bewog, es »Red Rose Reef« zu taufen.

Während seines Psychologiestudiums entdeckte er in der tiefen Meditation seine Fähigkeit des Heilens und Sehens. Inzwischen sind diese Fähigkeiten so weit ausgereift, dass er binnen Sekunden die Gesundheit und Energie eines anderen Menschen erfassen kann.

Mit der Chi-Heilung hat er eine Therapieform entwickelt, die das Innenleben der Menschen erfahrbar macht. Ähnlich einem seelischen Atlas erhalten Gefühle, Bedürfnisse und Kränkungen Namen, mit denen sie kartografiert, angesprochen und sogar herbeigerufen werden können.

Diese innovative Sicht auf unser Innenleben geht dabei über die Ansätze C. G. Jungs hinaus und führt uns hinein in eine haptisch fassbare, erfahrbare

Welt der Energie. Seine Erkenntnisse hat Lohmann in mehreren Büchern veröffentlicht. Mit seinem Buch »Chi-Heilung«, das mittlerweile in mehrere Sprachen übersetzt wurde, gelang Lohmann auch der internationale Durchbruch als Autor.

Ein wesentliches Element in der Chi-Heilung sind die Chakras. Ein Chakra ist für Hartmut Lohmann zunächst ein Raum des jeweiligen Gefühls. So ist zum Beispiel das Herzchakra ein Raum der Liebe, das Bauchchakra ein Raum der Lebensfreude. Jeder dieser Räume kann durch vorangegangene Verletzungen von Blockaden in seiner Funktion beeinträchtigt sein. Je größer die Blockaden und Traumata sind, desto stärker wird das positive Selbsterleben und damit die Beziehungsfähigkeit und der Alltag des Betroffenen gestört. Die Beziehung zu uns selbst prägt damit die Beziehung zu allen anderen Menschen. »In der Kindheit gilt, wie du mir so ich dir«.

In seinem Werk »Wie Herzen miteinander sprechen« beschreibt Hartmut Lohmann die Rolle der Empathie in unserem Innenleben und zieht dabei immer wieder Parallelen zu den Fallstricken der modernen Gesellschaft.

Auszeichnungen: Die Arbeit von Hartmut Lohmann wurde mehrfach mit Stipendien ausgezeichnet. So wurde Lohmann 2007 der bisher jüngste Stadtschreiber der Stadt Otterndorf und im darauffolgenden Jahr als Stadtschreiber von Ranis geehrt. Die besonderen Fähigkeiten Hartmut Lohmanns wurden bereits in zwei Dokumentationen aufgegriffen:

- Die Übersinnlichen – Das geheimnisvolle Potenzial der Seele (2015)
- Wiedergeburt – Deine Seele ist unsterblich (2018)

www.chi-heilung.de

BILDNACHWEIS

Logo »Chi-Heilung« und Farbgrafiken: Hartmut Lohmann sowie Joanna Piskorski (www.joannapiskorski.com), Martin Wertsch und Janette Roskosch nach Vorgaben von Hartmut Lohmann

Energie lenken & Heilung erfahren

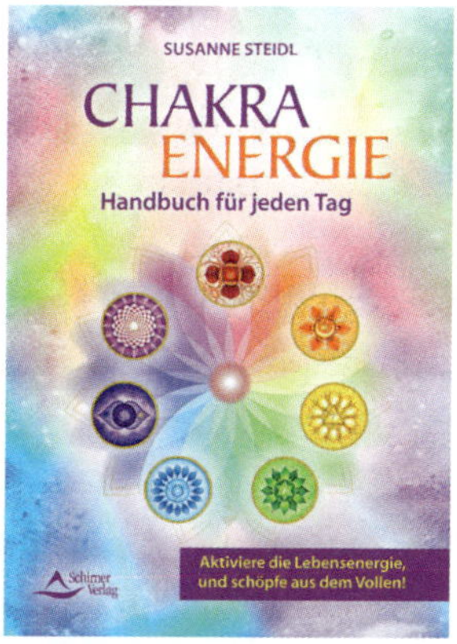

176 Seite
ISBN 978-3-8434-1455-5

Susanne Steidl
Chakra-Energie –
Handbuch für jeden Tag
Aktiviere die Lebensenergie,
und schöpfe aus dem Vollen!

Mit einfachen Übungen die feinstofflichen Energiezentren harmonisieren und das Wohlbefinden stärken.

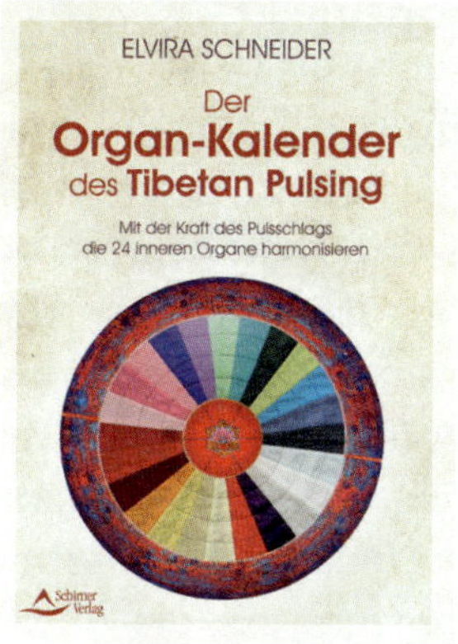

304 Seiten
ISBN 978-3-8434-1475-3

Elvira Schneider
Der Organ-Kalender
des Tibetan Pulsing
Mit der Kraft des Pulsschlags die
24 inneren Organe harmonisieren

Mit sanftem Druck und Kraft des eigenen Pulsschlags Blockaden lösen und die Energie zum Fließen bringen.

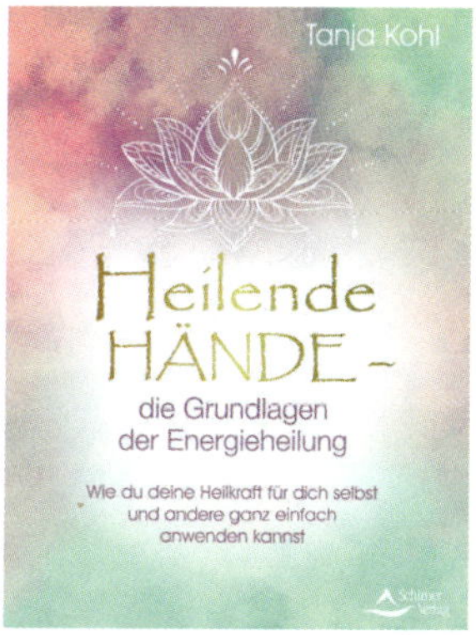

160 Seiten
ISBN 978-3-8434-1493-7

Tanja Kohl
Heilende Hände – die Grundlagen
der Energieheilung
Wie du deine Heilkraft für dich
selbst und andere ganz einfach an-
wenden kannst

Heilenergie aus den eigenen Händen fließen lassen und sie gezielt einsetzen.

Schirner
Verlag

Danke für deine REZENSION

– Gemeinsam sind wir mehr –

Liebe Leserin, lieber Leser,

von Herzen danken wir dir, dass du dieses Buch in den Händen hältst und es bis zum Ende gelesen hast. Das bedeutet uns, dem Schirner Verlag und seinen Autoren, sehr viel. Aus voller Überzeugung und mit Hingabe widmen wir uns seit vielen Jahren Themen, die unser aller Lebensqualität und Bewusstwerdung dienlich sind, und hoffen, einen Beitrag für eine lichtvollere Welt leisten zu können. Wenn dir unsere Arbeit gefällt, möchten wir dich bitten, dir einige Minuten Zeit zu nehmen, um dieses Buch zu rezensieren. Warum? Die meisten Menschen lesen Rezensionen, bevor sie ein Buch kaufen, da sie hierdurch einen Eindruck bekommen, ob und wie der Inhalt des Buches den Leser erreicht hat. Eine kurze Rezension ist dabei ebenso hilfreich wie eine lange, sehr ausführliche. Um es auf den Punkt zu bringen:

Eine Rezension ist heutzutage die beste Werbung für ein Autorenwerk!

Wenn du den Schirner Verlag und seine Autoren neben dem Buchkauf auch anderweitig unterstützen willst, dann bitten wir dich: Schreibe für jedes Werk eine Rezension – vielleicht als persönliche Leseempfehlung für die Buchhandlung in deiner Nähe oder online, z.B. beim Schirner Verlag. Das wäre nicht nur eine Wertschätzung für die Autoren, sondern kann dazu beitragen, dass die Verkaufszahlen steigen und der Schirner Verlag auch in herausfordernden Zeiten Bestand hat.

WIE SCHREIBT MAN EINE REZENSION?

Grundsätzlich sollte eine Rezension aus der eigenen, subjektiven Sicht geschrieben werden, da es sich um eine persönliche Meinung handelt. Du kannst in zwei Sätzen deine Gefühle zu dem Buch äußern oder eine längere Rezension verfassen. Falls du nicht weißt, wie du beginnen sollst, hier ein paar Anregungen:

- War das Buch leicht verständlich geschrieben? Wie hat dir die Sprache gefallen? Wie war die Aufteilung zu den verschiedenen Themen?
- War es unterhaltsam? War es deiner Meinung nach mit Herzblut und Liebe geschrieben? Wie hat es auf dich gewirkt?
- Hat es dein Herz berührt? Konntest du dich wiederfinden?
- War es tief greifend genug? Hast du viel Neues gelernt?
- Hat es gehalten, was der Titel und die Buchbeschreibung versprochen haben? Hat es deine Erwartungen erfüllt?
- Was macht das Buch besonders? Warum sticht es heraus im Vergleich zu anderen Büchern, die ein ähnliches Thema behandeln?
- Würdest du das Buch weiterempfehlen oder verschenken?

Dankeschön

lesen, fliegen, landen
Schirner Verlag